黑膏药
最新制作技术

刘明乐　皮红林　李克荣 /主编

Advanced Manufacturing Techniques
for Black Medicinal Plaster

化学工业出版社
·北京·

内容简介

本书主要内容为黑膏药传统与现代制作技术，其编排按照历史沿革、膏药分类、吸收机理、场所器材、处方结构、基质研究、制备工艺、工业化生产、存在问题、质控标准、使用注意及国际化之路的顺序进行编写，由浅入深、通俗易懂。

本书填补了自清代《理瀹骈文》后，无一本系统、全面及专业的黑膏药制作技术专著的空白，适用于中西药学、中医外治等相关专业人员，以及对中医感兴趣的读者阅读参考。

图书在版编目（CIP）数据

黑膏药最新制作技术 / 刘明乐，皮红林，李克荣主编. -- 北京：化学工业出版社，2025.7. -- ISBN 978-7-122-48308-9

Ⅰ. R244.9

中国国家版本馆 CIP 数据核字第 2025GL9216 号

责任编辑：杨燕玲　　　　　文字编辑：丁　宁　朱　允
责任校对：张茜越　　　　　装帧设计：史利平

出版发行：化学工业出版社
　　　　　（北京市东城区青年湖南街 13 号　邮政编码 100011）
印　　装：北京云浩印刷有限责任公司
710mm×1000mm　1/16　印张 13½　字数 264 千字
2025 年 9 月北京第 1 版第 1 次印刷

购书咨询：010-64518888　　　售后服务：010-64518899
网　　址：http://www.cip.com.cn
凡购买本书，如有缺损质量问题，本社销售中心负责调换。

定　　价：69.00 元

编写人员名单

主 编 刘明乐 皮红林 李克荣

副 主 编（以姓氏笔画为序）

王 康 付盈盈 刘 双 刘志一 李 林 贺长斌
秦安敏 郭 舟 梁田田

编写人员（以姓氏笔画为序）

王 康 襄阳市公共检验检测中心

付盈盈 襄阳市中医医院（湖北中医药大学附属襄阳医院）

皮红林 襄阳市中医医院（湖北中医药大学附属襄阳医院）

刘 双 襄阳市公共检验检测中心

刘志一 湖北医药学院

刘明乐 襄阳市中医医院（湖北中医药大学附属襄阳医院）

孙 怡 襄阳市中医医院（湖北中医药大学附属襄阳医院）

李 林 襄阳市中医医院（湖北中医药大学附属襄阳医院）

李克荣 襄阳市中医医院（湖北中医药大学附属襄阳医院）

贺长斌 襄阳市中医医院（湖北中医药大学附属襄阳医院）

秦安敏 襄阳市中医医院（湖北中医药大学附属襄阳医院）

钱 方 襄阳市公共检验检测中心

郭 舟 襄阳市公共检验检测中心

梁田田 襄阳市公共检验检测中心

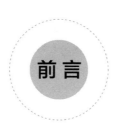

前言

　　历代医家均崇尚"外治之理即为内治之理"。膏药是外治法中最常使用、效果最好的一种，至今已流传几千年。它是全科治疗实行的一种内病外治的极佳方法，利用药物直接施于患者外表穴位或患处，借助经络的通路发挥药物通经走络、行滞去瘀、开窍透骨、舒筋活血、消肿化瘀、祛风散寒的功能，从而达到治愈疾病的目的。

　　膏药属于外治，避免了内服药物的毒副作用，再加上疗效确切、使用方便及易于掌握，受到群众广泛欢迎。正因如此，膏药的应用在我国广大人民群众与疾病作斗争方面，不仅过去，而且现在和将来，有着重大的作用。黑膏药的使用在国内及东南亚国家具有广阔的应用市场。

　　黑膏药传统制作是一门手工操作及经验性较强的制剂技术。全国各地的制作工艺，由于区域差别而有所差异。目前，国内医药院校的教科书及相关文献也仅仅是数页的简单叙述，期刊文献仅有散在的报道，相关专著很少；质量控制方面，历版药典及地方标准仅有较少量的检测项目。新中国成立以来，国内外有关黑膏药制作工艺及质量控制方面的文献有不少报道，国内目前还没有一本详尽、系统，形成学科的黑膏药专著。

　　从宏观纵向来说，清代医家吴尚先（1806—1886）所著的《理瀹骈文》，原名《外治医说》，刊于 1870 年，是一部较完善的膏药专著，作者经过几十年的临床经验和博采前人有关膏药的精华，写成了我国第一本专门的膏药书籍。自此以后，国内再无如此系统详细的膏药专著。随着科技的发展，国内外药学工作者在黑膏药的药效、毒理、制作工艺、剂型改革、检测及使用等方面进行了许多有效的改进和创新，加之各地黑膏药传统工艺有所不同，形成门派，这些都对将这些文献、工艺进行筛选甄别、科学验证、系统分类、整理为一本形成学科的专业性著作，供大家参考指导提出了需求。

　　从微观方面来说，我们编著团队有着三十多年的黑膏药制作经验，加之部分编者所在的工作单位有这方面的制作及使用优势，例如主编们所在的襄阳市中医医院"何氏正骨"被国家中医药管理局 2012 年批准为全国第一批中医学术流派——

"何氏正骨学术流派"。该流派有着 100 多年的历史，其发端于清朝末年，专治跌打损伤，"何氏正骨"以"骨折、脱位的瞬间复位法"为主，结合"八法"等手法及配套的内服外用中药制剂。这里要着重叙述的是，该学派在国内首创"喷水法去火毒"制备黑膏药，用该工艺制作了何氏正骨祖传黑膏药"万应膏"及"治伤膏"，其疗效独特，享誉鄂西北。同时，我们在多年制作传统黑膏药时，摸索独创了很多有效的方法，例如，在国内首创"老嫩混合法"解决膏药的"老嫩"问题；首次提出炼油"滴水成珠"与高度有关，并且提出了经过验证的高度标准；20 世纪 90 年代国内第一家使用菜油色拉油替代麻油炼制黑膏药，进而扩大至其他植物色拉油，均取得较好效果；同时对"喷水法去火毒"制作的膏药进行了深入的理化实验研究，这些都是文献首次报道；我们采用"水提＋醇提＋油炸"进行膏药药料提取工艺的改进，也获得对照性的疗效提高数据，有了这些第一手的数据，都促使我们团队去尽快完成这部黑膏药专著的编写。

从中医药技术传承方面来说，这些年，我们一直在全国各地收集、挖掘黑膏药民间奇艺，包括全国各地不同门派的制作方法及祖传验方秘方，甚至道观寺庙中医高人。另外，收集了近 300 篇有用的文献资料，进行整理归纳。

正是上述因素，促使我们团队用近 8 年时间完成了这本实用性较强的专著《黑膏药最新制作技术》的编写，也算是完成了我们多年的心愿。这本专著内容包括黑膏药的原辅料、生产场地、设备仪器、作用机理、制作原理、治污、各地制作门派、工艺改进、质控延伸、使用方法、存在问题及商业化等，涉及黑膏药的各个方面，是一本关于黑膏药传统与现代制作技术的专著，也是当前国内外黑膏药最新制作技术的实用性专著。

本书具有如下特点：

第一，全书编排按照历史沿革、膏药分类、吸收机理、场所器材、处方结构、基质研究、制备工艺、工业化生产、存在问题、质控标准、使用注意、国际化之路的顺序进行编写，通俗易懂。

第二，在介绍膏药中医机理及现代药理方面，又增加了理论体系有所差异的"武当道教膏药体系"，百花齐放，方能很好地完成中医药技艺传承。

第三，在介绍黑膏药的传统工艺时，尽量将收集到的各地不同门派均进行介绍，例如油浸药料及煎炸的"南法"（泛指我国长江以南地区）与"北法"（泛指我国长江以北地区）工艺，摊涂膏药的"京派"与"山东派"……从而很好地挖掘民间技艺。

第四，随着科技的进步，黑膏药也会向前发展，包括制备工艺、原辅料、透皮吸收技术、无铅膏药的发展及质控等内容。我们在介绍这方面内容时，采用传统与改进两条线并行，对比性强，直观易记。

第五，系统整理，门类齐全。在介绍膏药的传统工艺与现代工艺时，尽量收集整理国内外的制备工艺及文献报道。例如介绍黑膏药去"火毒"工艺时，通过我们的文献整理与民间收集，将通常文献介绍的水浸法、喷水法、喷水浸渍法及炸水法四种去"火毒"工艺，扩大为9种传统改进工艺和3种现代改进工艺，即由4种扩大为12种，做到了很好的传承。

第六，黑膏药的制备经验性较强，有些判断标准量化不足，给初学者带来了困难，为此在介绍这些内容时，尽量将形象化的传统判断标准与量化可操作的现代标准进行对照介绍，减少初学者的困难。

第七，黑膏药的质控标准有了扩大提升，深化了药典及地方质控标准，例如本书增加了黑膏药的TLC法、HPLC法及GC法检测，增加了黑膏药的铅测定、膏药中的麝香检测、药物透皮率及释放度等检测内容。

本书可供医院、药厂、医药院校、药检机构、相关科研院所、诊所及民间爱好者，在膏药制备、质量控制、临床使用、教学及科研时参考。本书在编写整理过程中，特别是在访谈膏药传承人、收集各地制作特色、制作现场拍照、资料整理等方面还存在一定不足，希望读者提出宝贵意见，以便今后修订。

在本书编写整理过程中，得到了部分医院、中药厂及民间等药学老前辈、传承人及同道的大力帮助和支持，在此一并感谢。

编者

2024 年 5 月 于襄阳

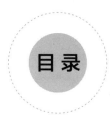

目 录

外用膏剂的历史沿革

1.1 外用膏剂的应用历史

　　膏药在我国的应用历史悠久，古医言曰"膏药能治病，无殊汤药，用之得法，其响立应。"膏药之优劣，疗效是根本。清代的徐大椿曰："汤药不足尽病，用膏药贴之，闭塞其气，使药性从毛孔而入其腠理，通经活络，或提而出之，或攻而散之，较服药尤为有力。"膏药中的药物直接贴敷于体表穴位上，药性透过皮毛腠理由表入里，渗透达皮下组织，一方面在局部产生药物浓度的相对优势；另一方面可通过经络的贯通运行，直达脏腑失调、经气失调的病所，发挥药物"归经"和功能效应，从而发挥最大的药理效应。

1.2 历代医学文献对外用膏剂的记载

　　我国最早的医学文献，即战国秦汉时期的《黄帝内经》《神农本草经》《难经》等古典医学著作中，都有关于膏药的制备和治疗应用方面的记载。如《黄帝内经》灵枢篇中，对痈疽有这样的描写："发于腋下赤坚者，名曰米疽""……疏砭之，涂以豕膏"。所指豕膏便是猪脂。在经筋篇里还写有："治之以马膏，膏其急者，以白酒和桂以涂其缓者"。《灵枢经》里已载有"马膏""豕膏"。秦汉以后，油膏应用逐渐加多。

　　据文献报道，1972年11月在甘肃武威旱滩坡发掘的汉墓中，发现了我国东汉初期记载医学方面的简牍。这是现代文献中报道的有用膏药治疗疾病的重要记载。

　　早在东汉时期，东汉末年的著名医家张仲景，在其《伤寒杂病论》中记载："四肢才觉重滞，即导引吐纳，针灸膏摩，勿令九窍闭塞。"由此可知在汉代，膏药已经开始在进一步地使用了。当然汉代也有其他类似这样的膏药使用文献，例如《后汉书方术传》这样记载："若疾发结于内，针药所不能及者，乃令先以酒服麻沸散，既醉无所觉，因刳破腹背，抽割积聚。若在肠胃，则断截湔洗，除去疾秽。既而缝合，傅以神膏，四五日创愈，一月之间皆平复。"说的就是汉代外科医家华佗在进行腹部手术时，曾使用膏药，这里的"神膏"说明当时已经将膏用于外科。《后汉书方术传》同样记载了华佗当时用膏的医术："夫伤寒，始得一日在皮，当摩膏火灸之，即愈。"

魏、晋、南北朝时期，膏药开始广泛使用，在外科医书《刘涓子鬼遗方》中有大量膏药的处方记载，同时介绍了其制作方法及用法。如羊髓膏方载"羊髓二两，大黄二两，甘草一两，胡粉二分，上四㕮咀，以猪脂二升半，并胡粉微火煎三上下，绞去渣，候冷，敷疮上，日上四五次"。当时条件下，开始使用猪脂煎炸中药制作外用膏剂；也有用辅料蛋清调配制作的，例如白蔹薄方的制作为："白蔹、大黄、黄芩各等分，右三味捣筛和鸡子白涂布上，薄痈上……"，调配蛋清用以治疗痈疮。

晋代对猪脂制膏有所改进和提高，开始用猪脂与黄丹制备膏药，再用松脂及蜡调节膏药老嫩，这算是一个创新。例如西晋《崔化方》中乌膏的制作方法为："右先空煎油，三分减一，停待冷。次内黄丹，更上火缓煎，又三分减一，又停待冷。次下薰陆香一钱，不冷即恐溢沸出，煎候香消尽，次下松脂及蜡，看膏稍稠，即以点铁物上试之，斟酌硬软适中，乃罢。"这算是黑膏药的最早雏形。

魏晋时期是炼丹之术盛行的时期，葛洪所写的《抱朴子内篇》中就有不少黄丹制剂。

据此判断，软膏猪脂膏在南北朝已经开始广泛地应用和发展，这个时期，在此基础上创新的黑膏药也开始出现了。当然黄丹的应用很早就有，例如远在《神农本草经》就有黄丹的记载，当时又称之铅丹。

唐朝时期，对膏药仅是有所运用，主要是在固态油脂猪脂的基础上发展了液态的植物油，例如胡麻油开始运用。唐初孙思邈著的《千金翼方》和王焘著的《外台秘要》这两部医学经典，汇集了当时及隋唐之前的医术经验和方剂，两部书里有很多猪脂膏方和其他软膏。特别是《千金翼方》里有很多用猪脂或胡麻油浸泡中药，再微火熬制而成油膏的记载，例如"蛇衔生肉膏""野葛膏"及"丹参膏"等。现在我们所用的膏药，可以说基本上是由油膏逐渐演变而来。

通过文献可知油膏这种形式的软膏在唐代及以前，在外科领域治疗痈疮、疔疮蜂窝毒、金创、烫伤等方面已被广泛采用，在外用药物中属于主要方法，占据主要地位。但是这个时期，黑膏药的记载还是零星的，例如《外台秘要》有乌膏方记载，《千金翼方》有详细的乌麻膏方制作方法，乌麻膏制作辅料有生乌麻油、黄丹、蜡，其制作方法是："内油铜器中，微火煎之，至明旦看油减一分，下黄丹，消尽，下蜡令沫消，膏成"，这种工艺基本类似现在传统黑膏药的制作工艺，只是没有去

"火毒"环节，古人当时还不知道黑膏药的燥性问题，即"火毒"，只是用蜡来消除油丹反应生成的泡沫。

从上面及现有资料可知，唐初时期黑膏药就已经开始应用了。

到了宋代，医学有所大发展，这个时期的医学典著之多远超之前，官方也开始设立药物专门机构，即熟药署，专门司掌药物的制作。这个时期，有很多医学著作记载了膏药的应用，并有外科的痈疽、蜂窝毒、损折、金创治疗及用药等的专门篇章，处方药味开始增多，在软膏的基础上，出现了硬膏，同时关于硬膏类黑膏药制作早期标准也已出现，例如炼油的"滴水成珠"及早期的去"火毒"，极大地丰富了黑膏药的制作水平。从文献上来看，李迅的《集验背疽方》中就有不少膏药的记载，太医局主编的《太平圣惠方》中也有许多膏药记载，其他如《和剂局方》及《外科经验全书》等书中也记载有膏药处方，如"云母膏""万金膏""神仙太乙膏""唆头膏""太乙膏"等。太医局编撰的《太平圣惠方》是由太医局医官王怀隐等人搜罗各地验方编写而成，其理论依据来源于隋代巢元方著的《诸病源候论》，该书对痈疽、蜂窝毒、损折、金创等外科疾患都有专门的篇章，较详细地介绍了其病因、症状、病机、诊断方法、治疗方剂及其制作方法等。关于外用膏药剂型记载也较多，软膏和硬膏两种剂型都有，其中硬膏类的黑膏药的记载更多，如"雄黄膏""通神膏""大垂云膏""麝香膏""抵圣膏"等，记载了其详细的制作方法，例如"通神膏"的制作方法是："雄黄、黄丹、蜡、腻粉、没药末……桂心、白芷、麻油等，将药细剉，先取油倾于锅中，以微火煎熟，下剉药煎，候白芷黄黑色，以绵滤过，拭锅令净，下蜡于锅内，煎熔，都入药汁于锅中，次下黄丹，再下诸药末，不住手搅，稀稠得当，滴在水中，药不散即膏成。以瓷盒盛，密封闭，悬于井底一宿，拔出火毒，用时摊在故帛上贴，日二换之，以瘥为度。"其他书中有关黑膏药的制法，于此基本上大同小异。这些外用膏剂药味少则七八味，多则二三十味，比隋唐时期的硬膏药味数要多得多，制作方法也较那时完善，从"滴在水中药不散""滴于水中如珠"，以判断膏是否制成，以及"悬于井底一宿，拔出火毒"等操作来看，黑膏药的制作技术已日趋完善，奠定了传统黑膏药的制作基础。其他如《太平圣惠方》记载的"紫金膏"及"连翘膏"等许多制剂，也是药味比较多的，这比过去药味均较少的现象是个进步。

通过上面介绍，说明传统医学发展较快的宋代，黑膏药已由不完全发展到较完全发展，由少量使用到大量使用。这个时期，软膏还是在广泛使用，不过已从绝对主导地位到了和黑膏药同等的地位。

明朝对于膏药的应用更加普遍，陈实功的《外科正宗》一书中载有"加味太乙膏""乾坤一气膏""琥珀膏""阿魏化痞膏"等多种膏药，也详细介绍了其制作方法和用途。李时珍的《本草纲目》中也记载不少膏药的方剂和其制作方法。李时珍《本草纲目》对人类作出了巨大贡献，在此不再多述，对于膏药的记载，如卷十二下草部的丹参一药中治妇人乳痛："丹参、白芷、芍药，各二两，咬咀。以醋淹一夜，猪脂半斤，微火煎成膏，去滓傅之"；卷十三下草部的细辛一药中治头白秃方：
"獐耳细辛，其味香辣，为末，以槿木煎油调搽"，都有具体地制作方法。汪机的
《外科理例》一书瘰疬篇中也有记载："……如不消，即以琥珀膏贴之。"肺痈肺痿
篇中有："肺痈已破，入风者不治，或用太乙膏。"说明明朝时期已开始使用大膏药
治疗由肺脓疡造成的脓气胸症。

清朝硬膏已基本定形，且已形成专门学科。随着清朝医药学的发展，膏药已在
民间普遍使用。清代的《医宗金鉴》中记载了不少的膏药方剂，有一些目前还在流
传使用。如《外科证治全生集》记载"阳和解凝膏"及"洞天鲜草膏"等。

膏药古时也称薄贴，多以植物油、黄丹为基质，经过熬制掺以其他药味而成。
徐大椿所编写的《医学源流论》论薄贴谓："其用大端有二，一以治表，一以治里。
治表者，如呼脓去腐，止痛生肌，并撼风护肉之类……治里者，或驱风寒，或和气
血，或消痰癖，或壮筋骨。"由此可知，其将膏药含义定义为二，其一为膏，其二
为药。古人于熬者谓膏，撮者谓药。后人以膏为基质，固定不变，膏掺以药遂成
膏药。

明清以前，膏药并无专门书籍，也就谈不上分类。而清朝开始出现了膏药的专
门著作，即吴尚先所著的《理瀹骈文》，它是一部较完善的膏药专著，吴尚先毕其
一生，把自己几十年的临床经验和吸收学习前人有关膏药的精华部分，写成了我国
第一部膏药专门书籍，该书几乎把一切见闻的病都用膏药治疗，而且在其原著中，
详细地论述了膏药的治病机理、配制方法和应用。二十年间，吴尚先"月阅症四五
千人，岁约五六万人，出膏大小约十万余张"，他把膏药进行理论化及系统化，写
成专书，这本书对膏药的发展起着承先启后的作用，该书建立膏药体系的理论基础
是在《黄帝内经》《难经》《金匮要略》及《伤寒杂病论》几大经典的理论基础上，
进一步应用阴阳五行、四诊八纲、精、气、血、津、液以及人与自然环境的关系等
理论学说，作为局部与整体统一观念的主要论点，创立了外治的独特疗法。该书内
容非常丰富，治疗方法多样化，收集了500余种单方和疑难杂症的治疗病例，涵盖
皮肤科、小儿科、五官科、骨科、外科、妇科及产科等。在疾病谱上对疮疡、肠
痈、肠结症、水肿、黄疸、呕吐、食积、泄泻、消渴、肺痿肺痨、久咳病、风湿、
寒痹、头痛及心悸等方面都有所论述。

从以上时间脉络中可以总结为：

目前能查到首次黑膏药制备的记载，见于《肘后备急方》（原名《肘后救卒
方》）。黑膏药至迟发明于1700多年前的西晋时期，发明人可能是葛洪，或是他
人，但由葛氏记载于《肘后备急方》中，黑膏药从发明之始，到作为一种剂型应
用，有400～600年时间。黑膏药作为一种外用硬膏剂型开始应用，迄今有1000余
年历史。膏药古代称之为薄贴，薄贴法作为一种外治法，在我国医学发展史中的较
早时期就已应用于医疗实践，其内容丰富多彩，颇具特色，至今仍在中医外治临床
中发挥着重要作用。唐代以前的文献典籍中虽然对薄贴法的处方用药及配制方法有

大量记载，如《肘后备急方》《刘涓子鬼遗方》等，但"薄贴"一词的使用却首见于唐代孙思邈所撰之《千金翼方》卷第二十三·疮痈上·薄贴一节。

在中药五大剂型中，膏药外敷法和研末吞服法的起源都相当早，比到汉代才完全成熟的煎煮取汁法要早得多。早期膏药的构成是单用动物的脂肪或以动物脂肪为基料，掺以其他药物，用以外敷，有的也用以内服。多以膏、马膏、豕（彘）膏、方（肪）膏名之。以膏药名者，见《武威汉代医简》。

魏晋以后，膏药得到推广，并由开始的动物脂肪逐渐转变成现在的黑膏药。熬炼黑膏药的最早记载始于晋代葛洪的《肘后备急方》（约 315 年），书中指出用清麻油、黄丹熬炼黑膏药，但是没有具体的膏药品种。东晋末年刘涓子撰写的《刘涓子鬼遗方》中对痈疽使用了薄贴这种剂型，但未有黑膏药制剂的记载。唐代孙思邈（约 581 年—682 年）的《备急千金要方》中首次收载了乌麻膏一个黑膏药剂型，书中对乌麻膏的功能主治、用法用量和制备工艺进行了描述。宋朝时期黑膏药得到极大发展，广泛应用于各种疾病的治疗，沿用至今的暖脐膏就首创于宋代，金元时期出现了万应膏，明清时膏药已经成为普遍的用药之一，李时珍的《本草纲目》中详细记载了膏药的方剂和用法。清代的吴尚先撰写的《理瀹骈文》下卷专载膏药158 方，介绍了膏药的治病机理和治疗特点，开创了外治法的新途径。到了近现代，橡胶膏剂、凝胶膏剂、贴剂及其他内服外用剂型的出现，以其使用方便、疗效显著、无污染等优势得到迅速发展，膏药的市场在逐渐萎缩。

清代吴尚先所著的《理瀹骈文》是一部以膏药治疗内外疾病为主的外治名著，对黑膏药的方药、制备工艺及应用等进行了总结。

通过以上文献，理顺出黑膏药的发展历史，即战国秦汉时期，记载于医学文献《黄帝内经》《神农本草经》及《难经》等著作中，膏药为猪脂膏之类的软膏。魏晋时期，膏药进一步发展，炼丹术盛行，黑膏药已经出现。唐宋时期，黑膏药的制备逐渐完善，得到广泛使用。明清时期，黑膏药已经成为普遍用药之一。近代时期，黑膏药的使用大大减少。

2 外用膏剂的分类

2.1 膏药的早期分类

膏药从使用上可广义地分为内服和外用两种，内服的膏药即膏滋，如李时珍所著的《本草纲目》中所载的内服膏"益母膏"，《张氏医通》中的"二冬膏"等，都是内服膏方。外用膏药类型很多，有用水调配药粉的，有用鸡蛋清调配药粉的，有用植物油或动物油调配药物的油膏。油膏使用很早，《灵枢经》里就有"马膏""豕膏"的记载。秦汉以后，油膏应用逐渐增多。本书所研究的膏药，专指外用膏药。

明代以前，并无膏药的专门记载书籍，也就无法谈及膏药的分类，徐大椿所写的《医学源流论》将膏药分为二，其一为膏，其二为药。古人将熬者谓膏，撮者谓药。如今则是以膏为基质，固定不变，基质膏中掺以药遂成膏药。明朝朱橚编写的《普济方》有膏药一节，其分类是以痈疮肿疡、瘰疬头癣、折伤金创、消肿止痛等外治为主，初示分类轮廓。

2.1.1 膏药分为治表与治里两类

清朝《医学源流论》最早将薄贴分为两类，即治表及治里类。

清朝吴尚先所写的《理瀹骈文》是我国最早的膏药学专书，首次将膏药列为外治一门，进行细分。体系上以三焦、五脏六腑及经络为主，阴、阳、表、里、寒、热、虚、实为八纲，汗、吐、下、和、温、消、清、补为八法。就其膏药立方，根据用药的八法，归纳膏药为以下各类：

（1）汗法　即八法中的首法，主要作用是驱逐外表病邪，适用于一些外感疾病的初期，例如"花翘膏"及"叶胡膏"等。其药理是多用发汗之膏来开泄腠理，逐邪外出。一般来说外邪侵犯人体之初大多始于皮膜，随后才由表入里。当邪还在皮膜肌表之时，还未入里之时，此时采用发汗之膏，将邪自外御，控制疾病转变，达到早期治愈的目的。

（2）吐法   主要作用是使用涌吐之性的药物，使病邪或有害物质从口吐出，以缓和病势达到治愈疾病的目的，例如"二丑膏"及"神曲膏"等。常用从鼻取嚏及内服涌吐之药较多。

（3）下法   凡外邪在肠胃、燥火停滞、热邪搏结及蓄水蓄血等疾患，都可用此法，例如"猪龙膏"及"归红膏"等。其是一种攻逐体内结滞的方法。

（4）和法   当外邪在半表半里之间时，就用和法，使用以疏泄和解之类的药膏，例如"肉果膏"及"白山膏"等。

（5）温法   主要作用是使用温性或热性药物来消除患者的阴冷沉寒，并补益气血，例如"马鞭膏"及"归片膏"等。

（6）清法   主要作用是使用寒凉的药物来达到退热目的，例如"黄芩膏"及"射干膏"等。

（7）补法   主要作用是使用补益之性的药物来补益体质和机能的不足，消除亏损症状，例如"二冬膏"及"海马膏"等。

（8）消法   主要作用是消散和破削。对于因气、血、食、痰及湿等所造成的体内积聚凝滞，例如一切肿疡、溃疡及痈疮之类，皆可使用消散之膏，例如"香槟膏"及"莪术膏"等。

2.1.2   膏药分为寒凉与温热两类

根据药物四气及其寒、热、温、凉四种不同的药性，亦可将膏药分为寒凉膏与温热膏。

（1）寒凉膏   寒凉膏具有清热降火等作用，多是寒凉性药物，适用于盈盛的热症，例如"栀子软膏"及"竹叶膏"等。

（2）温热膏   温热膏具有祛寒助阳等作用，多是温热性药物，适用于亏衰的寒症，例如"苏香膏"及"川楝膏"等。

2.1.3   中华人民共和国成立初期膏药分类

中华人民共和国成立初期，对于膏药的分类开始出现以基质类型进行分类，例如医药工业管理局编写的《中药成药配制经验介绍》，将膏药分类如下：

（1）黑膏药   属于硬膏类，即现在我们所说的黑膏药，是以植物油与黄丹经高热反应生成的黑色膏药，是最为常用的硬膏药，例如"青乳膏"及"香附膏"等。对于密陀僧与植物油高热反应生成的膏药，其药效类同黄丹类膏药，亦列入此类黑膏药。

（2）白膏药   属于硬膏类，对于植物油与铅粉反应生成的黄白色膏药，因与黑膏药颜色不同，而称为"白膏药"，其制作是以植物油熬炼后降温到100℃左右时，慢慢加入铅粉，此时铅粉氧化作用不如黄丹剧烈，这种油铅反应生成的膏药为浅黄色，同时有部分过量的铅粉未分解，掺和于膏中，成品一般为黄白色，例如"鲫鱼膏"等。

（3）胶膏药　属于硬膏类，即将动物胶熔化后，加入药料搅拌均匀，刷于纸上，阴干后即可，例如"五皮膏"等。

（4）松香膏药　属于硬膏类，即将植物油与松香加热混合后，再兑入药料，以提高膏药的硬度，例如"香朱膏"等。

（5）油膏药　属于软膏类，即以植物油或含油的药料为基质，与其他药物混合，即为油膏药，例如"丹珠软膏"等。

（6）绿松膏、银黝膏　属于软膏类，以植物油与铜化合物制成的"绿松膏"，植物油与含银化合物制成的"银黝膏"，均属此类。

2.1.4　其他分类

早期除了上述分类，也有其他分类，只是不占主流，例如贾维诚所著《膏药方集》，将膏药处方分为外科、内科、妇产科、小儿科四类。郑显庭所著的《丸散膏丹集成》根据膏、丹、丸、散的临床应用，而将所选成方分为六十二类。

2.2　按功效分类

除了前述分类外，硬膏药按照用途和适应证，一般可分为以下几类：

2.2.1　追风膏或狗皮膏药

可用于治疗受风寒引起的慢性腰痛和跌打损伤。

2.2.2　拔毒类膏药

对于因热毒郁结引起的痈疽，初起时硬结不消、红肿疼痛、脓成不溃或久溃不愈，均可使用。

2.2.3　伤湿止痛类

膏药具有抗炎止痛的作用，对风湿痛、腰痛、肌肉痛、扭伤、挫伤等，均有一定疗效。

2.2.4　救心膏

是选用活血化瘀、芳香去湿的中药，如麝香、冰片、红花、乳香、没药等，再加上硝酸甘油制成的膏药，一旦出现心绞痛症状，可立即取一片贴于心前区，一般5～6分钟心绞痛即可缓解。

2.3　按基质分类

外用膏剂是指采用适宜的基质将药物制成专供外用的半固体或近似固体的一类剂型。按照制作基质来分，分为软膏剂及硬膏剂两类。常用的软膏剂有各类基质的软膏、外用凝胶剂、眼膏剂、糊剂、涂膜剂及膜剂。硬膏基质按其组成可分为铅肥皂基质、橡胶混合物基质、树脂基质、动物胶基质；巴布膏剂及透皮贴剂也归并在硬膏基质类膏药。

此外硬膏剂中还有一些少量的其他膏药，如树脂类硬膏剂、绿松膏及银黝膏药（如松香膏药、枫香膏药、胶膏药），这些其实属于树脂类基质的硬膏剂，近些年又陆续出现了磁性膏药等。

本书所讲述的黑膏药属于外用膏剂中硬膏剂类。

2.3.1　软膏剂

软膏剂是外用膏剂中的一大类，但不属本书主题范围，故不再赘述。

2.3.2　硬膏剂

硬膏剂是将药物溶解或混合于半固体或固体黏性基质中，摊涂于纸、布或兽皮等裱背材料上，供贴敷于皮肤的外用剂型。其中中药硬膏剂又称为膏药，一般在常温下为坚韧固体，无显著黏性，用前常需预热软化再粘贴于皮肤上，而橡胶膏剂则可直接粘贴于皮肤上。

硬膏剂的基质不仅是硬膏剂的赋形剂，同时也是药物的载体，对硬膏剂的质量及其药物的释放与吸收都有重要关系。其中铅肥皂基质的应用极为广泛，常见的铅肥皂硬膏有：黑膏药、铅硬膏、白膏药等。其中以油与黄丹为基质的为黑膏药；以油与官粉为基质的为白膏药；以松香等为基质的为松香膏药。

2.3.2.1　硬膏剂的特点

可产生持久的药效，一般可达一天以上，甚至数天换药一次。可随时中断给药，安全可靠。使用方便，患者可自行用药。

2.3.2.2　硬膏剂的作用

（1）固定敷料　硬膏剂粘贴于表皮上有固定敷料的作用。

（2）治表（局部作用）　保护创伤及防治皲裂的作用，以及消肿、拔毒、去腐、生肌，主治痈、疽、疮、疖。

（3）治里（全身作用）　用以驱风寒、和气血、消痰痞、壮筋骨、通络止痛及祛风湿，主治跌打损伤、风湿痹痛等，以补内服药力的不足；硬膏剂在穴位贴敷具有针灸穴位作用的某些特点。

2.3.2.3　硬膏剂按基质分类

按基质组成可分为六类：铅肥皂基质、橡胶混合物基质、树脂基质、动物胶基质、水凝胶基质及透皮贴胶基质。

（1）以铅肥皂为基质　主要是以高碳脂肪酸铅盐为基质制成的硬膏剂。

（2）以橡胶混合物为基质　如橡胶膏剂（俗称胶布）。

（3）以树脂为基质　以树脂（如松香）或树脂与植物油加热的熔合物为基质，再掺入药料混合而成，又称无丹膏药，如红膏药。

（4）以动物胶为基质　如将药物掺加于骨胶中制成的头痛膏。

（5）以水凝胶为基质　又称巴布膏剂，指将药材提取物、药物与适宜的亲水性基质混匀后，涂布于裱背材料上制得的外用剂型。

（6）以透皮贴胶为基质　即透皮贴剂，指可粘贴在皮肤上，药物经皮肤吸收产生全身或局部治疗作用的薄片状制剂，常简称为贴剂或贴片。

2.3.2.4　硬膏剂按制剂分类

（1）黑膏药　膏药是我国制剂中的一种传统剂型，膏药的种类有多种，以油与黄丹为基质的为黑膏药；以油与官粉为基质的为白膏药；以松香等为基质的为松香膏药。最常用的是黑膏药。

《中华人民共和国药典》（以下简称《中国药典》）2020 年版四部膏药项下有：膏药系指饮片、食用植物油与红丹（铅丹）或官粉（铅粉）炼制成膏料，摊涂于裱背材料上制成的供皮肤贴敷的外用制剂。前者称为黑膏药，后者称为白膏药。红丹的主要成分是 Pb_3O_4，铅粉的主要成分是 $2PbCO_3 \cdot Pb(OH)_2$，二者是截然不同的两种物质。

本书中所提到的膏药皆指黑膏药。

（2）磁性黑膏药　有学者研制了一种磁性膏药，即在黑膏药基础上，将膏药充磁，磁性膏药能起到活血化瘀、消肿止痛、接骨续筋之功效。

其制备方法：按传统制备方法制备黑膏药，继用 KCT-2 型充磁机将膏药充磁，再用 GTZ-1 型测磁仪测定每张膏药磁场强度，使每张膏药具有 30 高斯左右磁场强度。

（3）银黝膏　银黝矿，是一种银矿，也叫银黝铜矿，银黝铜矿含 Ag 为 16.37%，含有杂质 Zn、Cu、Sb，银黝铜矿主要以它形粒状、不规则状及脉状产生。银黝膏系以银黝、黄丹及麻油炼制而成的一种膏药。

（4）白膏药　白膏药制法有关提取、炼油步骤，与黑膏药相同，唯下丹时需将油冷至 100℃左右缓缓加入官粉。官粉的氧化作用不如黄丹剧烈，有部分过量的官粉未曾皂化或分解。官粉的用量较黄丹为多，其与油的重量比为 1∶1～1∶1.5。加入官粉后须搅拌，用文火徐徐加热，并不断搅拌撩油。视油与官粉反应至紫酱色时迅速倒入冷水中，冷凝收膏，成品为黄白色。制成小型纸膏药，贴于疮疖处。白膏药软化点比黑膏药低，稍热即可熔化。刺激性也比黑膏药小，贴敷皮肤后几无刺激性。白膏药一般不需经长时间的去"火毒"处理，即可烊化摊涂。

（5）橡胶膏剂　橡胶膏剂（亦称橡皮膏、橡胶硬膏）是将以橡胶、树脂、油脂性或类脂性物质及填充剂混合制成的基质，与药物混合，涂布于裱背材料上而制成的一种外用剂型。如不含药的氧化锌橡皮膏（胶布），含药的伤湿止痛膏、神经性皮炎膏等。

黑膏药与以橡胶为基质的含药橡皮膏相比较，具有一定的优点，实验证明：NaI 的黑膏药基质中释放和被机体所吸收的量较在橡胶基质中为多，其作用也较持久，且可根据病情需要随时加入所需的药物，能容纳的药量比橡胶基质高。但缺点也不少，如使用不便，颜色黑易污染衣服，制作过程烦琐且不易掌握，黑膏药经烘烤软化后虽具有一定弹性和黏性，但弹性不足，黏性过高。因此在实际生产中应增加弹性体基质，适当降低其黏性，并加入软化剂、润滑剂以改进基质的性质，使之更加完善。

橡胶硬膏一般由裱背材料、膏面覆盖物、膏料层组成。

① 常用的原辅材料

a. 裱背材料：又称底材，是胶质的支持体，它与橡胶硬膏的质量有着密切的关系，一般用漂白细布，也可用塑料薄膜、多孔纸、无纺布等。

b. 膏面覆盖物：又称保护层，主要起防止胶层氧化降解，阻止挥发性药物挥散的作用，它对胶层的黏着力必须远小于底材对胶层的黏着力，同时应为化学惰性，不影响胶层的任何性能，现在以聚乙烯薄膜应用最普遍。

c. 膏料层：是膏药的主要部分，由弹性体、增黏剂、治疗药物及其他辅助成分组成。通常由以下几部分组成。

ⅰ. 橡胶：橡胶是主要的基质原料。橡胶具有弹性、低热性、不透气及不透水的性能。

ⅱ．增黏剂：松香、甘油松香酯、季戊四醇松香酯、氢化松香、β-蒎烯树脂。

ⅲ．填充剂：氧化锌、锌钡白。

ⅳ．软化剂：凡士林、羊毛脂、液状石蜡、植物油、邻苯二甲酸二丁酯、对苯二甲酸二辛酯等。

ⅴ．透皮吸收促进剂及药物。

② 制备工艺

a．溶剂法

ⅰ．工艺

● 药料提取：将提取液制成适宜稠度的流浸膏状或稠膏状物。

● 制备胶浆：取生橡胶压成薄片状或条状，投入汽油中，浸渍溶胀后，搅拌使溶解，分次加入凡士林、羊毛脂、液状石蜡、松香及氧化锌等，搅拌均匀制成基质，再加入药料提取物，充分搅匀，80 目过筛过滤。

● 涂布膏料：将调制好的基质浆料，用涂膏机进行涂膏。

● 回收溶剂：涂好膏料的膏布传送进入溶剂回收装置将溶剂回收，并自动卷成膏布卷。

● 切割加衬：将膏布卷按规定的规格切割成片状。

ⅱ．制剂举例：下面以伤湿膏的溶剂法制作工艺进行介绍。

● 处方：川乌（生）7.5kg、元胡 2.5kg、干姜 5kg、透骨草 2.5kg、羌活 2.5kg、肉桂 2.5kg、山奈 4kg、防己 2.5kg、甘松 3kg、五加皮 2.5kg、薄荷脑 3kg、薄荷油 0.5kg、樟脑 2kg、冬青油 1.5kg、颠茄流浸膏 1.5kg。

● 基质：橡胶 16kg、氧化锌 20kg、松香 16kg、羊毛脂 3kg、汽油 43.5kg、液状石蜡 1kg、凡士林 2kg。

● 制法：将生川乌、五加皮等十味中药用乙醇按渗漉法制成软浸膏。将橡胶压成网状胶片，浸入汽油中 12～24 小时，使其充分溶胀，再移入配料锅内搅拌约 2.5 小时后，依次加入凡士林、羊毛脂、液状石蜡、氧化锌、松香及软浸膏与其他药物，继续搅拌，共约 9 小时，膏料经 80 目铜丝筛网滤过。将滤过的膏料置于涂布机涂料。涂了膏料后的布，回收汽油。将已干燥的伤湿膏置切断机上切成规定的宽度，再覆以瓦楞透明纸，在切片机上，按 5cm×7cm 规格切开，包装。

b．热压法

ⅰ．工艺

● 药料提取：同溶剂法操作。

● 膏料的制备：取生橡胶压成网状后，加入处方中挥发油浸泡使溶胀成胶团，再将胶团充分炼压，加入凡士林、羊毛脂等及其他药料，反复炼压，备用。

● 涂料：将炼压好的膏料在 80℃下在涂膏机上进行涂膏。

● 切割加衬：同溶剂法。

ⅱ．制剂举例：

同样，下面以伤湿膏的热压法制作工艺进行介绍。

- 处方：同"2.3.2.4硬膏剂按制剂分类（5）②a."项下。
- 基质：同"2.3.2.4硬膏剂按制剂分类（5）②a."项下。
- 制法：将生川乌、五加皮等十味中药用乙醇按渗漉法制成稠浸膏。将生橡胶压成网状后，加入处方中的挥发油浸泡使溶胀成胶团，再将胶团充分炼压，加入凡士林等与其他药料提取物，放入烘箱（60℃以上）20～30分钟，即可涂布，涂布时在80℃保温，经涂料机压于裱背材料上，即制成橡皮膏。

③ 橡胶膏剂存在的问题

a. 剥离反应：橡胶硬膏剥离时产生物理性外伤，会使皮肤出现红斑，但剥离后，反应会迅速消失。

b. 过敏反应：由于涂料成分的特殊影响而产生过敏反应，在贴后24～48小时发生，剥离后炎症能扩展到贴敷区域之外。

c. 刺激反应：由橡胶膏剂成分的刺激和膏与皮肤间积存汗液及微生物的增殖所引起。一般随着贴敷时间的增加，炎症也增强，皮肤呈现瘙痒、红斑性丘疹、小水疱，有时有脓包及渗出物，但剥离后消失得较快，且不向外扩展。

④ 问题解决。针对以上问题，采取了下列一些措施加以克服。

a. 基质：橡胶中的过敏原是蛋白质，采用在橡胶中加入稀土或碱土金属的树脂化合物或卵磷脂化合物的方法加以克服。

也可在胶浆中添加0.3%～10%的脂肪酸钠盐，用以抑制皮肤pH值的增长，防止引起皮肤不适。

采用合成树脂代替天然橡胶，如各种丙烯酸树脂，其特点是取消了增黏剂和其他添加剂，可消除各种添加剂引起的过敏，且本身对人体皮肤呈惰性，抗老化性能优良。如丙烯酸酯-甲基丙烯酸酯（或乙酸乙烯酯）-甲基丙烯酸（或丙烯酸）三元共聚体、丙酸酯和丙烯酰胺（或马来酰胺酸）的共聚等。

或者选用天然或合成的水溶性高分子材料制成巴布膏剂。

b. 结构改进：为了克服橡胶膏剂的不透湿性，在膏药上打孔。除了打孔以外，国外研制了各种多孔、微孔橡胶膏剂。

（6）中药橡皮膏 中药橡皮膏虽起步较晚，但发展较快。目前国内中药橡皮膏的生产工艺主要有溶剂展涂法和热压展涂法两种。溶剂展涂法是由氧化锌硬膏的工艺演变而来。制浆工艺比较成熟，国内药厂普遍采用此法。

中药橡皮膏基质主要是天然橡胶，软化剂有凡士林、羊毛脂、液体石蜡、蓖麻油、椰子油、挥发油等，增黏剂主要是天然松香。

中药橡皮膏的中药加入方式已从药粉加入改为浸膏加入，这样可增加橡皮膏的载药量（以原生药计算），而且利于药物对皮肤的渗透，从而极大地提高了疗效。中药橡皮膏发展中存在的问题是含膏量少，且难以控制到最佳水平，因为一般100cm^{2}含膏量仅为2g左右，这样就使膏的含药量限制在一个较少的量。中药橡皮膏的含水量直接影响橡皮膏的黏度，这样也就限制了膏浆中过多地加入中药浸膏，因为浸膏多，含水也多。

目前，国内生产橡胶硬膏比较先进的方法是热压法。该方法的基质处方中，取消了溶剂，减少了增黏剂的用量，并且可用填料粒度较大、价格便宜的锌钡白代替氧化锌作填充剂。取消溶剂后，无须回收装置，生产安全可靠。减少增黏剂（松香）用量后，有以下优点：一是硬膏成品黏性适中，剥离时不伤皮肤；二是产品使用期长，老化慢；三是减少不饱和松香酸对皮肤的过敏反应。因此，热压法生产橡胶硬膏更具有经济效益和社会效益，很有推广价值。由于橡胶基质对个别人的皮肤有过敏反应，从20世纪60年代起，随着国外高分子工业的迅速发展，逐步采用合成树脂作基质代替橡胶生产硬膏剂，常用基质有各种丙烯酸树脂、聚乙烯树脂、吡咯烷酮、硅酮等。用合成树脂作基质，可以取消增黏剂和填充剂等，使产品具有无色透明、耐老化、易剥离、无刺激性、无过敏反应等优点，很有发展前景。日本、美国、德国等发达国家已广泛应用新基质，我国也有少数厂家应用丙烯酸树脂作基质，制成硬膏剂或贴剂，以合成树脂代替橡胶基质是发展的方向。

（7）巴布膏剂　巴布膏剂是一个既新又古老的剂型，我国最早的膏药是黑膏药，而国外最早的膏药是泥罨（yǎn）剂（现叫巴布膏剂）。它于20世纪70年代首先在日本出现。我国直到1994年由奚念朱主编的《药剂学》中才对这一剂型作了简介。

巴布膏剂分为泥状巴布膏剂和定型巴布膏剂，其中泥状巴布膏剂属软膏状剂型；定型巴布膏剂属硬膏类。

巴布膏剂与橡胶膏剂、黑膏药均属硬膏剂，应用相似，具有以下特点：载药量大，尤其适用于中药浸膏；与皮肤生物相容性好，透气，耐汗，无致敏、刺激性；药物释放性能好，能提高皮肤的水化作用，有利于药物的透皮吸收；使用方便，不污染衣物，反复贴敷，仍能保持原有黏性。

① 巴布膏剂的组成

a. 背衬层：为基质的载体，一般选用无纺布、人造棉布等。

b. 防粘层：起保护膏体的作用，一般选用聚丙烯及聚乙烯薄膜、聚酯薄膜及玻璃纸等。

c. 膏体：为巴布膏剂的主要部分，由基质和药物组成，应有适当的黏性，能与皮肤紧密接触以发挥治疗作用。

② 巴布膏剂基质的原料

a. 黏合剂：包括天然、半合成或合成的高分子材料，如海藻酸钠、西黄蓍胶、明胶、甲（乙）基纤维素、羧甲基纤维素及其钠盐、聚丙烯酸及其钠盐、聚乙烯醇（PEG）、聚维酮及马来酸酐-乙烯基甲醚共聚物的交联产物。

b. 保湿剂：基质为亲水性且含水量大，选择合适的保湿剂很重要。常用聚乙二醇、山梨醇、丙二醇、丙三醇及它们的混合物。

c. 填充剂：填充剂影响巴布膏剂的成型性，常用微粉硅胶、二氧化钛、碳酸钙、高岭土及氧化锌。

d. 渗透促进剂（简称促渗剂）：氮酮、二甲基亚砜、尿素等。

③ 巴布膏剂的制备

● 制备流程：制备基质→膏料→涂布→压合防粘层→巴布膏剂

↑
药物

即一般先将高分子物质胶溶，按一定顺序加入黏合剂等其他附加剂，制成均匀基质后，再与药物混匀，涂布，压合防粘层，分割，包装，即得。

④ 巴布膏剂的制备举例：芳香巴布膏剂制备。

a. 处方：聚丙烯酸钠 5 份，淀粉丙酸酯 5 份，二氧化钛 0.25 份，甘油 40 份，薰衣草油 0.6 份，柠檬油 0.2 份，二氧化硅 3 份，尼泊金甲酯 0.1 份，尼泊金丙酯 0.05 份，乙醇 1 份，聚山梨酯 80 0.05 份，酒石酸 0.5 份，乙酸乙烯酯 3 份，氢氧化铝干凝胶 0.05 份，水适量。

b. 制备：将上述物质加水适量混匀，涂布于无纺纤维织物上。盖上防粘层，即得。

有学者对黑膏药改进为巴布膏剂进行了研究，以骨痹贴进行实验，结果表明：新剂型对化学刺激致痛抑制率为 68.4%，铅硬膏剂型为 54.8%，对照组为 34.2%，新剂型对热致痛在 36 小时内各测定时间的抑制率均有明显提高，且高于铅硬膏。传统的黑膏药有一定的缺点，一则容易污染衣服和皮肤，而且极难清洗，影响美观；二则内含大量的铅，而骨质增生患者治疗时间较长，所以皮肤连续给药则会引起铅中毒，经改制后的新剂型（巴布膏剂），在原来处方的基础上，进行了药物有效部位的提取，这就大大增加了有效剂量，且具有药效迅速、贴着舒适、皮肤过敏少等特点。

（8）透皮贴剂　透皮贴剂的优点是延长作用时间，减少用药次数。维持恒定的血药浓度，减少胃肠道副作用。避免口服给药发生的肝脏首过作用及胃肠道灭活，减少个体差异，提高药物疗效。用药方便，患者可随时撤销或中断治疗。

① 透皮贴剂的常用材料

a. 膜聚合物与骨架材料

ⅰ. 乙烯-醋酸乙烯共聚物（EVA）：无毒，无刺激性，柔韧性好，与人体组织及黏膜有良好的相容性，性质稳定，但耐油性较差。可用热熔法或溶剂法制备，共聚物中醋酸乙烯成分越多，溶解性能越好。常用溶剂有氯仿、二氯甲烷等。醋酸乙烯含量低则溶解性差，只能用热熔法加工膜材，且柔韧性、渗透性也降低。

ⅱ. 聚氯乙烯（PVC）：在一般有机溶剂中不溶，化学稳定性高，机械性能好，对油性溶液相容性强。膜中液体成分 50% 仍能保持稳定分散状态。

ⅲ. 聚丙烯（PP）：透气性和透湿性较聚乙烯小，抗拉强度较聚乙烯高。其薄膜具有优良的透明性、强度，且耐受100℃以上的煮沸灭菌。

ⅳ.聚乙烯（PE）：具有优良的耐低温和耐化学腐蚀性能，较厚薄膜可耐受90℃以下热水。

ⅴ.聚对苯二甲酸乙二酯（PET）：室温下机械性能优良，耐酸碱和多种有机溶剂，吸水性能差。其性能稳定，在加工中加入的其他辅助剂很少，所以安全性高。

b.压敏胶：是指在轻微压力下即可实现粘贴，同时又容易剥离的一类胶黏材料。贴剂中的压敏胶起着保证释药面与皮肤紧密接触、药物的储库及控释作用。

ⅰ.聚异丁烯类压敏胶：为无定形线性聚合物，在烃类溶剂中溶解，一般使用溶剂型压敏胶。

ⅱ.丙烯酸类压敏胶：贴剂中应用的这类压敏胶有溶剂型和乳剂型两类。

ⅲ.硅橡胶压敏胶：低分子量硅树脂与线型聚二甲基硅氧烷流体经缩合而成的聚合物。

c.改进贴剂：文献报道一种改进贴剂，即用一种新发现的助剂，成功地制备出性能优异、质量稳定的贴剂基质，该基质经药理和临床验证表明是安全有效的。

其基质制备工艺为：取明胶（食用一级）200g加适量的水，加入促进剂110mg于微波炉加热反应15分钟，加入填料12g，有机酸100mg和其他辅料，搅匀即得本新工艺基质。将其涂于无纺布（或其他专用布）上，切成0.12cm×5cm×7cm块，即得不含药的基质贴剂。

② 透皮贴剂的分类

a.膜控释型：由背衬层、药物储库、控释膜、粘胶层及防粘层组成。

b.黏胶分散型：是将药物直接分散于压敏胶中形成的药物储库，上面覆盖不含药的、有控释作用的黏合材料形成的主体结构及背衬层、防粘层。

c.骨架扩散型：药物均匀分散或溶解在聚合物骨架中，制成一定面积的药物储库，由压敏胶层、背衬层及防粘层所构成。

d.微储库型：为膜控释型与骨架控释型的结合体。

③ 透皮贴剂的制备

a.膜材的加工方法：膜材可分别用作控释膜、药物储库、防粘层及背衬层等。加工方法为涂膜法和热熔法（挤出法和压延法）。

b.膜材的改性

ⅰ.溶蚀法：溶解其中可溶性成分或加工薄膜时加入致孔剂。

ⅱ.拉伸法：利用拉伸工艺制备单轴和双轴取向的多孔控释膜。

ⅲ.核辐射法：经核照射，使膜上留下敏化轨迹，然后把敏化膜浸泡在蚀刻液中，敏化轨迹被选择性腐蚀，形成膜孔。

c.膜材的复合与成形：把药物储库层、背衬层及防粘层复合在一起即形成多层贴剂。

d. 涂布与干燥。

（9）磁性膏药　磁性膏药系在药物中加入磁性材料，如生铁落及磁石等，通常用于中药成分的膏剂。磁石、生铁落具有活血化瘀、消肿止痛、温补肝肾、促进骨折愈合作用，这样可与药物共同发挥药效，起到活血化瘀、消肿止痛、接骨续筋之功效。

其制作方法为将多味中药共炼为膏，继用充磁机将膏药充磁，再用测磁仪测定每张膏药磁场强度，使每张膏药具有 30 高斯左右磁场强度，即可。

（10）树脂膏药　树脂（天然树脂）基质和动物胶基质应用量比较少，天然树脂主要使用松香。目前，国内所用合成树脂多为溶剂型，在环境保护、安全生产、耗能及生产费用等方面都存在着一定的问题，今后的发展方向是以水取代溶剂，即生产乳液型合成树脂做硬膏的基质。

无铅树脂型膏由于采用天然树脂，不含黄丹，长期使用不仅不会产生铅中毒，而且克服了传统橡皮膏易过敏，黑膏药易发生火灾事故、易造成环境污染，巴布膏粘不住皮肤，松樟膏易污染衣物等缺点。天然树脂对皮肤无刺激，不会产生过敏现象，且基质稳定，黏性持久，常温下膏药不会变形，不会污染衣物。无铅树脂型膏具有如下优点：载药量大，每贴含生药 15～20g，药效迅猛持久；无黄丹、无松香、无蜜糖、无油；制备过程中无须汽油等化学溶剂，对环境无污染，药物不经高温熬制，保证部分有效成分不受高温影响；对皮肤具有很好的亲和性及保湿性，其基质黏度适中，黏性持久，可以反复揭贴使用，对皮肤无刺激，尤其适用于老年患者及皮肤娇嫩患者。

① 树脂膏药的制作。先制作基质，再提取药物的有效成分后复合，加入透皮吸收剂等，并可调节膏药的颜色。将天然树脂放入不锈钢锅内，加温至 60～80℃，待其软化，保温 10 分钟，再升温至 100℃ 左右，不断搅拌，使树脂成分稀薄液体，再将松香蜂蜡加入，并不断搅拌到完全溶解，将远红外陶瓷粉过筛后，逐渐加入锅内，不断搅拌，待基质充分混合后，加入均匀的药粉，搅拌均匀，最后加入促渗剂氮酮，完全搅拌均匀后进行摊膏，装袋密封。亦可不用松香蜂蜡等，直接把树脂熬开加入药粉和中西药促渗剂即可应用。基质的比例：树脂 200g、松香 45g、蜂蜡 20g、陶瓷粉 60g、氮酮 5mL、药粉 120g（80～120 目），如果不用松香蜂蜡等，树脂和药粉比例为 500∶200 左右。根据现代研究，膏方中加入远红外陶瓷粉，可以发出远红外热能，可激精气，调节免疫，平衡阴阳。

② 树脂膏药的分类。树脂膏药通常分为松香膏药、枫香膏药及胶膏药三种。松香膏药及枫香膏药属于两种疏鲜用的硬膏剂。

a. 松香膏药，系指以松香为基质制成的膏药。其用天然树脂配制硬膏，主要用松香为原料，松香又称松脂，透明性脆，颜色由微黄至棕红色。松香的品质按颜色、酸值、软化点等的不同来分级。松香中 90% 以上为各种同分异构的松香酸，其余为这些酸的酯类和一些不皂化物。

松香膏的制作：调配少量的无铅树脂膏通常以松香膏形式制作，松香可单用，或与麻油、树脂、蜂蜡、氮酮及红外自热材料混用或组合使用，根据情况进行选择。

下面介绍几例以松香膏为主要原料的树脂膏药的制作。

ⅰ. 松香樟脑膏。松香的制作方法如下。

● 原材料：以松香 1.0kg 计，中草药量为 500～700g，樟脑 90～150g，膏药布根据需要大小裁剪。

● 中草药提取：一些不适宜煎煮的中药，如含挥发性成分的当归、川芎、乳香、没药、肉桂、莪术等，贵重药如麝香、蟾酥等可粉细直接加入膏药中；穿山甲煮一半，另一半粉碎细末，加适量植物油炸 30 分钟，油渣一起直接兑入膏药中。其他中草药入锅中加水适量煎两次，每次一小时，合并煎液，浓缩至尚能流动的膏汁，然后加入药汁重量 2 倍的 95％的乙醇，慢加快搅，静置过夜，倒出上清液，沉淀物用单层滤纸或双层细密绸布过滤，汁尽再加 60％乙醇适量洗滤一次，乙醇提取液置水浴上挥发，剩约一半时，可直接在明火上加热浓缩，但要防止燃烧，至膏汁状，再加药汁重量 3 倍的乙醇，同上次操作，静置过夜，倾出上清液，渣再滤过，醇提液在水浴上浓缩至稠膏汁状即可，为药材的 15％左右。

● 制作：取松香入锅中，在液化气或水浴、电磁炉上加热，搅拌至完全溶化，然后加入浓缩药汁，慢加快搅，加完后继续搅拌 10 分钟，再加入药粉（穿山甲则是油炸汁及其药渣），边加边搅，加完后继续搅拌 20 分钟。樟脑先从设计量的 2/3 加起，每次递加 10g，并舀出一小勺摊在布上，凉后试验硬度，如果稍折即断，说明太硬，继续加樟脑，至不易折断或快速猛折才断，合拢又恢复黏合状态，说明软硬合适，可以摊涂。

● 优点：松香和乙醇有良好的互溶性，因此，水提醇沉的提取液和松香也能完全互溶，松香膏基质也能吸收一定水分而不失粘。膏药软硬也容易调节，不易粘衣物，即便粘上，医用乙醇即可洗去，药物经过精提，量少而效高。樟脑有以下作用：调节软硬，增加透皮，祛风止痛。

ⅱ. 松香基础膏。制作：松香膏药也可直接单用松香与药物混合制备，即松油膏，按处方选择药材，细药麝香、冰片、血竭等研成细粉备用，其他药物，按熬浸膏的办法制作，将浸膏干燥研细粉备用，用锅将松香化开，加入上述药物粉末，将膏倒入预先准备好的水中，用手将膏扯拉至金丝一样，膏即成，备用。此膏特点是：含药量浓度高，无毒副作用，用时不需烘烤，直接贴用，且清洁卫生，便于制作和使用。

ⅲ. 松油膏（即松香麻油膏）。以跌打膏为例。

● 方药组成：乳香 50g、没药 50g、红花 75g、川芎 75g、白及 75g、龟甲 75g、三七 75g、马钱子 75g、狗骨 1000g、冰片 50g、樟脑 150g。

● 基质组成：松香 2.5kg、麻油 500g。

● 制备：粉碎，将上述药处方中的马钱子粉碎过 80 目筛单独存放，冰片、樟脑各研成细粉过 80 目筛单独存放，其他药物一同粉碎过 80 目筛备用。炼油，取麻油 5kg 熬至"滴水成珠"，出现白色油烟时，加入每块重 15g 左右的狗骨 1000g，将狗骨炸枯。成膏，将松香和油在火炉上加热熔化，用柳枝、槐枝棒进行搅拌，在不断搅拌下加入马钱子粉 75g，待泡沫消失后，加入其他药物，最后加入冰片、樟脑。去"火毒"，将制成的膏药徐徐倾入冷水中，并不断搅拌，每天换水一次，连换 7 天，以除去水溶性刺激物丙烯醛等。摊涂，将膏药阴干，除去水分，水浴加热熔化，摊涂于裱背材料上，大贴每贴净重 14g，小贴每贴净重 7g。

ⅳ. 松香复合膏。以中风偏瘫膏为例。

● 方药组成：黄芪 10g、天麻 10g、大黄 10g、丹参 10g、川芎 10g、红花 8g、桃仁 8g、水蛭 8g、白胡椒 8g、麻黄 8g、王不留行 10g、虎杖 10g、赤芍 10g，共计 120g。将上述药物粉碎成细粉，过 80～100 目筛，备用。

● 基质组成：树脂 200g、松香 45g、蜂蜡 20g、远红外陶瓷粉 60g，氮酮 5mL。

● 制作：取 600～800W 电炉 1 个，电炉上放置一铁架，铁架上置铝锅或电热锅，锅底离电炉 3～5cm。将树脂 200g 放入锅内，加温至 60～80℃，待其软化（成稠厚状），保温 10 分钟，再升温至 100～110℃，不断搅拌，直至成为稀薄液体；再将松香、蜂蜡加入稀薄液体内，并不断搅拌直至完全溶解；将远红外陶瓷粉过筛后，逐渐（少量分次）加入锅内，并不断搅拌；待基质充分混合后，加入混合均匀的药粉，搅拌均匀；最后加入氮酮，完全搅拌均匀后，即可进行摊膏。上述药料可制成每贴重 5g 的中风偏瘫膏 90 贴。做好的膏药要装袋密封，置阴凉处保存。待制作完成的膏药自然熟成 3 天，即可应用。

ⅴ. 绿松膏。是用植物油与铜化合物制成的。具体为松脂、铜绿及植物油制成的一种膏药。铜绿又名碱式碳酸铜，其化学式为 $Cu_2(OH)_2CO_3$，为孔雀绿色细小无定型粉末，又叫孔雀石，是一种名贵的矿物宝石。

绿松膏的制作如下。

● 处方来源：《医林纂要》卷十。

● 处方组成：铜绿（研末）250g、松脂 500g、麻油 500g。

● 功效主治：解毒，外用治疗痈疖。

● 制作：将麻油加热，加入松脂搅匀化开，再加入铜绿，加热熬炼至膏。

b. 枫香膏药，枫香为金缕梅科植物枫香树的树脂，枫香又称枫香脂、枫脂、芸香、白胶、胶香、白胶香、伯依嘎尔（蒙药名）。枫香属于活血化瘀中药，具有活血止痛、止血、解毒及生肌的功效。现代药理表明，枫香脂挥发油有抗血栓作用。

枫香膏药系指用枫香脂为基质制成的膏药。其制作方法与松香膏基本相同。

c. 胶膏药，系指采用胶（多为牛皮胶）为基质制成的膏药。取处方中药物研磨为末，化胶和药，摊涂在裱背材料上。然而在我国传统膏药中还有一种鲜为人知的以动物胶为基质的胶膏药，也是传统中药膏药的一种，如果说传统铅膏药为透皮吸收的先驱，那么传统胶膏药亦应为"透皮剂"和"巴布膏剂"的先驱。但是，由于动物胶结构上的复杂性和稳定性，使传统胶膏药很少有实际应用价值。

其实胶膏药贴剂有许多优点，如对皮肤生物相容性、亲和性、透气性、耐汗性、不易过敏、重复揭贴性均好；较橡皮膏、黑膏药更能使皮肤角质层细胞水化膨胀，有利于药物透皮吸收。特别适合各类中药浸膏贴剂，生产中无"三废"污染。

2.4　黑膏药与敷贴的区别

黑膏药既属于敷贴类，又不同于敷贴，这里着重讲述两者的区别。

黑膏药虽然隶属敷贴，但两者在制备、剂型、临床应用等方面实际截然不同。两者容易被误判是一种剂型，黑膏药属中药药剂学外用膏剂，而敷贴疗法是将药物敷在体表的特定部位，是将中药熬成膏状或研磨后调和油、酒、醋、水等溶剂，贴敷于体表的特定部位治疗疾病的一种方法。其区别如下。

2.4.1　药材制备的温度

敷贴药材研磨应常温或低温操作，使中药更接近原始状态，与黑膏药在高温下取材形成反差。

2.4.2　调和剂

取材天然的敷贴选用基质（调和剂）不固定，而制剂学中膏剂所用基质是固定的。

2.4.3　剂型

敷贴常用的剂型有鲜药、天然调和剂制成的糊状剂、药泥、药饼、丸散剂、熨贴（不包括用中药和化学产热剂配制成的熨贴剂）、水或酒渍剂（口服制剂除外，仅包括离子导入仪、中频仪、干扰电仪等所用外用剂）、浸膏剂、膏剂（黑膏药、白膏药、橡皮膏、巴布膏剂）、涂膜剂。所以敷贴疗法含有浸膏、膏剂及涂膜剂。

2.4.4　施药部位

与贴敷部位较为固定的黑膏药相比，天然调和剂敷贴则有腧穴敷贴、耳穴贴敷、敷脐、局部敷贴等多个施药部位，临床根据病情、患者需求及敷药部位的不同可选择不同的剂型，如耳穴选药丸、敷脐选散剂、蜂窝织炎选散剂或药泥等。但是以制剂形式的膏剂多局限用药，如跌打损伤、骨折、风湿痹痛等以局部贴敷为主。

2.4.5　处方灵活

清代吴尚先《理瀹骈文》集敷贴疗法之大成，书中精髓强调"外治之理，即内治之理"。用药的配制与内服药相同，是在中医辨证论治理论指导下用药，处方灵活。而黑膏药是在制剂规则下制备药材，处方专一。

2.4.6　即时配制

敷贴剂可以根据临床病种、病情不同随时调整每味药的用量，也可随时组方配制。

2.4.7　应用

膏剂临证敷药时药味不能因症而变。敷贴适用于内科、外科、骨伤科、儿科、妇科疾病，近年来在肿瘤、脑卒中、糖尿病、高血压等疾病临床研究报道众多，而膏剂大多用于外科病。

膏药的透皮吸收、作用机制及安全性评价

3.1 概述

3.1.1 皮肤的构造

正常人的皮肤表面积约 $18000cm^2$。皮肤是由表皮、真皮与皮下组织三部分组成。

表皮在皮肤的最外层，由形状不同的上皮细胞所构成。其厚度为 $0.16\sim0.8mm$，从外侧到内侧又可分为角质层、透明层、粒层、棘层及基层等五层。角质层细胞中充满了角蛋白或纤维状蛋白质，内层细胞被顶入角质层以作补替，一般需 $3\sim4$ 周时间，细胞越接近肤表，相互结合力越弱，形成皲裂，最后脱落。角质层是防止水分蒸发及抵御外部物质入侵的第一道屏障，在评价药物吸收因素时，它是一个重要部分。表皮内无毛细血管，药物在表皮内不能吸收。

真皮主要是结缔组织，其中 90% 为胶原样物质，厚度为 $0.2\sim0.4mm$。内有毛细血管、淋巴管、神经、皮脂腺及汗腺等。该部分的血液、淋巴液可将药物运走，故通过表皮的药物在真皮中会被很快吸收。

皮下组织在真皮下面，是由较疏松的结缔组织所构成，因含有大量脂肪故亦称为皮下脂肪组织。其中有许多血管、淋巴管与汗腺。汗腺导管贯穿于真皮中，开口至表皮。此外，皮肤的附属器还有毛发，它斜插于真皮中的毛囊内。皮脂腺能排泄皮脂，其排泄管开口于毛囊上部。

从化学角度看，皮肤上的水合蛋白质是凝胶状结构，在表面水合程度最差，仅占 $10\%\sim25\%$，越往深层水合程度越大，表皮内部达 70%。皮肤表面又称为"酸罩"，这是由汗腺等分泌的乳酸、重碳酸及脂质混杂在一起造成的，故表面的 pH 为 $4.2\sim5.6$，略偏向酸性，越往内部越接近 pH$7.1\sim7.3$，与体液的 pH 值相近似。

真皮与皮下组织对药物穿透的阻力小，药物进入真皮及皮下组织后易被血管及淋巴管所吸收。

3.1.2 透皮吸收途径

药物透皮吸收的途径虽然至今仍有争论，但是从皮肤的构造来看有三条渗透途径：①完整的角质层（表皮）；②毛囊、皮脂腺；③汗管（汗腺）。物质可能进入汗管，甚至进入汗腺。皮肤的吸收主要通过角质层细胞、细胞间隙或通过毛囊、皮脂腺。

完整的角质层（表皮）具有类脂膜的特性。角质层细胞及其细胞间隙是主要吸收途径。

毛囊、皮脂腺面积为表皮的 $0.1\% \sim 1\%$，扩散系数是表皮的 $100 \sim 1000$ 倍。充满脂质，具类脂膜的特性。药物在建立稳态扩散前以毛囊、皮脂腺为主，建立稳态后以完整的角质层（表皮）为主。大分子药物和离子型药物可通过汗腺及毛囊、皮脂腺途径吸收。达到平衡后，此途径吸收很少。

分子量小的药物，能向吸收的最大屏障——角质层中扩散，尽管数量上很有限，但其扩散速度越往里越大；分子量较大的药物则以毛孔及汗腺为途径的比例增大，后者是一种"旁路"吸收途径。在药物吸收到达平衡状态前，这种"旁路"吸收占相当重要的地位。当达到平衡后，强极性药物主要是以与组织蛋白水合的水等为媒介进行扩散。极性低的药物则通过脂溶性较大的部分扩散。药物涂于皮肤表面进行观察时，若制作组织标本的阶段不同，可能导致主要吸收途径不同，或者使得能观察到的主要途径不同。药物或基质的理化性质，特别是分子量和极性基团的数目以及与水相互作用的强度、亲油性、基质中的溶解度、药物在基质与组织液间的分配比例等，可使主要吸收途径发生差异。

3.1.3 影响透皮吸收的因素

影响透皮吸收的因素有药物的理化性质、基质的组成、给药部位的特性三个方面。具体为皮肤的条件、药物的性质、基质的性质、附加剂等因素。

用公式表达：
$$dQ/dt = KCDA/T$$

式中　dQ/dt——稳态药物透皮速率，g/s；

K——药物在皮肤/基质分配系数；

C——溶于基质中的药物的浓度，g/cm^3；

D——药物在皮肤屏障中的扩散系数，cm^2/s；

A——给药面积，cm^2；

T——有效屏障厚度，cm。

3.1.3.1 皮肤的条件

（1）皮肤的部位 应用部位、表皮各层的厚薄、毛孔的多少等与药物吸收有关。如儿童、妇女的皮肤对刺激性药物的耐受性较成年男子为差，颜面皮肤也不宜采用刺激性强的药物。穿透性大小次序：耳廓后部＞腹股沟＞颅顶盖＞脚背＞前下臂＞足底。

（2）皮肤的状况 病变皮肤，有时能加快药物的吸收。如有糜烂、渗出的皮肤、湿疹、脂溢性皮炎等，受损的皮肤，可加快药物的吸收。即皮肤的屏障功能的变化，可影响药物的透皮吸收。如湿疹、溃疡、烧伤、硬皮病、银屑病、老年角化等。

（3）皮肤的温度与湿度 皮肤的温度、湿度的增加，有利于药物透皮吸收。温度高时皮脂黏度降低，局部血液循环加快，有利于药物的吸收。皮肤在潮湿情况下，也有利于药物的吸收，有人认为皮肤表皮上的湿度（包括软膏中是否含水）对药物吸收有一定作用。

肥皂洗涤皮肤后，角质层上黏附的，或由皮脂、角质层脱掉的物质及汗腺组成的物质，以及毛囊、皮脂腺出口堵塞物被洗掉，就增加药物透入的机会。

3.1.3.2 药物的性质

（1）脂溶性药物易吸收 皮肤具有类脂膜的性质，因此脂溶性药物比较易于吸收，如水杨酸、酚类药物、维生素 A、维生素 D、维生素 K 以及激素药物都是较易吸收的。

（2）既具有脂溶性又具有水溶性的药物更易吸收 也有人认为皮肤细胞是类脂性的（非极性较强），而组织液则又是极性的，因此药物需要既具有脂溶性又具有水溶性（同时具有非极性及极性基团），才容易穿透皮肤而被吸收。如孕酮与雌甾二酚化学结构相似，均为脂溶性，但后者又溶于水，故较前者易从皮肤吸收。故既有一定的脂溶性，又有一定的水溶性的药物易透皮。

（3）小分子药物易吸收 小分子药物易透皮，相对分子质量＞600 时则较难透皮。

（4）分配系数愈大（油溶性愈大）愈有利于吸收 药物的溶解性，即药物在油与水中的分配系数对透皮吸收是很重要的。有人应用收缩血管检定法研究了 β-地塞米松及其 23 种酯类药的局部活性。结果与这些酯类在油、水中的分配系数有关。分配系数愈大（油溶性愈大）愈有利于吸收。

（5）膏中药物浓度及涂敷量的影响 膏中药物的浓度愈高，吸收的量愈多，而涂敷量的多少与吸收关系不大，这方面文献报道较少。

3.1.3.3　基质的性质

（1）基质的种类　基质类型与吸收的难易顺序：O/W＞W/O＞吸水性软膏基质＞动物油脂＞植物油＞烃类。

基质的类型与吸收的关系，根据实验结果，乳剂基质能使药物较易透皮吸收，其中以水包油型为最好。这和基质具有一定的表面活性的性质有关，可使软膏与皮肤表面密切接触，不论药物是在油相或水相中，其通过皮肤角质层或进入毛囊或皮脂腺的概率更大，吸收也会加快。油包水型乳剂基质的吸收效率较次。凡士林中加入羊毛脂得到具有一定吸水能力的软膏基质，其吸收效率又次之。完全为油脂性的如凡士林基质吸收效率最差。动物性脂肪比凡士林好一些。在实际应用中，醋酸可的松软膏要求主药渗入皮肤深部，所以采用水包油型乳剂基质。而水杨酸软膏用于角质层增多症，其作用是软化角质，不需要它被吸收，所以采用凡士林基质。

（2）基质的 pH 值　其影响酸性或碱性药物的吸收。一般认为亲水性基质的 pH 值接近皮肤的 pH 值（5～6），所以这种基质对药物的吸收有利。基质的 pH 值，能较大地影响酸性与碱性药物的吸收速率。当基质的 pH 值小于酸性主药的 pK_a 或大于碱性药物的 pK_a 时，则药物的分子型增加，所以一般增加药物的脂溶性，可加速其被动吸收。如组胺在 pH 7.5 的基质中的吸收率是在 pH 5.5 的基质中的 10 倍。又如苯佐卡因软膏的 pH 值为 6～7 时，麻醉效力最大。pH 值过高或过低时其麻醉效力均降低。

（3）基质对药物的亲和力　基质对药物的亲和力大（即 K 值小），则难以从基质向皮肤转移。

（4）基质对皮肤的水合作用　水合作用使皮肤的角质层细胞膨胀，有利于药物透皮吸收。角质层含水量达 50％时，渗透性增加 5～10 倍。油脂性基质封闭性强，利于皮肤的水合。皮肤外层中的角蛋白或其降解产物，具有与水结合的能力，这种能力称为水合作用。它是增加药物穿透皮肤的主要因素之一。因为它是由表皮下层扩散而来的水，或是由于在表皮上面有覆盖物后汗水积聚而产生的。角质层通常含有 5％～15％的水，积聚 50％的水的组织，其渗透性可增加 4～5 倍。

3.1.3.4　附加剂

（1）表面活性剂　可增加药物的溶解度和皮肤的润湿性，可帮助药物分散，促进药物穿透。在油脂性基质的软膏中加入表面活性剂，能增加药物的吸收。实际上含有表面活性剂的基质，在遇到湿润的皮肤时，即与乳剂基质的作用相似。

（2）渗透促进剂　一些非透皮药物，如肝素、胰岛素、肽类、蛋白质等大分子化合物等，在促透技术的协助下，也大大提高了渗透质量。透皮制剂中的促渗辅料，有时比药物成分更重要。西药促渗剂常用的有亚砜及其类似物（代表物为二甲基亚砜）、氮酮、脂肪醇类、脂肪酸类及吡咯酮类共五类，对于外用膏剂，常用的西药促渗剂主要为二甲基亚砜及氮酮。天然促渗剂（亦称中药促渗剂）常用的有辣椒碱、胡椒碱、薄荷类、肉桂、甘草、冰片、丁香、川芎、丁香、樟脑等。

① 常用的西药促渗剂

a. 二甲基亚砜 [DMSO；$(CH_3)_2SO$]，主要是对药物的增溶及对角质层的溶解。具有带着药物穿透皮肤的作用。如治疗脚癣时，在苯甲酸水杨酸软膏中加入少量 $(CH_3)_2SO$ 时，能增加药物的吸收，并能透入较深的部位杀死霉菌，提高疗效。

b. 氮酮，不溶于水，能与多数有机溶剂混溶，对皮肤、黏膜的刺激性小，毒性小。对亲水性药物的渗透作用强于亲脂性药物。

② 常用的中药促渗剂。近些年比较盛行在中药膏药中添加中药促渗剂，以提高膏药治疗效果。人们将透皮吸收促进剂引进中药外治领域，使药物呈分子或亚分子状态均匀地分布于基质中，以利迅速、均匀地透皮吸收进入血液循环。这样用于穴位贴敷，可控制药物持续释放，既发挥了经络穴位的作用，又促进了药物的吸收。维持血药浓度的稳定，是膏贴疗法深入研究的一个重要方向。

国外不少药物研究机构，受中药促渗剂（大多含挥发油、芳香成分）的启发，也欲从含这类成分的植物中制取促渗剂。中药促渗剂具有促透、治疗、芳香、防腐等多重作用的特点。如薄荷类有清凉、止痛、防腐的作用；肉桂有温中散寒、止痛作用；川芎扩张血管；醋能将中药中的生物碱转变成盐类，更易水溶渗透。了解这些，对研究膏药促透吸收具有重要意义。目前，发现有中药促渗作用的中药如下：

a. 乙醇，为极性溶剂。实验已证明，乙醇能提高一些药物经皮渗透率，主要是膨胀和软化角质层，可使汗腺、毛囊的开口变大从而有利于药物离子通过皮肤附属器的转运。乙醇又可与其他促渗剂相伍，配成复合促渗剂。另外我国生产的白酒、米酒、黄酒中除乙醇外，尚含一些氨基酸、糖化物等，对皮肤起软化、柔和的作用，也协助渗透。

b. 醋，现代科学研究证实醋中的醋酸、乳酸、氨基酸、甘油和醛等化合物，对皮肤有柔和的刺激作用，使小血管扩张、增加皮肤的血液循环。酸性环境有助于药物穿透皮肤可能与人体皮肤的生理特性有关，有实验结果显示，酸性条件有助于大黄中有效成分（大黄酸及其苷）的透皮吸收。醋对主药成分还起化学修饰作用，能改变药物理化性质，与植物中的生物碱类生成盐，水溶性增大，从而改变药物分子的皮肤分配行为。如有实验报道酸性条件下有利于川乌中有效成分乌头碱透皮吸收就是如此。

c. 薄荷类，包括薄荷脑、薄荷醇、薄荷油等，是从中药薄荷植物中提取、精制而成的芳香物。易溶于水、醇、醚等溶剂中。众多的实验证实，薄荷类对许多种类的药都有促渗作用。现报道的有双氯芬酸钠、氯霉素、吲哚美辛、氟尿嘧啶、曲安西龙、达克罗宁等。实验表明，薄荷脑具有显著促进对乙酰氨基酚透皮吸收作用，并在扫描镜下观察到，用薄荷脑的实验组的胎儿皮肤皱褶增多，多质层局部断裂脱屑，翻卷呈破棉絮状，表皮细胞间隙加宽，毛囊口扩展，毛干的毛小皮剥脱而变细。提示薄荷脑促对乙酰氨基酚的透皮吸收机制与该表皮结构密切相关。这也可能是薄荷类促进药物透皮的机理。薄荷类药物与其他促渗剂共同使用配成复合型促渗剂，其作用明显加速加强。

d. 肉桂，有人从肉桂中提取一种物质，加入另一种芳香提取物按 2∶1 比例混合制成"C2-"中药促渗剂。用对乙酰氨基酚做透皮试验，证实"C2-"有良好的促渗作用，其起效时间比氮䓬酮快，用后 3 小时即有明显差别，氮䓬酮则有 10 小时滞后期。

e. 甘草，从甘草中分离出的甘草皂苷、甘草甜素、甘草次酸钠、甘草次酸二钾和琥珀酸甘草次酸二钠，均有促进药物黏膜吸收的作用，其中以皂苷为最强，用量在 1% 以下。用甘草次酸二钠配制的胰岛素制剂，小鼠鼻腔黏膜给药，15 分钟后血中胰岛素免疫活性就可达最大水平，血糖水平降到 1.4mol/L。且甘草类促渗剂的溶血性均比癸酸钠、月桂酸钠小，并且不刺激鼻黏膜，不使药物降解。有报道用其配制的眼制剂，也有良好的促渗作用。

f. 冰片，又称龙脑，为中医内、外科常用的药物，有关志愿者前臂内侧皮肤苍白试验表明，冰片能增加曲安奈德的药物利用度。对甲硝唑、氟尿嘧啶药物皮肤苍白试验表明，冰片能增加曲安奈德的药物利用度。对甲硝唑、氟尿嘧啶药物用离体蛇蜕皮做的吸收试验，证明能增加二药的透皮吸收量。用全兔做透皮试验，经心内取血测定，冰片能明显增加水杨酸的经皮吸收。冰片除有透皮作用外，经人体试验，证实口服后冰片能透过血脑屏障进入脑内，并能使一些药物进入脑脊液的量增加。

g. 丁香，国外有报道称丁香油酚具有透皮促进作用，并作为透皮促进剂使用。国内有人对提取的丁香油、丁香油酚、丁香醇提取物与氮酮对 5-氟尿嘧啶做了稳态渗透速率、加促渗剂后药物渗透系数、增渗倍数的实验和统计，结果表明丁香挥发油的增渗倍数是不含促进剂的 110 倍，丁香油酚是 107 倍，氮酮为 97 倍，丁香醇提取物是 18 倍，前二者分别高于氮酮。此外丁香尚含一些止痛、温里、散寒的成分，发挥着促渗、治疗双重功能，有望成为一类很有前途的中药促渗剂。

h. 小豆蔻提取物，国外有人取小豆蔻提取物，用小鼠腹部做试验，以《日本药局方》中的亲肌软膏作基底液，做脱氢皮醇的透皮影响试验。结果表明小豆蔻丙酮提取物能促进脱氢皮醇的吸收，其中活性成分是松油醇。

i. 川芎提取物，国外有人在研究中发现川芎醚提取物的藁本内酯、蛇床内酯、丁烯基呋内酯等均有渗透皮肤的作用，川芎醚提取物、川芎挥发油、川芎的甲醇提取物苦内酯均能促进安息香酸的透皮作用，并呈温疗药效关系，40℃时效果最佳。但川芎的水提物对安息香酸没有促渗作用，提示川芎中促渗成分主要为挥发油。这也说明中医常用川芎细末敷患处治疗骨刺、关节疼痛等是有道理的。

j. 胆及分离物，动物的胆容物是一种生物类天然活性剂，可有效地增加相对分子质量在七千至三十万之间的疫苗、胰岛素、生物激素等药物的鼻腔吸收、眼黏膜吸收及阴道黏膜吸收。常用胆汁及其分离物如去氧胆酸钠、鹅去氧胆酸钠、甘氨胆酸钠及牛磺胆酸钠等。据报道在苯巴比妥栓、干扰素栓中加入胆的分离物均可促进药物的吸收。在胰岛素经眼黏膜吸收的研究中，甘氨胆酸钠的促进吸收作用大于十烃季胺和聚山梨酯 20 倍。

k. 樟脑，人体皮肤、黏膜、肌肉皆易吸收樟脑。曲安西龙加入樟脑后，在健康志愿者皮肤试验中证明能增大药物的透皮利用率，可明显增加水杨酸和氟尿嘧啶等皮肤外用药的透皮利用率，对烟酰胺和双氯芬酸钠均有促透作用。

l. 桉叶油，也称桉油，有人用大鼠皮肤进行渗透试验，证明桉叶油能有效地促进马来酸噻吗洛尔的渗透。有人用桉叶油对尼群地平做大鼠透皮试验证实：加桉叶油是未加的 34 倍，并证明桉叶油的促渗作用主要在角质层。

m. 当归，根部含挥发油约 0.3%，是当归的重要成分之一，挥发油中主含藁本内酯、当归酮等成分，具有特殊香气。上海中医药大学采用离体裸鼠皮肤以阿魏酸为指标成分，并与 2% 冰片对照，做透皮吸收试验，证实当归挥发油对水溶性成分阿魏酸具有显著的促透作用，且强于同浓度的冰片。

③ 促渗剂对药物吸收影响实验。关于基质中含有附加剂对药物吸收的影响，下面举例说明。祖师麻膏药是祖师麻经提取加工后制成的膏药，具有良好的祛风除湿、活血止痛等功效，可治疗风湿性、类风湿性关节炎，跌打损伤等症。祖师麻的主要有效成分为香豆素类，如瑞香素、瑞香苷、紫丁香苷等，其次为皂苷类。在有关研究中发现，祖师麻膏贴于人体使用 24 小时后，药布上残存的香豆素类成分占使用前的 90% 左右，贴 48 小时后有效成分仍残留 80% 以上，这表明膏药中大部分有效成分未被吸收。为提高膏药中有效成分的利用率，以祖师麻中主要有效成分瑞香素为指标，比较研究了不同透皮促进剂对祖师麻膏中香豆素类成分的透皮增效作用。实验结果表明，在祖师麻膏中添加 4% 的氮酮，可以显著提高其主要有效成分的透皮效率，提高幅度在 1 倍左右。

④ 赋形剂。不同的赋形剂对药物渗透有一定的影响。由水、丙二醇和湿润剂组成的赋形剂，能增强毛果芸香碱、组胺和肾上腺素在毛囊周围的生理反应，而在毛囊区域中无显著变化；丙二醇与表面活性剂同用，能促进水溶性药物通过毛囊途径的渗透。一些研究表明，影响甾体类受体的释放的重要因素，是它在赋形剂中的溶解度及它在赋形剂和受体之间的分配系数。

3.1.3.5 摊涂用量及摊涂面积

这也是一重要因素，文献报道几近空白，有待于进一步药理研究和临床研究。皮肤细胞膜的类脂质特性，使其具有较强的非极性，通常脂溶性药物比水溶性药物更易穿透皮肤，而组织液又是极性的，那么具有极性基团和非极性基团的分子成分更易穿透。给药面积和给药量是影响经皮吸收的因素之一，黑膏药基质油脂性强，具有较强的封闭性，利于皮肤的水合作用，适宜的给药面积和给药量，既利于黑膏药与皮肤的紧密粘贴，减少药物扩散屏障，利于有效成分的经皮吸收，又能减少黑膏药使用中的浪费。

3.1.3.6　其他因素

药物浓度、用药面积、应用次数及应用时间等一般与药物的吸收量成正比。

3.2　膏药的透皮吸收

膏药不断发展的一个重要原因，是在传统和现代两个方面均有理论根据。

3.2.1　膏药治疗的中医机理

目前，对中药膏贴疗法机理的认识，已有一个良好的开端，为临床应用提供了一定的客观依据，但无论是中医还是现代医学对此的认识，均不够全面和系统，尚有待于深入探讨和进一步提高。

清代吴尚先所著《理瀹骈文》对膏药的作用机制用"截""拔"二字加以概括："凡病所结聚之处，拔之则病自出，而无深入内陷之患；病所经之处，截之则邪自断，无妄行传变之虞。"徐大椿在《医学源流论》中说："用膏贴之，闭塞其气，使药性从毛空而入其腠理，通经贯络，或提而出之，或攻而败之，较之服药尤有力，此至妙之法也。"古人所提出的"拔""截""提""攻"，说明了膏药的治病特色，不仅在外治方面有消肿、拔毒、止痛、生肌、收口等治疗作用，同时，通过外贴还能起到祛风散寒、调和气血、消痰癖、壮筋骨、通经络、祛风湿等全身治疗作用。如阳性疔疮疖痛多半集聚于皮下，使用"拔毒膏"既可拔脓又可暗散。"虎骨追风膏"则是通过张贴在患者机体患病部位或经络穴位，透过表皮借经络的走向发挥药物的疗效，从而起到追风散寒、活络止痛的作用，以截断病邪的去路。可以看出，膏贴法的作用机制不单纯是皮肤吸收通过血液循环发挥药效的问题，还有经络的作用。膏贴药物的吸收利用，是祛疾疗病的前提。因此，促进药物的吸收，提高血药浓度的膏贴疗法是取得疗效的关键。膏药贴敷于某些特定的穴位，直接作用于人体经络系统，通过腧穴的吸收、透入和经络的传导、转输，从而激发调节经络之气和脏腑功能，疏通经络气血，纠正阴阳的偏盛偏衰，达到祛除病邪和防病治病的目的。

吴尚先在谈到膏药与内服药的区别时说："膏中所用药味，必得通经走络，开窍透骨，拔病外出之品为引，如姜、葱、韭、蒜、白芥、花椒、轻粉、穿山甲之类，要不可少，不独冰麝也。""膏中用药味，必得气味俱厚者方能得力。"强调膏中用药总要猛药、生药、香药，率领群药，开结行滞，直达病所。吴尚先所说的引药及气味俱厚之品，在膏药中几乎每方必用，对膏药的透皮吸收起着极其重要的作用，它们能使膏药中的有效成分充分地吸收利用，提高治疗效果。

清代名医徐大椿曾有过这样一段论述："今所用之膏药，古人谓之薄贴，其用大端有二：一以治表；一以治里。治表者，如呼脓去腐，止痛生肌，并摅风护肉之类，其膏宜轻薄而日换，此理人所易知；治里者，或驱风寒，或和气血，或消痰痞，或壮筋骨，其方甚多，药亦随病加减，其膏宜重厚而久贴，此理人所难知，何也？"他又解释说："用膏贴之，闭塞其气，使药性从毛空而入其腠理，通经贯络，或提而出之，或攻而败之，较之服药尤有力，此至妙之法也。"这一段论述已相当明确地阐明了皮肤吸收的机理，并已被现代科学实验所证实。

外治法有悠久的历史渊源，与针灸、中药的起源一样。也是人类与疾病斗争的自然产物。《山海经》记载了一种羊脂类药物，用于涂擦皮肤防治皲裂，可以说是有记载的最原始的膏药。虽然内治、外治的机理相似，但其用药却不尽相同。因为，内服方药多是一病一方，可随时加减，故用药精，药味少，而用量小。但膏药可通治六经，用药百病一方，而且不易加减、更换，故用药范围广、用量大。膏药之中多用通经络、开窍透骨、拔病外出之药，如姜、葱、韭、蒜、白芥子、花椒等，以及气味厚、峻猛有毒之药，其药物组成，有时令人惊叹。

从施治部位来看，膏贴疗法分非穴位用药和穴位用药两种。非穴位用药大多视病之所在，直接贴敷患处；穴位用药则需贴在一定的穴位上，二者的作用机制是不尽相同的。膏贴疗法的作用机制，简单说来，不外乎毛孔透入的局部作用和经络传导的远道作用两个方面。前者以非穴位用药为主，后者以穴位用药为主。

科学运用经络穴位促药以达病所，我国传统皮肤外用给药的治疗方法，是在研究脏腑经络和整体治疗的基础上进行的，窦汉卿《针经指南》云："经之理，果何意也？气血经历之路也。""经脉者，所以能决死生，处百病，调虚实，不可不通也。夫经气者，内干五脏，而外络肢节。"经络是联络脏腑器官、四肢百骸，沟通内外上下、表里组织的通路，故针刺某一经络中穴位，可治愈循行脏腑的疾患。且有病在外贴局部，病在内贴要穴的方法。吴尚先曰："若病在脏腑，视病所在，上贴胸口，中贴脐眼，下贴丹田；若病在经，循其经取穴。若能选穴精当，可两收药效穴位之益。"

古人对神阙、劳宫等特殊穴位尤为重视。其中神阙穴被视为用药的秘密通道。《素问·五常政大论》曰："脐者，齐也。根源本始生成处，冲和凝结之气通，而禀受生焉，有生生不穷之意。及其形质具。分娩有期，则如苞瓜桃李，脐干而蒂脱矣，是以号为神阙……"现代研究表明，脐无皮下脂肪，角质层薄，屏障功能弱，药物易穿透和弥散，脐窝自然封闭能较长时间保持药效。

3.2.2　膏药治疗的现代药理

膏贴疗法究其作用机制，不外乎整体作用、局部作用及免疫作用三个方面。

3.2.2.1　整体作用

整体作用是指在某一特殊部位施以贴敷外治，通过药物的吸收或局部刺激所引起的整体药理效应或全身调节作用。因此，它又可分为膏贴疗法的直接作用和间接作用两种。

（1）膏贴疗法的直接作用　祖国医学认为，直接作用是指药物透过皮肤，在孔窍、腧穴等部位直接吸收，进入血络经脉，输布全身，以发挥其药理作用。用现代医学解释，即药物透过皮肤吸收的过程有三个步骤：一是释放，指药物从基质中释放出来扩散到皮肤或黏膜上，起到保护皮肤的作用；二是穿透，指药物透过表皮进入内皮，起到药贴处的局部治疗作用；三是吸收，指药物透入皮肤与黏膜接触后通过血管或淋巴管进入体循环而产生全身作用。说明祖国医学和现代医学在外治法的理论上是有共同认识的。

仅以皮肤吸收而论，中医皮肤给药的特色在于经穴外敷。以脐疗为例，中医认识已如上述。而现代研究表明，脐部无皮下脂肪，表皮角质层较薄，脐下双侧有腹壁下动脉和静脉及丰富的毛细血管网，故药物易于穿透、弥散而被吸收。药物经皮肤吸收的途径主要有以下几种。①通过动脉通道，角质层转运（包括细胞内扩散、细胞间质扩散）和表皮深层转运而被吸收，药物可通过一种或多种途径进入血液循环。②水合作用：角质层的含水量为环境相湿度的函数。中药外贴，"形附丽而不离""气闭藏而不泄"，局部形成一种汗水难以蒸发扩散的密闭状态，使角质层含水量由 $5\% \sim 15\%$，增至 50%，角质层经水合作用后，可膨胀成多孔状态，易于药物穿透。药物的透皮速率可因此而增加 $4 \sim 5$ 倍。同时还能使皮温从 $32℃$ 增至 $37℃$，加速血液循环。③表面活性剂作用：如膏药中所含的铅皂是一种表面活性剂，可促进被动扩散的吸收，增加表皮类脂膜对药物的透过率。④芳香性药物的促进作用：在方药中，冰片、麝香、沉香、菖蒲、川椒、肉桂等芳香药物，几乎方方皆有。经离体实验表明，芳香性药物敷于局部，可使皮质类固醇透皮能力提高 $8 \sim 10$ 倍。说明我们的先贤多取芳香类药物为主进行外治，是有其深刻道理的。

（2）膏贴疗法的间接作用　间接作用是药物对局部的刺激，通过经络系统的调节而起到纠正脏腑阴阳的偏盛偏衰、补虚泻实、扶正祛邪等作用。它首先表现在药物施于体表、穴位、孔窍等，对局部产生一定的刺激，可通过经络将这一刺激信息传入内脏或至病所，发挥调节或治疗效应，其次是促进药物直接治疗作用的发挥。这是因为中药外治除了施药外，还有辅助的温热刺激、化学刺激和机械物理刺激等。如吴尚先治疗阴寒证，除用炮姜、附子、肉桂、麝香、吴茱萸末等包裹放入脐内，上盖生姜片、葱根外，另用熨斗熨之或烙铁烙之。吴尚先认为是"逼药气入肚"。现代所用的中药电离子导入法、中药透皮法、中药电热熨法、电热药物温焰法等无不属间接作用的具体运用。间接作用的运用，对提高临床疗效大有裨益。

现代研究表明：药物对体表某一部位的刺激，可通过反馈原理将刺激信息传入体内相应的部位，而起到生理或治疗效应。如耳压对耳穴的机械刺激可通过末梢神经传入大脑皮质的相应区域，从而抑制或减弱了原有的病理兴奋灶，使大脑皮质的兴奋与抑制趋于平衡，以获得疾病的痊愈或好转。

3.2.2.2 局部作用

局部作用是指药物对病变局部的治疗作用。如疔、疮、疖、痈外敷如意金黄膏以清热解毒、消痈散结，跌打损伤外敷云南白药以活血通络、消肿止痛等均是药物对病灶起局部作用的体现。

3.2.2.3 免疫作用

中药外治之所以能够防治疾病，是因为它有与内治同样的作用机制，从目前研究概况看，中药外治除药物直接进入血液循环系统发挥其本身的药理作用外，还有调整各系统组织器官功能和机体免疫功能等作用。中药膏贴疗法提高机体免疫功能的途径是多方面的，但主要是通过不同程度地增强网状内皮系统机能活动，增加体内各种特异性抗体及非特异性抗体等作用而实现的。经膏药贴敷，也可扩张局部毛细血管，加速血液循环，对血液成分起到调整作用。此外，膏贴疗法对神经、体液及内分泌都有一定的影响，如中国中医科学院在古方的基础上研制出"冬病夏治消喘膏"，治疗喘息性支气管炎、支气管哮喘效果良好，这和贴敷法能提高下丘脑-垂体-肾上腺皮质系统的内分泌功能是分不开的。膏贴疗法不仅对神经痛、头痛、胃痉挛等均有良效，而且对神经麻痹、半身不遂也有效，由于它对神经具有兴奋和抑制的双向调节作用，可使机能低下、衰弱或麻痹的神经得以兴奋，或使由于过敏而引起疼痛、痉挛的神经得以镇静。

膏药剂型具有缓效、长效的特点，有人通过黄连膏药透皮吸收的研究，证实膏药中的小檗碱成分均能经皮吸收，并从尿中排出，尿中排泄量随时间延长而增加，至第7天仍能维持较高量，从而显示中药膏药剂型具有缓效、长效的特点。另外有人指出黑膏药在贴敷过程中出现痒、红、肿、疱等现象既非火毒也非过敏，而是黑膏药自身的特殊药效，是病邪由内向外、由里出表的表现，是病情好转的征象。这种基于临床实践提出的新认知值得关注。

3.2.3　武当道教膏药体系

在谈到膏药的机理及药理时，不得不说到一个很有派系特色的膏药体系，即武当道教膏药体系。因为国内还没有一个像武当道教这样具有完整理论及丰富用药经验的外用膏药体系。为此专门拿出一个章节作一叙述，以丰富对传统膏药中医机理及药理的进一步认识。

武当道教医药的膏药疗法很有特色，在一般文献中大家可以了解到。据武当道教协会现藏医典《摄生众妙方》中介绍，于明代嘉靖年间，武当道教膏药体系已初步形成，并已在处方、制作、剂型及用药等方面形成了一个完整体系。通过现在的医学观点来研究其全貌，我们认为目前仍有它的先进之处，临床疗效也非常可靠。

其体系起源认为世界上一切事物均是以气为本，人体也不例外，它们认为药物治病真正的药理是其药气。药物进入脾胃，由脾消化、吸收和运输，把药物中的精微与其他有关脏腑分配合作，将其运输到全身各处，该理念将这种药物精微理解为药气。因为只有药气才能渗透到经络内，进入血气循环，传输到所需之处。而药物中的糟粕残渣则由胃入小肠进入大肠经肛门排泄于体外。根据这一理论，武当道医们在道教"符"的启示下，创造了其独特体系的膏药疗法。

武当道教膏药体系的治病机理如下。

3.2.3.1　皮肤融通理论

皮肤融通理论，即指皮肤隔而毛孔通。皮肤是人体的防御屏障，可谓是人体全身最大的一个器官。有人认为，皮肤没有吸收药物的功能，但道医们认为皮肤虽然是将内外隔开的屏障，但皮肤上的毛孔却是里外相通的。于体外用药，此时药物中的精微即药气，就可以通过毛孔进入皮内，再通过经络，药物中的有效成分即可参与体内气血循环，输送到所需之处，从而达到医治百病的目的。当然，用现代医学观点可以证实这一观点的正确性：①通过汗腺-角质层转运。文献资料表明，敷在皮肤上的药物，以汗腺为通道，角质层转运和表皮深层转运共同作用而吸收药物中的有效成分。②水合作用。资料表明，皮肤角质层的含水量与环境、湿度有关，膏药外敷使局部"气闭藏而不泄"，从而形成一种汗水难以蒸发扩散的封闭状态，当皮肤角质层中的含水量由 5%～15% 增至 50% 时，于此环境下，药物渗透皮肤的速度可大大增强，可达到原来的 4～5 倍，同时还能使皮温较快升温，据报道可使皮温从 32℃升至 37℃，可较好地加快药物的透皮速度。③芳香药物的促进作用。武当道教膏药方中，冰、椒、芥、麝、桂、檀、姜及菖之类芳香药，几乎每方都有，这就是书中所说的"开窍有香""破结有辛"。实验表明，用芳香性药物敷于皮表，可使皮质类固醇物质透皮能力大大提高 8～10 倍。

3.2.3.2　经络理论

经络理论是膏药疗法的重要理论依据，经络理论是指人体经络在病理状态下可传导病邪而反映病候。有《灵枢·海论篇》曰："夫十二经脉者，内属于府藏，外络于肢节……"，反映出人体经络体系是人体内外、左右、表里、上下等各方面的联系组织。经络内连属脏腑，外布于四肢百骸、五官七窍，从而运行气血及濡养全身。武当道医根据经络的作用，结合气血循环及"子午流注"的理论，在用药上于体表-经络皮部和穴位上贴敷膏药，从而达到由外及内，直达脏腑的治疗目的。在《素问·缪刺论》一书中也讲到："夫邪之客于形也，必先舍于皮毛，留而不去，入舍于孙脉；留而不去，入舍于络脉；留而不去，入舍于经脉。内连五脏，散于肠胃，阴阳俱感，五脏乃伤。"说的是膏药外用就是通过由病邪入内的这一途径，也能达到"阴阳俱感，五脏乃治"的治疗目的。有一直观病例，说的是一乳痈患者，用生半夏塞鼻孔进行治疗，一刻钟后，蚁行感明显，顺鼻至上唇至口角至下颌至锁骨上窝，即沿足阳明胃经线直抵乳房，很快就有乳汁流出，该治疗病例形象地显示了经络在外治法中的作用。

3.2.3.3　用药特点

（1）用药独特奇异　武当道教膏药体系认为，凡内治之方，都可移作外治，然亦有不构于内治成方而随证制方。所言制方之道，其独特奇异之处如下。

一是处方用药味数较多。即处方较大，体表用药其吸收断然不如内服所能达到最低浓度；同时膏贴外治，常是一膏多病，如无广络原野之势，焉能涵盖诸病；外治法的安全系数大，副作用小，可以大胆用之。当然该体系的制方用药虽然庞大，但也不是瞎拼乱凑，而是有其医理及药性，均有根据（根据官方多效者，师授秘方之奇验者），从而达到"物以杂而得全，功以协而成和"的治疗效果。

二是不避中药的"反"与"畏"。中药学的"十八反"及"十九畏"，一直是医家所遵循的理论，其在内治法中一直作为中药用药的配伍禁忌。但是在外治法中，道家膏药体系不仅不忌，有时还有意而为，这就是外治制方的一大特点，"二物性反，正取其相激为用"，正是利用药物间的"反"或"畏"以强药势的一个重要措施。

三是用药必取猛、生、香。由于有皮肤这道屏障，首先必须突破屏障，方能发挥药物作用，因此在用药方面，就多选用猛、生及香药。所谓猛药，指该药峻烈，甚至是有毒之品，这点在内服方中是禁用、慎用的，但在外治方中却是不可缺少的要药，例如斑蝥、乌头、附子、砒霜、硇砂、轻粉、硫黄、巴豆、牵牛、芫花、大戟、木鳖、蓖麻等之类。生药者，没有炮制，气大力足，例如姜、韭、薤、葱、蒜、桑、柳、槐、桃、苍耳、芫荽、生半夏、生南星、凤仙及诸草药之类。香药者，以香为用，穿透力强。例如麝、檀、冰、沉、菖蒲、苏合及乳香等药。这三者的共同点均是功能强，在外治方中方方皆有，为必用之品，直达病所，即其所言"功决滋助，无不如志"。中药药性上，蓖麻可拔病外出，乳香可引药气入内，木鳖子则能追病源，金凤草可透关节，透骨草能深入骨髓，这些正是道家膏药所用之处。我们随便选了武当膏药方50个，通过药味统计，发现使用频率在30次以上的有星、芎、芷、姜、夏、葱、槐、桑、柳、蓖麻、木鳖子及穿山甲等，均是猛、生、香类。正如道医所言："统领健儿斩关夺门，擒贼歼魁，此兵家之所以制胜也，膏亦似之。"

（2）"辨证施治"是关键　道家医方遣药时特别强调要辨证求固，掌握发病机理，然后再按照组方的"君、臣、佐、使"和"二毒"的特点进行处方用药。武当道家中药外用膏的药物可分为下面几类。

① 消瘀止痛类中药：这类方剂是以活当归、红花、洋金花、天仙子、乳香、没药、罂粟壳及马钱子等为主，配以行气消积药（如香附、丁香及青皮等）、祛风除湿药（如天南星、海桐皮、独活、川椒、防风及灵仙等）、清热解毒药（如大黄、山栀、赤小豆、蒲公英及芙蓉叶等）、舒筋活络药（如穿山甲及土鳖虫等），从而组成具有消瘀止痛、活血化湿及清热行血功效的方剂，可用以治疗骨折、筋断、跌打损伤、扭挫折伤、瘀血肿痛以及风湿痹阻经脉诸痛等症。

② 舒筋活络类中药：舒筋活络类方剂是以防风、当归、三七、紫荆皮、木瓜、威灵仙及川芎为主，配以祛风胜湿的中药（如羌活、秦艽及独活等）、清热祛湿的中药（如防己及苦参等）、温经散寒的中药（如川椒、肉桂、川乌及草乌等）、行气化湿的中药（如厚朴、木香及茴香等）、活血止痛的中药（如乳香、玄胡、丹皮、丹参、白芷及马钱子等），组成具有舒筋活络、清热祛湿及散瘀止痛等功效的方剂，用以治疗跌打损伤中后期、风湿痹症、酸楚麻木、局部肿胀疼痛及关节活动不利等症。

③ 温经通络类中药：温经通络类方剂是以细辛、桂枝、天南星、当归及木鳖子等为主，配以祛风胜湿的中药（白芷、防风、秦艽、苍术、羌活及五加皮等）、祛风强筋的中药（如牛膝、续断、虎骨及鹿茸等）、行气活血的中药（如乳香、没药、血竭、木香及丁香等），组成具有活血温络、化瘀除痹、强筋胜湿功效的方剂，用于治疗风湿顽痛、腿肢屈伸不利等症。

④ 接骨续筋类中药：接骨续筋方剂是以续断、自然铜、接骨木、木鳖子、土鳖虫、血竭、乳香、没药及积雪草等为主，配以活血祛瘀的中药（如苏木、肉桂、红花、当归及紫荆皮等）、祛风胜湿的中药（如天南星、川椒及白芷等），组成具有活血祛风、消肿止痛及接骨续筋功效的方剂，用以治疗跌打损伤、骨折整复后，及骨折筋断早、中期，需促进筋骨接续之疾。

⑤ 拔毒生肌类中药：拔毒生肌方剂是以火硝、象皮、雄黄、乳香、血竭、丹类、密陀僧及明矾等为主，配以清热解毒的中药（如生地、大黄及赤芍等）、去腐

生肌的中药（如赤石脂、轻粉、白蜡及白砒等），组成具有活血祛瘀、拔毒生肌、清热凉血及敛疮止痛功效的方剂，用以治疗疔毒、疮疡、瘰疬、痔瘘以及疮口流脓、创伤溃疡、腐肉不去、新肉不生及久不愈合的患者。

3.2.3.4　武当道教膏药制作特点

（1）软膏　包括捣合膏、调和膏、浓缩膏及蜡油膏。

① 捣和膏：这种捣和膏配制较为费力，但有些药膏可以长期存放，每日换药一次。

② 调和膏：这类膏药大多现用现配，不宜久放。

③ 浓缩膏。

④ 蜡油膏。

（2）硬膏　包括含铅黑膏药和无铅松油膏两种。

① 含铅黑膏药：根据处方称好药物，浸入麻油、菜籽油或桐油中，浸泡时间同样是春秋 5 天、夏 3 天、冬 7 天，然后于小火将药熬炸至枯黑，滤渣。再将药油倾入净锅，炼油至"滴水成珠"，即加入炒过的黄丹，去"火毒"，最后将膏药加热化开，将细料药粉兑入搅匀。再用布、纸或者兽皮摊涂，贴敷患处。由于此膏含有铅类物质，对人体有害，武当道教膏药很少使用。

② 无铅松油膏：它是武当道教膏药最常用的一种用药形式。其制作方法基本同前所述松香膏药的制作，具体参见"2.3.2.4 硬膏剂按制剂分类（10）树脂膏药"内容中的"松香膏的制作"。

3.2.4　影响膏药作用的因素

膏药的作用，可能与以下几个因素有关。

3.2.4.1　有效成分

从药物中提取的极少的，经高温残留的少量或微量有效成分。

3.2.4.2　温敷作用

可能是温敷作用，即膏药贴敷处的局部皮肤不能散热，致使局部温度升高，以达舒筋活血散寒之目的。

3.2.4.3　激惹效应

患处经膏药刺激，局部血管扩张，以达化瘀消肿止痛作用。

3.2.4.4　黄丹的作用

《本草纲目》等医药书籍皆记载黄丹味辛，具行气活血作用，经高温熬炼后可生成 Pb_3O_4，对局部皮肤具刺激作用，可促进血液循环。

3.2.4.5　细料药作用

膏药中的细料药，以及一些不经油炸的药物对膏药起着十分重要的作用。

3.2.5　硬膏剂的作用机制

3.2.5.1　热疗

贴用膏药时，常须预热软化，由于其含热量大，传热性小，能使患处受到较长时间的热疗作用。

3.2.5.2　刺激神经作用

膏药基质可以刺激神经末梢，有些药物也能刺激神经末梢，通过反射，扩张血管，促进局部的血液循环，从而有利于药物的穿透和炎症的消散。

3.2.5.3　表面活性作用

铅皂作为表面活性剂可以增加皮肤的通透性而促进药物的被动吸收作用。

3.2.5.4　水合作用

皮肤的水性分泌物被膏药基质吸收，因此施用膏药后，皮肤的含水量由原来的 $5\%\sim15\%$ 增加到 50%，大大地增加了皮肤的水合程度。水合作用可使角质层水合膨胀而形成多孔状态，易于药物的扩散穿透。

3.2.6　黑膏药的作用机制

黑膏药属于硬膏剂之一。黑膏药包括膏与药两部分，膏的部分比较简单，成分比较固定，药的部分比较复杂，往往因病、因人、因时、因地而有所不同。膏药中膏的部分主要由油丹组成，称为膏药基质，两者在临床上均具有一定的医疗作用。油滋润皮肤使丹药不干，更有解毒杀虫、保持药效持久的作用。丹可杀虫解热，坠痰祛积，拔毒去瘀，长肉生肌等。膏药处方用药是根据一般中药归经原则，运用药物互相协调为用的效能，组成多味药物的复方，以发挥药物的良好效果。膏药一般用药数广而多，形成大的复方，以适用复杂的病理变化。由于膏药多用于肌表薄贴，所以一般都取气味具厚的药物，并加以引药率领群药，开结行滞直达病所，因此可透入皮肤产生抗炎、止痛、去腐、生肌、收敛、活血化瘀、通经走络、开窍透骨、祛风散寒等作用。

黑膏药的熬制主要用胡麻油和黄丹两种原料，二者在临床上均具有一定的医疗作用。《日华子诸家本草》论胡麻："陈油煎膏，生肌长肉，止痛，消痈肿，补皮裂。"苏颂《本草图经》谓胡麻油"治痈疽热病"。明代李时珍《本草纲目》论胡麻油能"解热毒，食毒，虫毒，杀诸虫蝼蚁"。可见胡麻油除具有滋润皮肤，使丹药不干的作用，更具有解毒、杀虫、保持药效持久的良好作用。黄丹又名铅丹、红丹、东丹、樟丹，系由铅氧化制成。黄宫绣《本草求真》论黄丹："铅丹亦名黄丹，系用黑铅、硝黄、盐矾锻炼而成，故味兼咸而走血。其性亦能杀虫解热，坠痰祛积，且更拔毒去瘀，长肉生肌，膏药每取为用。"在熬制膏药时除用黄丹外，有时还采用密陀僧、铅粉等铅的化合物，也具有类似黄丹功用。据此，膏药不仅基质具有防腐，防燥，保持药效，便于贴用，刺激皮肤毛细血管扩张吸收药物和湿润作用，而且黄丹、胡麻油的本质同样有膏药基质适应证中所要求的某些性能。所以胡麻油和黄丹熬制成的膏药基质便成为膏药制剂和治疗中不可缺少的重要组成部分。

膏药在应用过程中，宋代以前，主要用于治疗痈疽、疥疮等外科疾患。明代李时珍论述膏药可贴风湿诸病，明代汪机谓太乙膏可贴肺痈已破，清代吴尚先所写膏药专著《理瀹骈文》中"截""拔"两节中说："凡病所集聚之处，拔之则病自出，无深入内陷之患，病所经由之处，截之则邪自断，无妄行传变之虞。"说明膏药不但应用于外科各病，而且可以应用于内、妇及小儿各科。

膏药之所以能够治疗痈疽、疔疮、肿疡等外科疾患，从它的处方用药来看，还是比较容易理解的。如明朝朱橚《普济方》记载治疗金疮箭镞伤并痈疽疔毒的太乙膏处方，记有白芷、苍术、石膏醋炒、白胶香、乳香、没药、黄丹各五钱，用清油熬膏，入黄蜡一两收膏，用油单纸摊贴。这个膏药处方是用来治疗中医所说的属于阳性的痈疽、疔疮、肿疡的，也就是属于急性的、化脓性的溃疡疾患。从太乙膏中药味来看，苍术富有去湿作用，对疮疡、脓液可以促进其排出。石膏为清凉剂，能清热解毒，迅速减轻焮肿、疼痛等症候，加以醋炒不仅可使石膏易干粉碎，缓和石膏作用，而且具有散瘀、解毒、止痛、收敛的作用。白芷、白胶香、乳香、没药等都是香料药品，不仅具有防腐作用，还能改善血行、祛瘀散寒、镇静止痛。以上各药合成薄贴，会使疮痈疾患达到好转和治愈。黄丹、清油为熬制膏药赋形剂，更有促使药物性能透入肌肤深处，发挥药物作用的效能。五脏六腑功能的盈亏盛衰和脏器病变也可应用膏药外敷，外用药物入内疏通气血等理论是膏药对体内脏器和远距离治疗作用的主要依据，如对关节风湿疼痛、消肿化痞、暖胃、定痛、止泄诸作用。广泛应用上焦心肺膏药、中焦脾胃膏药、下焦肝肾膏药，通治三焦和五脏六腑。调经、安胎、卫产、催生膏药，其作用机制则是较复杂的问题。盖人体内面脏腑筋骨、外面皮肤肌肉、五官百骸，靡不相通，其和通道路则为经络，中医在内外各科，辨证论治、药物归经、针灸疗法，都是以脏腑机理为理论基础的，而膏药疗法则兼有一般药物、针灸、物理等疗法的长处。膏药处方用药，因膏药用于肌肤薄贴，所以多取气味俱厚的药物，并加以引药，如姜、葱、槐、柳、木鳖子、蓖麻、凤仙、菖蒲、山甲、轻粉等力厚之品，几乎各方使用。延胡索、木通、细辛、威灵仙、木香、乌药、苏合油、冰片、麝香、乳香、没药等善于率领群药，开结行滞；疾病所需的芳香药物，更是膏药熬制中不可缺少的药品。至于贴用膏药，除溃疡肿毒贴患部外，一般多以针灸经络穴位为贴膏部位。如太阳经外感贴两太阳、风池、风门、膻中穴。脏腑病，则分别在其上、在其下及经络通路贴之，如上贴心口、中贴脐眼、下贴丹田，或兼贴心俞与心口对，命门与脐眼对，足心与丹田对。总之，膏药所贴穴位都是根据体表十四经穴，借经络通路以直接影响内脏疾患，提高药物疗效，达到迅速治愈的目的。

综上所述，我们可以初步理解黑膏药的治疗作用，是以中医的经络学说为基础。就其生理机理而言，则系以特殊剂型，使药物有效成分刺激外感受器而使内感受器产生整体影响。是否尚有因组织吸收某些药物有效成分而产生杀菌、抗生作用，还有待于今后的研究。

3.3　膏药的安全性评价

膏药的不良反应主要包括过敏反应、铅吸收导致的中毒及其他不良反应。

3.3.1　过敏反应

对于膏药常见的不良反应是过敏反应，例如黑膏药由于"火毒"去除得不彻底，含有较多的致敏原，易于发生轻度过敏反应，症见皮肤轻微发痒，出现红点、水疱等。有学者在去"火毒"工序前，向膏药中添加油脂性基质，经过工艺改进的黑膏药对家兔皮肤无刺激性、对豚鼠皮肤无过敏性反应。由于儿童皮肤娇嫩，对于药物的刺激耐受性差且不懂得表达，有人就小咳喘贴黑膏药安全性评价进行了研究，结果显示其对家兔皮肤具有轻微的刺激、对豚鼠皮肤无刺激，表明该黑膏药较为安全可靠。

3.3.2　铅吸收

黑膏药多为含铅或铅化合物制剂，人体特别是在皮肤伤处对铅的吸收和蓄积是安全性评价的重要内容之一。

黑膏药除含有中药成分外，还含有一定量的黄丹，主要成分为四氧化三铅（Pb_3O_4）。患者在使用这类药物治疗疾病过程中，医者除应掌握局部病患的状况外，对创面吸收铅或铅化物进入人体内可能造成铅中毒的这一问题，必须引起重视。对于膏药使用者来说，铅及铅的无机化合物经完整皮肤吸收的可能性较小，但在皮肤伤处，吸收的可能性则增大，特别是醋酸铅、油酸铅吸收的可能性更大。经皮肤损伤处进入体内的铅量与铅化物接触的创面面积、贴敷时间长短有关，多数认为 24h 内局部铅吸收的量为 0.5%～1%。黑膏药在熬制过程中，高热下黄丹与油反应即产生铅皂（脂肪酸铅，或称油酸铅），临床应用时易从皮损处吸收进入体内，由于膏药贴敷周期较长，临床应用时易造成蓄积中毒。对于生产者来说，铅及铅化物进入人体，主要是以粉尘、烟雾、蒸汽的形式经呼吸道进入。铅吸收的量与空气中含铅的浓度、铅尘颗粒大小、接触时间、防护条件及个体健康有关。

临床上反映铅吸收量和铅蓄积量较敏感指标是尿铅排出量、血铅浓度，这两项指标对临床诊断铅吸收和铅中毒有较大的参考价值。人体内的血铅浓度安全范围应控制在 $100\mu g/L$ 以内，而儿童应更低于此值。铅及铅中毒患者早期常感乏力、肢体轻度酸痛、口内有金属味和夜间流涎等，或有腹部隐痛和轻度神经衰弱样症状，少数患者口腔可见蓝线（铅线），多位于牙龈边缘，严重者还可出现神经系统、消化系统和造血系统相应的病变。对于铅吸收的不良反应，除了铅中毒外，小剂量吸收者也有一定的其他副反应。

4 膏药的制药场所、装备及检测仪器

4.1 制药场所

由于黑膏药制作中会产生大量有害气体及存在铅中毒风险，因此对于其制作场所有一定的要求。黑膏药贮存环境同样重要，例如摊涂后的成品，若存放的环境过于干燥，常使铅硬膏中的水分快速散失而脆裂，故存放成品应注意水分散失，确保软韧。若超过两年，并有脆裂现象，应作报损处理。

4.1.1 环境污染

4.1.1.1 作坊式生产的环境污染

黑膏药中的铅以无机铅及有机铅盐的形式存在。无机铅即基质黄丹，有机铅盐即脂肪酸铅盐。在手工生产时，无机铅会在下丹时经电风扇吹风、人工搅拌过程被人吸入。在下丹过程中，黄丹与油一起熬炼，当温度达到反应临界点时，发生放热反应，产生大量丙烯醛等刺激性浓烟。铅污染及丙烯醛浓烟问题是黑膏药生产中必须面对的两个环境污染因素。

传统方法小批量生产黑膏药时，尽量选在四周通风的空旷环境或装有排气设备的房间进行，周围无居民居住。对于生产者来说，要做好工作保护，穿戴好防护用具；生产中尽量减少丹粉的撒漏；对于铅污染的表层土壤，须做好回收处理后再深度填埋。对于生产中产生的有毒烟雾，最好通过风道汇集，再通过送风系统入水进行无害化处理。

4.1.1.2 工业化生产的环境污染

膏药的工业化生产中，其发生的化合反应有废气产生，主要成分为铅和油。

现以国内膏药主要生产厂家镇江中药厂治理铅污染的经验进行介绍：

该厂采用高效分布器填料塔吸收铅治理方式，取代了膏药生产过程中燃烧去油、喷淋吸收的方法。经检测尾气中铅含量达到排放标准，同时避免了二次水污染。

（1）原铅治理工艺及缺陷

① 工艺

反应锅 ——→ 燃烧炉 ——→ 盘管式水冷却器 ——→ 引风机 ——→ 喷淋吸收塔 ——→ 烟囱

② 缺陷

a. 能源消耗大。为处理废气中的油，使用燃烧炉装置，废气增氧燃烧，温度升高，体积急剧膨胀，导致气体处理量增大。用盘管式水冷却器降低废气温度，消耗大量水，也增加了管道阻力，导致引风机负荷增大，喷淋吸收塔组数较多，动力消耗大，耗电总功率达 22kW。

b. 回火爆喷。由于长期生产，反应锅至燃烧炉间的管道中积存较多植物油，当风量不足时，会从燃烧炉产生回火现象。火沿管道一直燃烧至反应锅，引起锅内温度急升，气体急剧膨胀，从防爆口喷出，易形成火灾，造成人员伤害。

c. 吸收效率差。喷淋吸收塔无塔板和填料，实际是用水喷淋吸收废气中的铅，气-液接触率低，吸收效率差，再加上尾气排放高度较低，经检测尾气中铅含量超出排放标准。另外，吸收液（水）不断更换、排放，形成二次水污染。

（2）新铅治理工艺及优点

① 工艺

反应锅 ——→ 分离器 ——→ 填料吸收塔 ——→ 引风机 ——→ 烟囱

② 优点

a. 能源消耗低。增加油分离器，分离器可接收大量油，回收再用。除去燃烧炉装置和盘管式水冷却器，废气温度下降，体积流量降低，流速变慢，管道阻力也相应减小，喷淋吸收塔和风机负荷降低，耗电总功率仅为 7.2kW，既降低了设备造价，又节能降耗。

b. 无回火爆喷现象。除去了燃烧炉，增添了分离器，杜绝了回火爆喷现象，生产安全可靠。

c. 吸收效率提高。使用填料吸收塔，若用陶瓷或聚丙烯矩鞍环及拉西环作填料，一段时间后，含铅的油污集于填料表面，吸收效率降低，需用酸碱洗涤填料吸附的铅和油污，洗涤液会形成二次污染，且耗资较大。本着经济、有效、尽量减少二次污染的原则，选择了 $\Phi30cm \times 30cm$ 的茅竹束节。吸收液（水）中的铅和废气中的铅不断附着在茅竹束节上。定期更换茅竹束节，含铅束节用深埋法，减少污染。吸收液（水）中铅含量能基本保持相对稳定，不排放，循环使用，减少了二次污染。加大液-气的比率（L/V 增大），传质推动力增大，降低了塔高，节约了设备费用。采用较先进的塔分布器，吸收液能均匀分布于填料上，液-气接触良好，填料比表面积充分得到利用，避免吸收液（水）和废气的"短路"现象，塔吸收效率明显得到提高。将尾气排放高度增加至 20m，经检测，尾气中铅含量符合排放标准。

经过新工艺改造，采用较合理的铅治理工艺，达到既能安全生产、节能降耗，又能治理废气、减少二次污染的目的，从而保护了环境。

4.1.2 场地要求

按传统方法制备黑膏药一定要选在空旷的室外，场地宽敞明亮，通风良好，或装有排气设备的房间及周围人员较少的环境下制备，周围不得有明火炉，并配备相应的消防器材。下丹时，由于有大量浓烟出现，容易使烟气扩散，故操作人员应站在上风口，做好防护措施，要集中精力，决不能离开现场，不得丝毫疏忽大意，避免中毒事故发生。有条件的生产单位，要加装风道及送风系统，收集生产中产生的有害气体，再将有害气体排入洗气池中进行化学处理后再排出。

4.1.3 防护

4.1.3.1 选择良好的通风场地进行

熬制黑膏药的锅旁，最好放一个较大功率的立式排风扇，保证定向排风。

4.1.3.2 做好个人防护

应戴好帽子、口罩、皮手套，穿好皮围裙、高筒鞋、长袖隔离衣，下丹时还应戴好防毒面具，防毒面具中的炭粒应定期更换。

4.1.3.3 做好灭火工作

制备黑膏药时油温高，易产生浓烟，除了准备好锅盖用于灭火，也可准备好湿的毛巾被、鲜菜叶及灭火器等，随时准备灭火，保证安全。提取和下丹时如果着火，放些菜叶，并盖上锅盖，锅盖四周放上湿毛巾被隔绝空气，直至使用灭火器。

以上这些装备均应事先准备好，确保熬制黑膏药每一个步骤的顺利完成。

4.2 制药装备

黑膏药的制药装备，主要包括小批量的传统制作工具及大批量工业化生产的制膏及摊膏设备。

4.2.1　传统制药器材

黑膏药传统制备所需制作器材较繁杂，因去"火毒"方法不同，可能器材稍微有所不同。主要有以下器材：铁锅4个、炉子（液化灶具或煤炉或土灶）、燃料（液化气钢瓶或煤或木材）、木棒数根、药筛2个、不锈钢丝筛1个、漏勺1个、不锈钢笊篱1个、纱布数块、100目耐高温滤布1块、不锈钢盆2个、勺子1把、水桶2个、自来水、个人防护设备（帽子、口罩、皮手套、皮围裙、高筒鞋、长袖隔离衣、防毒口罩）、排风扇1个、喷壶（喷水法去"火毒"用）1个、火钳2把、菜叶数片（灭火用）、排风扇1台、锅盖2个、湿棉被1条、灭火器1个、工业用高温温度计（500℃）1支、天平1台（称药配料用）、长筷子数份、大鬃刷1个、膏药布若干。其他设备（如烘干机或烘箱、筛网、破碎机等）、油、丹及药料，摊涂材料（膏药布、筷子、压舌板数个、电子秤、天平或戥秤、电炉等）。实际工作中，所用器材基本上都在上述范畴，根据制作及去"火毒"方法不同，使用上有所选择。

4.2.1.1　灶具

（1）铁锅　通常准备4个铁锅，1个用于炸料，1个用于药油的过滤转移。这2个铁锅应足够大，使油面与锅口能够保持一定的距离，避免熬油时，药油溅出发生事故。通常容积大小应比投入油量大1/2，如用5kg油炸料，宜选用8～10kg容积的铁锅，防止投料太多时油溢出锅外着火，盛放膏药的铁锅可适当小些。炸料的铁锅必须配备合适的锅盖，用于防备油料着火，盖上锅盖可以及时灭火，在制备过程中锅盖应在方便取拿的地方放置，随时准备盖盖儿灭火。第3个铁锅用于熬好的黑膏药的盛放，可根据膏药量适当小些，第4个用于炒丹的铁锅用普通的炒锅即可。

（2）自制抬锅　在传统人工生产操作黑膏药过程中，膏药锅由于笨重，又容易引起着火，下丹化合时又有溢锅的可能，操作人员双手直接端锅，劳动强度大，又易烫烧伤，下面介绍一种抬轿式铁架。铁架的具体做法：取2根各长3m的铁管焊作轿杠式，中间部位用钢筋焊一个圆圈，直径比下丹锅的直径小10cm，比锅灶上的窝径略大些，生产时，先将铁架放在灶窝上，然后再放上铁锅，离火时，两位操作人员各站对面像抬轿一样，抓住铁管柄，就可将锅抬离灶台。

（3）传统炉灶　包括砖砌土制炉灶或烧木柴的铁炉。以木柴为燃料，选用能烧木柴的铁炉时，要配备烟囱利于烟的消散；如没有合适的铁炉，用砖土垒的土灶也可以。另外准备1个小炉子用于炒丹。常见的炉灶见图4-1。该炉灶安有前后锅，后锅煎药油，前锅煎膏药。另简易的炉灶还有下面几种，见图4-2和图4-3。

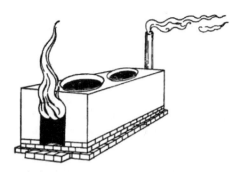

图 4-1　手工生产黑膏药的炉灶

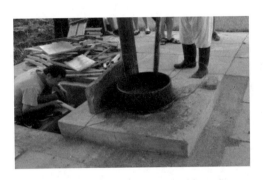

图 4-2　手工生产黑膏药的简易炉灶①

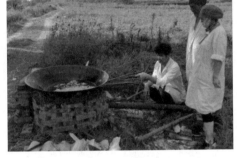

图 4-3　手工生产黑膏药的简易炉灶②

（4）传统煤炉　当熬炼较小量的黑膏药时，可用煤火熬制，用煤火熬制黑膏药的弊端是火力较小，以一料膏药（药油约 2.0kg）为例，熬炼药油和下丹估计要用 6 小时，而用液化气为热源，熬炼同量膏药只要 2 小时，可节省时间。

（5）液化灶具　液化灶具具有操作简单、方便卫生的优点，而且火上下丹，在判断炼油程度时容易掌握。液化气火力容易控制，不易发生着火事故。在空旷的场地安装好液化气灶具和液化气钢瓶，液化气灶可调节火力大小，煤气充足。

4.2.1.2　其他器材

（1）搅拌器材　人工搅膏药用的桑、柳、槐、檀木棍数根，一般要二、三尺（1 尺≈0.333m）长，粗细约八、九分（1 分≈3.33cm），手工搅拌膏药不可用铁器搅拌，且以新鲜柳棍、桑木棍等木棍为佳，搅拌的木棍底部钝圆，减少下丹搅拌时的阻力。搅棒应具有韧性，不易折断，不易传热，也不易燃烧（用于炸料、炼油时的搅拌，因为油温太高，干的树枝搅拌容易点燃，鲜树枝因为含有水分不易点燃），当材料缺乏时亦可选用其他韧性木棒代替。一般用直径稍粗，长约 60～90cm

鲜树枝作为搅拌棍。

（2）燃料　选择干燥，易燃，大小合适的木柴即可，或者煤炭，一般古法常用桑、槐等干木作燃料。

（3）个人防护器材　见"4.1.3防护"内容。

（4）灭火器材　见"4.1.3防护"内容。

（5）粉碎器材　量多可选用粉碎机，量少可选用碾子或药碾槽。

（6）其他设备　还包括烘干机或烘箱、筛网等。

（7）摊涂材料　裱背材料（膏药布）、筷子、压舌板数个、电子秤、天平或戥秤（用于称量膏药）、电炉（加热膏药）、铁锅（盛放膏药）。具体内容见"4.2.3裱背材料"。

4.2.2　现代制药装备

黑膏药过去流传在民间及各家祖传秘方的手工操作各有不同，由于广泛应用，手工操作已供不应求，同时黑膏药具有黏稠的特性，手工操作不仅生产效率低，也使剂量难以达到药典所规定的要求，与目前制药工业的发展不相适应。

市场上用于批量生产的黑膏药设备有很多，对于一套工业化生产的制膏设备，基本上都含有配料器、油料预热锅、膏药提取与炼油器、膏药下丹锅、洗气池、沉淀池、输送系统等主要部件。摊涂膏药有专门的膏药滴注机。随着工业的发展，现在市场上又出现了各种类型的全自动及半自动膏药机，例如全自动膏药机、移动式智能简易自动膏药机、膏药熬制机及小型半自动膏药机等。由于黑膏药制作麻烦，产品黏稠，市场上有较多的小型简易设备，但操作起来都不太理想。大部分的制膏机适用范围是解决炼油及下丹成膏，摊涂膏药的滴注机相对来说比较成熟，较易操作。

下面分别介绍几款黑膏药生产常用装置。

4.2.2.1　黑膏药提取与炼油器及黑膏药下丹锅

黑膏药提取与炼油器设备见图4-4，黑膏药下丹锅设备见图4-5，为了提高生产效率和改进生产工艺，采取下列步骤：

（1）药材粗料的提取　将粗料药材切碎或捣碎后，装入铁丝笼内，送入图4-4的炼油锅1中，固定锅盖，应用离心泵将植物油由进油管18送入器内，然后以直火加热提取，开始时火力可稍大，当器内油的温度达200～220℃时，即可停火。以防器内油沫上溢导致着火，直至药渣熬透（即药材的外部呈深褐而内部焦黄）为止，但不得炭化变黑。不同性质的药材，可分别熬炼，如穿山甲等质地坚硬的药材可先熬炼，植物花、叶、果、皮等不耐热的药材宜后加入。待油的温度适当降低后可将药渣连笼移出，便于炼油。

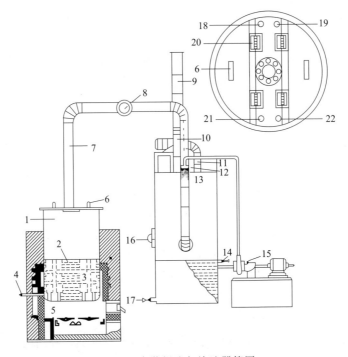

图 4-4 膏药提取与炼油器简图

1—炼油锅；2—植物油；3—铁丝笼（盛药材）；4, 14, 17—阀门；5—炉膛；6—锅盖手柄；7—排气管；
8—连管接头；9—接鼓风机排气管；10—鼓风机；11—接鼓风机进气管；12—喷水头；13—水洗器；15—离心泵；
16—手孔；18—进油管；19—热电偶温度计管；20—铰链；21—取样管；22—钢壳长尾温度计管

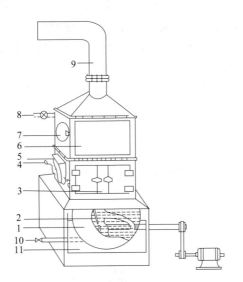

图 4-5 膏药下丹锅简图

1—下丹锅；2—搅拌器；3—下泡沫罩；4—送料杆；5—加料斗；6—上泡沫罩；7—观察窗；
8, 10—阀门；9—排气管（与图 4-4 中 8 连接，通水洗器）；11—炉膛

残余的烟气由鼓风机 10 沿排气管排出室外。水面积聚的少量浮油可由阀门 4 放出。洗气用水反复使用后，可由阀门 17 排出。

膏药处方中挥发性、矿物类、树脂类药物以及其他较贵重的药物，如麝香、冰片、樟脑、轻粉、雄黄、朱砂、血竭、乳香、没药、丁香、沉香、肉桂等，应先研成细粉，在摊涂前于 70℃ 左右时加入熔化的基质中，混合均匀，按规定重量摊涂于裱背材料上。

（2）炼油 炼油为熬制膏药过程中的关键步骤，使油在高温条件下氧化、聚合、增稠，符合制膏要求。

油去渣后可继续加热熬炼。炼油程度应老嫩合适。一般可由取样管 21 蘸取炼油少许，滴于冷水中，以能聚结成珠而不分散为度。如油熬炼过"老"则膏药基质硬，黏着力小，贴于皮肤时容易脱离；如过"嫩"则膏药基质软，贴于皮肤容易移动，且黏着力强，不易剥离。炼油时，应仔细掌握火候。若油炼制过"老"，可加入适量熟嫩油调节；若油炼制过"嫩"，下丹后可继续熬炼调节。

炼油时，要掌握调节火候，以免着火。

油炼好后，可由阀门放油，经细筛滤过，输入贮油槽中备用。

（3）下丹 下丹时，可用离心泵将炼油由图 4-5 的贮油槽经阀门 8 送入下丹锅 1 中，启动搅拌器 2，不断搅拌，将黄丹由加料斗 5 经送料杆 4 徐徐加入锅中，使丹与油在高温下充分化合，勿使丹聚为颗粒，沉于锅底或浮于油面，以免影响膏药质量。

黄丹与植物油之间的比例，一般 500mL 植物油用丹 150～210g，冬季可少用些，夏季则多用些。如丹量过多，则膏药过老；丹量过少，则膏药过嫩。

丹与油化合时的温度，因各设备条件不同而有差异，一般温度高（320℃ 左右）时，化合反应迅速；温度低时，化合反应缓慢，可根据设备条件与生产工艺方法灵活掌握。

油、丹化合过程中反应剧烈，有大量刺激性有害浓烟产生，应将排气管 9 与图 4-4 相接的连管接头 8 处的闸板打开，使烟气经水洗器处理后排出。

油、丹化合后，丹的颜色即消失，合成物由褐色变为褐黑色。

（4）摊涂 将已去"火毒"的基质加热熔化，加入需要的细料药物搅拌均匀，即成膏药，然后将基质药料保持适宜的温度（70℃ 左右），按定量摊涂于裱背材料上。然后在膏药裱背材料外面印上膏药名称与生产单位，最后将膏药折叠放置纸盒中贮于阴凉干燥处（由于我国南北两地气温不同，应注意保存）。

4.2.2.2 膏药生产联合装置

如图 4-6 所示，为了提高生产效率和改进生产工艺，采取下列步骤：

① 操作时将植物油置于炼油桶中，药材装于钢丝笼内吊入桶内；油熬炼后，将笼吊出去渣。

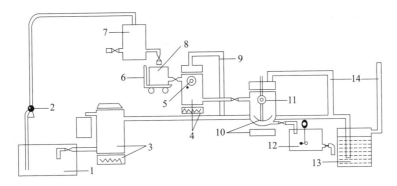

图 4-6 大量生产黑膏药生产流程

1—沉淀池；2—输送；3—炼油桶；4—预热锅；5，11—观察窗；6—磅秤；7—贮油桶；
8—称量桶；9，14—废气排出管；10—下丹锅；12—配料桶；13—洗气池

② 把炼好的油放入沉淀池澄清，池中上部清油液由输送泵输入贮油桶。

③ 再分次用磅秤称过，放入预热锅中预热，预热后放入下丹锅中再下丹，炼成膏药基质后，放入配料桶中配药料。

④ 炼油、下丹过程中产生的刺激性有害气体，通过废气排出管送入洗气池中，经水洗后排出。

4.2.2.3 黑膏药熬制锅

这是一款用于小批量黑膏药下丹成膏用的装备，适用于医院制剂室及小型药厂，操作简单。主要有两款型号，第一款为敞口式熬制锅，见图 4-7；第二款为密闭式熬制锅，见图 4-8。

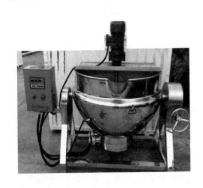

图 4-7 黑膏药敞口式熬制锅实物

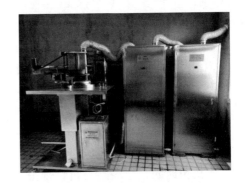

图 4-8 黑膏药密闭式熬制锅实物

需要说明的是：机械熬炼过程中油温高至 300℃ 以上，操作不当易导致油溢锅起火，油的分解聚合会产生大量浓烟及刺激性气体。所以熬炼时宜选择在郊区空旷地带，配备防火设备，操作人员佩戴防护用具。

熬炼在密闭容器内进行时，可配备负压抽气装置，将废气经水洗降温，并可在

水中加入表面活性剂、活性炭等进行吸附过滤。见图 4-8。

熬炼在敞口容器内进行时，可配备吸气罩抽气，操作人员须佩戴防护用具。

4.2.2.4　黑膏药滴注机

黑膏药滴注机是专门针对医院制剂室及小型药厂设计生产的，有两款型号，分别为没有配套压膜（膏药上覆盖塑料薄膜后压制）装置的滴注机及有配套压膜装置的滴注机。

4.2.2.5　自制的半自动膏药机

自制的半自动膏药机如图 4-9 所示。在恒温、恒压下，流量由时间控制，可有效解决膏药制作中最难掌握的剂量和工作效率的问题，并且对生产不同基质和要求不同剂量的膏药具有一定的通用性。本装置由压力容器、水浴套筒、电加热器、小型空压机、出药控制电机、温度控制电路、时间控制电路等组成。这种装备适用于医院制剂室及小型药厂。

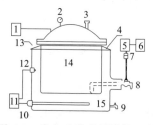

图 4-9　半自动膏药机结构示意

1—空压机；2—压力表；3—压力调节阀；4—支撑架；5—电机；6—时间控制电路；7—十字轴；8—出药嘴；9—放水阀；10—电热管；11—温度控制电路；12—温度传感器；13—注水口；14—压力容器；15—水浴套筒

该装备最大的优点在于解决了膏药剂量不准的问题。为确保剂量准确，该机采用了恒温、恒压的方法，由温度控制电路来控制电热水浴套筒的温度，并根据需要调节其温度值，调节范围为常温至 100℃。医用无油空压机作气泵，以压力调节阀控制容器内的压力，其调节范围为 0.02～0.1MPa。只有在压力、温度两个参数稳定的条件下，相同时间内，其出药量才能基本一致。为此设计了时间控制电路，以时间控制的方法，间接地达到控制剂量的目的。

本机由时间控制电路与机械部分等组成，以时间控制部分作为控制剂量的核心，见图 4-10。用 JS14S 数码时间继电器和逻辑电路控制执行电机转动，JS14S 延时范围在 0.1～9.9s 之间，时间由拨码轮设定。控制电机为齿轮减速直流电机，控制电机通过十字轴与下方的出药嘴球阀轴相连接，球阀随电机转动。由两个限位开关将转角控制在 90°，用来完成球阀的开或关。

当用脚踏控制开关时，产生脉冲信号，该信号触发电路系统，使电机正转

90°，压下限位开关，自停（阀开），膏药流出。同时，时间继电器开始计时，当达到预置时间时，时间继电器产生复零信号，此信号控制逻辑电路，使电机自动反转90°，压下另一个限位开关，自停（阀闭），停止出药，完成一次循环，等待下一次触发信号的到来。

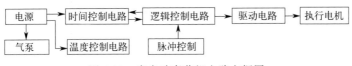

图 4-10 半自动膏药机电路方框图

该机主要技术参数：

时间控制电路：0.1～9.9s 可调。

温度控制电路：室温～100℃可调。

医用无油空压机：220V/180W，工作压力 0.1MPa。

齿轮减速直流电机：12V/30W，转速 60r/min。

电加热器：220V/2500W。

该机使用方法：接通电源，按下加热开关，设置好温度，水浴桶开始加热，到设定温度后，将熬制好的药物装入压力容器，封闭好。按下工作开关，气泵即开始工作，压力逐渐上升到所需压力值，并由压力调节阀控制压力恒定。根据温度、压力参数设定时间，出药嘴下方放好药布，踏脚踏开关，生产开始。刚开始时，用天平抽样检测剂量，根据剂量变化趋势，增减预置时间，使剂量准确。

该机性能稳定，剂量准确，误差不超过±3%，尤其是操作简便，省时省力，提高了工作效率，每小时生产 1200 贴，可满足一般中小医院制剂室的需要。

4.2.2.6 激光在线切孔系统

对于膏药成品包装环节，国内研制了一款 HGSTAR50-8 型 CO_2 激光在线切孔系统，该系统是由华中科技大学激光研究所与河南羚锐制药股份有限公司共同开发研制的，采用标准工业计算机，全中文操作界面，抗干扰能力强，并配有异常故障诊断功能。该系统安装在硬膏剂涂布生产线烘箱与后车之间，并与后车联动，由速度传感器作为联动控制信号。运行时，不论速度快、慢或换卷的短暂停机，均通过速度传感器的输出信号，由标准工业计算机自动进行速度补偿，确保达到设定的孔径和孔距。

该系统由 8 套 50W 或 100W 功率的 CO_2 激光管及振镜、标准工业计算机、专用冷却及排烟系统组成，是国内首创具有自主产权的激光应用类产品。主要用于制药行业的硬膏剂（黑膏药、白膏药、树脂膏药、橡胶硬膏、巴布膏剂及透皮贴剂）产品自动化生产系统中的在线切孔工序。系统自动化程度高，操作简单，节省人力，故障率低，运行无噪声，现已在多家硬膏剂生产企业使用。

4.2.3 裱背材料

膏药制成后，所用的背纸，即裱背材料，俗称膏药被子，传统较大的膏药被子多采用布背，为纯棉质地，较厚，方形或圆形，大小根据处方中黑膏药的规格确定。亦有采用皮革被子（主要是狗皮及少量羊皮）、布纸被子及纸被子。小膏药所用背纸俗称油纸，是将生桐油及豆油熬炼后刷在白光连纸上，再涂以药膏即成。现在大多采用纸质较厚实的各种规格的牛皮纸。

4.2.3.1 摊涂膏药被子的传统材料

（1）皮革被子　一般使用狗皮，除去皮上的肉和毛，用芒硝鞣制柔软备用，也有用羊皮代替的。狗皮膏是用狗皮做的膏药裱背材料，具有如下好处：①保暖性能强。中医认为，膏药的药效有赖于裱背材料的密度，裱背材料高度密闭，迫使药物通过人体的汗腺透入腠理，顺达经络，达到治病的目的，狗皮被认为是最好的天然密闭材料。②固定性好。由于狗皮的密度很大，所以干燥后与马皮、羊皮等一些软中带硬的兽皮不同。如果是跌打损伤、骨折复位后的患者贴用，有类似小夹板的作用。③狗皮比较耐磨，长时间甚至是反复贴用，都不会出现磨损和撕裂现象。基于以上一些优点，用狗皮做狗皮膏就被传承下来。

但随着用药量的不断加大，狗皮的货源供不应求。在这种情况下，一些生产单位为解决狗皮的来源问题，就先后以马皮、羊皮，甚至纸张替代狗皮。致使传统的狗皮膏名不副实，变成了羊皮膏、马皮膏、纸皮膏，当然，这些代用品并不完全妨碍膏药的疗效，但与狗皮相比却大为逊色了。

（2）布纸被子　在布面上糊一至二层有很大韧性的鞣纸，以防止膏药渗过弄脏衣物。制作布纸被子时，需用棉布放入煮熟放温的稀面糊中，趁热混合揉匀，搭于高处晒干，此为浆布已成。膏药则不渗、不痒，贴七天无事，抑或直接使用市场上的瓶装糯糊黏合布与纸。

（3）纸被子　纸被子的制作是多式多样的，使用材料是白关纸、白油、带绳木制夹板。操作方法是将四开的白关纸在白油中浸透，再微微暖干。油同纸的比例，应是纸重约 3.33 倍。例如，纸重 300g，则油需要 400mL。浸透油的白关纸，揭开铺平，再取数好的四开纸四张作一叠，每纸一叠，夹入浸过的油纸一张。取 200～400 叠，用木板紧紧夹好固定，置烈日下晒一整天。每隔一小时换一面，使四面受太阳光照射均匀，到晚上急行解开，使热气很快散去，收藏备用。否则，纸的色泽容易发黄或纸面胶结黏在一块。所以在制造时，应择炎热的夏天进行。

上面三种被子的使用情况：一般要求保温和贴敷时间长的膏药，可采用皮革被子，因它的传热能力小，保温能力强，又经久耐用。但它也有缺点，如果是硝皮处理不当，贴敷时间一长，就会腐烂发臭，又不经济。现在，大都用布被子代替。如果是小型膏药，贴敷时间短，一般采用纸被子。

（4）医用胶布 有人提出用医用胶布亦可作为膏药的裱背材料，方法为：摊涂时选用医用胶布，将其裁成 9cm×12cm 大小，然后撕开上面的塑料纸（留大约1cm 宽不撕，以便于铺遮在膏药上），摊涂时用小勺将熔融的膏药摊涂于中间并放在平地上，待冷却后蒙上塑料纸备用。这种情况通常适用于诊所小量个体使用。

4.2.3.2 摊涂膏药被子的现代改进材料

固体聚合物电解质（简称 SPE）发热裱背材料：该 SPE 裱背材料具有发热功效，从而促进药物的释放及人体的吸收。

SPE 是一类以聚合物为基体的支持离子迁移的物质，主要应用于全固态电池、室温熔盐与一些高分子化合物复合后形成凝胶态电解质，这种电解质有良好的离子导电性能，有人将其称为离子液体凝胶电解质。

（1）SPE 的制备 取丙酰胺、溴化钠、PEG6000 混合后加热熔融，使冷却后呈凝胶态，得离子液体聚合物电解质。

（2）自热材料的制备 取上述 SPE 粉末与铁粉、活性炭在研钵中混合均匀，得自热材料。

（3）发热原理 金属-空气电池是由金属负极、离子导电材料、电子导电材料组合而成，与空气接触后产生电流；三种材料粉末物理共混后界面相互交联，微观局部形成大量以金属粉末颗粒为负极的金属-空气电池，接触空气后产生短路电流释放热量，金属离子在离子导电材料中的扩散使释热得以继续。本自热材料选择了SPE 作为离子导电材料，铁粉作为金属负极，活性炭作为电子导电材料。

（4）优点与用途 用 SPE 制备的自发热材料形态为类固态，接触空气后释热，释热速度均匀，比能量高（铁为 1.2kw·h/kg），选择不同孔率的透气膜控制其与空气的接触量可实现热量的控制释放，隔绝空气后停止释热。这种材料可用于制备橡胶硬膏剂或黑膏药的发热裱背材料，人体体表热敷用的热疗护膝、护脐等需发热的一次性理疗制品，工艺简单、成本低廉，有广阔的应用前景。

4.3 检测装置

过去对膏药的质量检查，全凭传统经验来判断，如以光滑、油润、贴于患部不瘙痒且不自由移动者为佳。《中国药典》（2020 年版）对黑膏药规定了膏药的重量差异限度，增加了软化点测定项目。

4.3.1　软化点测定使用的仪器

在测定膏药熬炼的老嫩程度方法上，以前采用环球式沥青软化点测定仪进行测定。现在主要采用滴点·软化点测定仪进行测定。

4.3.1.1　沥青软化点测定仪的测定方法

以 SYD4202 型沥青软化点测定仪为例。

测定方法：取膏药 10g，在水浴中熔化（如带褙背则用刀刮下），倾入环球式沥青软化点测定仪的环内，注意熔化膏药的温度与金属环的温度之差应小于 50℃，放至室温，用快刀切平，放在测定仪金属架上，浸入烧杯水中，20℃放置 15 分钟，使膏药温度与水温相近，然后以每分钟水温上升 2℃ 的速度加热。读取金属球落至底板时的温度，即为膏药的软化点（两次落球温度差应在 0.5℃ 之内）。测定软化点时。升温速度和膏药注入金属环后放置时间对软化点有影响。根据实验以每分钟升温 2℃，放置 16～24 小时为宜。

例如，某药厂将"独角膏"的软化点定为（54±0.5）℃ 作为检验项目之一。经长期大量生产证实，对保证膏药质量有效。

4.3.1.2　滴点·软化点测定仪的使用特点

以 WQD-I 型滴点·软化点测定仪为例。

目前在国内部分中药厂试用 WQD-I 型滴点·软化点测定仪对膏药软化点进行了测定，其特点如下：

① WQD-I 型滴点·软化点测定仪与环球式沥青软化点测定仪对于膏药软化点的测定值，虽然其绝对数值并不相同（这是由于两者所标示的软化点实际物理基础不完全一致），但有较为接近的平行关系。

② WQD-I 型滴点·软化点测定仪用样少，操作简单，可自控升温速度，自动显示数据，减少人为的误差，测得数据较客观可信。

③ 作为膏药质量标准时，WQD-I 型滴点·软化点测定仪可以代替环球式沥青软化点测定仪测定软化点。但两者不宜通用，应建立各自的指标。

④ 按 WQD-I 型滴点·软化点测定仪说明书规定的软化点重球铅球（Φ8），不适于测定膏药软化点，其原因是清洗仪器时，多次擦洗损耗较多。

4.3.2　中药硬膏剂体外释放装置

有报道采用自制中药硬膏剂体外释放装置，结合薄层色谱扫描方法测定硬膏剂的释放状况，具有较好的效果。该自制中药硬膏体外释放装置，通过对麝香止痛贴膏体外释放物进行薄层色谱检测，同时考察了有毒限量成分乌头碱的释放状况，具有较好的检测效果。下面作一简要介绍：

4.3.2.1　试验装置

本装置为自制，由控速电路、控温电路和加热电路三部分组成，见图4-11。控速电路利用可控硅-电机系统的机械性与调速性原理，转速开关分别从低位到高位稳速可调。

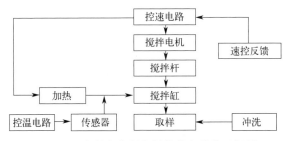

图 4-11　自制中药硬膏剂体外释放装置框图

4.3.2.2　工作原理

其工作过程是在反馈电压一定时，电动机的转速随给定电压的大小而变化，当给定电压一定时，主回路输出电压也一定，此时电动机就运行在某一给定的转速上，所以可用调节电位器来达到调节电动机速度的目的。加热开关在 $20 \sim 40℃$（$±1℃$）间任意可调，并有效地把加热和控温系统结合，从而保证了在不同温度条件下实现控温恒温，装置中安装有温度传感器，它通过传感器探头上的热敏电阻感受到的实际温差转换为一个电量变化的过程，利用元件的电和磁的参数随温度变化而改变的特性来达到测量目的。

该装置的实验操作参见"15.3.4.4 测定操作"。

黑膏药的质量检查项目大多停留在个别产品的试验研究阶段，并未全面、具体地应用到实际的产品检验工作当中，因此黑膏药的质量控制工作还需进一步地研究探索，为黑膏药走向国际提供标准。

黑膏药的处方结构

5.1 处方分析

　　黑膏药处方药味多、药量大，性味偏辛温、苦寒，重用"生、毒、烈、香"四类药味，因此其方药组成具有规律性，膏药施治具有倾向性，深入研究处方用药规律并科学阐释产生药效的机制，有利于促进黑膏药传承和发展。

　　黑膏药处方庞大，一方常用几十味甚至上百味药材，但其"杂中有序、序中有理"，大致可分为三部分：方一为基质方，由植物油和黄丹组成；方二为基础方，由姜、葱、韭、蒜、薤、槐、柳、桃等辛温热类药物组成；方三为主治方，遣药组方依据辨证立法而定。

　　下面以《理瀹骈文》中记载黑膏药的方药组成、功效特点进行整理分析，来解析这一经典剂型的作用机制。

5.1.1 黑膏药基质方特点

　　基质方是指黑膏药处方中的植物油和黄丹，两者在炼制过程中发生一系列复杂的化学反应，主要包括聚合、氧化、皂化、加成四个过程，"炼油下丹，熬制成膏"是黑膏药成型的关键步骤。在炼油阶段，一方面植物油中的亚油酸酯受热后部分异构化，并与余下的原形亚油酸酯发生聚合反应，生成具有支链的六元碳环结构而增加稠度；另一方面当油温升高时，甘油二酸酯发生分子间羟基脱水缩合反应，饱和脂肪油脂增多，分子量显著增大，分子间内聚力增强，从而向亲脂性靠拢，黏度随之增加，另外游离的甘油脱水形成丙烯醛，然后又与亚油酸酯加成形成环状化合物，继续增稠。在"下丹"阶段，油脂在金属氧化物的作用下进一步发生氧化、皂化、加成反应，该阶段提供了皂基的铅离子，是成膏关键步骤，同时也是黑膏药广受诟病的主要原因。碱金属（钡、钙、镁、锶）与碱土金属（锂、钠、钾、铯）均能与油脂反应生成相应金属皂,有学者曾用氧化锌替代黄丹下丹,得到在 30～37℃时可软化的基质,避免了铅的大量吸收。但《润滑脂的制造和应用》一书中指出,铅基皂耐热,与水接触时会呈乳化状态,而锌基皂具有抗水性,故在黑膏药起效机制尚未明晰之前应避免贸然更改处方。

传统黑膏药基质乌黑发亮,油润细腻,老嫩适度,贮藏状态下因其质地坚硬、渗透性差而对内部药物起到隔离保护的作用,而使用前微热烘烤又可释放药物,具有缓释作用,性能独特且优良。基质可单独使用,也可配入具有解毒、活血、止痛等作用的药物来制成不同功效的黑膏药,如《备急千金要方》中记载的乌麻膏,仅用麻油与黄丹熬制而成,可治疗疮痈疖肿,有止痛生肌作用。

5.1.2 黑膏药基础方特点

基础方是指黑膏药处方中常配伍出现的一类活血化瘀、芳香走窜的药味,用以"率领群药、开结行滞、直达其所"。它往往独立于膏药施治之外,保持相对固定的方药组成,通常有干姜、凤仙、葱白、菖蒲等辛温热类药物。吴尚先指出:开窍有香(冰片、麝香、沉香、檀香、菖蒲之类),破结有辛(胡椒、白芥、干姜、官桂之类),发散用姜、葱、韭、蒜,热用椒、茴等,皆膏内应有之药。根据《理瀹骈文》中记载完整处方、工艺、功效、用法的黑膏药方剂,按基础方药物组成和各味药的出现频次,以药名(出现概率)的形式表示,依次为生姜(100%)、桑枝(100%)、凤仙(100%)、葱白(86%)、菖蒲(82%)、槐枝(82%)、柳枝(82%)、韭白(64%)、大蒜头(64%)、白芥子(55%)、艾(50%)、川椒(45%)、乌梅(45%)、干姜(36%)、桃枝(36%)、胡椒(36%)、菊花(36%)、薤白(32%)、益母草(32%)、侧柏叶(27%)、苍耳草(27%)、莱菔子(27%)、枣(27%)、竹叶(23%)、炮姜(18%)、地丁(18%)、花椒(18%)、竹茹(18%)、佛手(14%)、茴香(14%)、木瓜(14%)、冬青(14%)、枸杞(9%)、桑枇杷叶(9%)、薄荷(9%)、榆(9%)、百合(9%)、韭蒜头(5%),共38味。

基础方中解表药、止血药、温里药、祛风湿药、活血化瘀药所占比例较大,表明该药组以发汗解表、温经止血、温里祛寒为主,兼有活血化瘀、祛风湿等治疗法则。在三十八味药物中辛、苦味所占比例最大,其次是甘味,辛能散能行,苦能燥湿,甘能补益;性以温平居多,辛温药十一味,可散寒、行气、活血,而苦温药六味,可去寒湿,配伍后可奏行气活血、散寒除湿之功效。机体各脏器协同配合,整合调节,药物归经涉及全身脏腑,体现了方药整体效应。

大量研究表明,辣椒碱、胡椒碱、姜黄素、姜烯醇等具有辛辣属性的化合物是TRPVl(机械敏感性离子通道)敏感刺激的激动剂,而樟脑通过异源表达也可以激活 TRPV1;芥末油、肉桂、大蒜、姜中的辛辣化合物和牛至中的香芹酚,肉桂油中的肉桂醛和肉桂醇，冬青油、丁香油中的芳香化合物，高良姜中的乙酰氧基醋酸乙酯等是 TRPAl 受体激动剂；薄荷醇、黄芩苷、大黄素等是 TRPM8 受体激动剂，而吴茱萸碱、桂皮醛能下调 TRPM8 表达，对 TRPVl 受体是先激活后脱敏；另外还发现少数 TRPV3 受体激动剂，如丁香酚、樟脑等。TRP 通道蛋白调节体温的生物学效应机制复杂，可能涉及皮肤血管扩张的散热过程及以氧消耗增加为特征的产热过程，由此推测，黑膏药基础方的作用机制可能为机体对强烈刺激采取的紧急躲避行为（包括促进血管扩张、循环加快、代谢增快），有利于药物快速转运，同时使组胺、缓激肽、5-羟色胺（5-HT）等致痛致炎物迅速清除，症状得以改善，从而达到治疗作用。

5.1.3 基于痹症治疗的黑膏药主治方特点

主治方是指在辨证立法的基础上选择相应药物配伍组成的药组，基于《理瀹骈文》中收载的黑膏药方剂，以治法功效（所占比例）表示，依次为散寒（52.17%）、散热（34.78%）、补气（5.87%）、安胎（4.35%）、催产（2.83%）。由此可见，黑膏药治疗痹症是黑膏药内治法中最初、最常见也是疗效最显著的应用。

（1）黑膏药制剂与内服制剂的用药差异 从方中所用药味数量上来讲，黑膏药处方用药数目远多于内服制剂，其用药大而全面，数病通治，用药重活血通络，如治疗痹症的黑膏药处方常需 30 味左右药味，而内服制剂中所用药味以 3～10 味居多。吴尚先的解释为"约以三四十种，以一方为主，如汤之有君药，参以二方三方，如汤之有臣、佐、使药"，可理解为汤方中一味药对应膏方中一类药。由于外用贴剂透皮药量有限，为保障方剂效力并使其在小剂量时仍具有较强药理作用，常采用相须配伍，吴尚先云"物以杂而得全，功以协而成和"，李时珍亦指出"相须者，同类不可离也"，将性味、功效相似的药物配合应用，可增强与原单味药共有或相类似的功效。相须配伍后的综合效力不是组成各药物功效强度的简单累加，而是表现为协同作用，大大超过单味药效力的总和。

从用药剂量上来讲，膏药处方中每味药的剂量远大于内服制剂，膏药方中每味药的投药量约 60g，而以汤剂为代表的内服制剂则在 10g 左右，前者所含高剂量药物提供了经皮渗透的动力，并在局部形成较高的药物富集，维持恒定的组织药物高浓度和较强的药理效应。另外，有学者给大鼠分别口服 0.3mg/kg 乌头碱、经皮 25mg/kg 乌头碱后进行药动学实验，发现两者 $AUC_{0\sim\infty}$ 分别为（202.07±99.51）ng/(mL·h)、（161.02±54.22）ng/(mL·h)，表明高剂量下外用制剂的全血药物浓度仍较低，制剂中毒性、烈性药材产生的毒副作用较内服制剂也大幅度降低，制剂安全性得以保证。

（2）基于痹症治疗的黑膏药制剂用药特点 在治疗痹症的黑膏药处方中，高频次使用的药味依次为生川乌、羌活、生地、当归、生草乌、白芷、乳香、没药、肉桂、穿山甲等，其中解表药、祛风湿药、活血化瘀药均占 18% 左右，补虚药、清热药、温里药均占 11% 左右；汤剂处方中高频次使用的药味依次为甘草、当归、防风、羌活、麻黄、细辛、川芎、黄芪、茯苓等，其中补虚药约占 39%，解表药约占 28%，活血化瘀药约占 11%。痹痛核心病机在于肾虚，所用药味应具有补益强壮、攻邪解毒之效，汤剂方中补虚药所占比重最大，药与病合；黑膏药用药选择上解表药、活血化瘀药与祛风湿药并重，彰显其"腠理开阖、活血通络"的基础治则。

内服汤剂、黑膏药治疗痹病的药味均以辛甘苦为主，药性以温平居多，辛能发散行气，甘能补益和中，苦能燥湿坚阴，温能温经通络，性味配伍后可奏行气活血、散寒除湿、扶助正气之功，虽然辛味药在 2 种剂型中均为最主要药味，但黑膏药中的使用频率明显更高。纵观古今，黑膏药处方常出现辛药（辛凉而解肌，解肌而发汗）、温药（煎浴可汗）等发散解表、行气行血、使血脉流通的药物，可能是弥补经皮吸收通透性差的缺陷。另外，"生、毒、烈、香"药物在黑膏药中使用频率也很高。

以附子、天南星、半夏、皂荚、大戟等为代表的毒性药物普遍具有较强的药物效力，故在等效应条件下使用"生、毒、烈、香"药物的剂量更小，符合经皮给药制剂的设计要求。皮肤是一个很好的屏障，药物透皮速率一般不高，为达到临床治疗要求，剂量需求大者经皮给药系统的面积也要大，但 60cm² 是患者可接受的最大面积，故只有剂量小、药理作用强的药物才更宜制成经皮给药系统。以菖蒲、冰片、麝香、苏合香等为代表的芳香药物普遍具有开窍、化浊、温通的效用，善行十二经，能上达肌肤，内入骨髓，具有行经通络、消肿止痛的功效，而且能引诸药达病所，加速伤病痊愈，是黑膏药处方中不可或缺的一部分。

5.2 处方（主治方）组成

有学者做了很好的总结，凡内治之方，俱可移作外治，然亦有不囿于内治成方而随证制方。

黑膏药根据自身特点，其主治处方组成通常有以下部分。

5.2.1 芳香性中药

黑膏药因其无胃肠道反应，对肝、肾功能的影响小，给药方便，因而深受患者的欢迎。现代医学外用药物均含有促进药物穿透皮肤屏障一类的物质，即透皮吸收促进剂，多数对皮肤具毒副作用及刺激性，而我国传统皮肤外用药为天然制剂，不含促透剂，其透皮机理可从以下几方面认识：

首先，芳香性中药可能是皮肤给药的促透剂，有学者统计了《中药贴敷疗法》中，内科、妇科、儿科所载 268 首方中，173 首方含芳香药，其含芳香药比例为 65%。《药枕治百病》全书 413 首方中，327 首方含芳香药，含芳香药比例为 80%。芳香药几乎是传统皮肤外用药的必要成分。

芳香性中药具有开发腠理，辛香走窜，开窍醒神，开经络，透肌骨之功。而现代药理实验表明薄荷可使毛细血管扩张。现代同位素实验表明冰片极易透过血脑屏障，且在中枢内浓度最高而持续时间最久。可见，芳香性中药起着透皮吸收促进剂的作用。

《理瀹骈文》的"膏中用药味，必得气味俱厚者方能得力"，就是早期对膏剂中芳香性中药的认识。

5.2.2　毒性生品中药

5.2.2.1　传统工艺制备的黑膏药多用毒性药材

黑膏药制剂中，一些具有毒性的药材多为生品，如生川乌、生草乌，生南星、生半夏等。《理瀹骈文》亦写道："虽苍术、半夏之燥，入油则润，甘遂、牵牛、巴豆、草乌、天南星、木鳖之毒，入油则化，并无碍。又炒用、蒸用皆不如生用。勉强凑用，不如竟换用。"吴尚先认为，炮制后的有毒药材疗效不如生用。生品经油提取后，毒性就会消失，且疗效优于其炮制品。

古人之所以在处方中多用毒性药材生品，与黑膏药的基质性质、提取溶剂和提取方法的特性有极大的关系。首先，黑膏药的提取溶剂是食用植物油，提取方法是用油将药材饮片炸枯。食用植物油为亲脂性的溶剂，极性很小。按照相似者相溶的原理，只有极性很小的一类成分才可能被食用植物油提取出来，而中药中相当多的有效成分，如生物碱类、有机酸类、皂苷类、黄酮苷类、多糖类等极性较大，很难被亲脂性的食用植物油用炸枯的方法提取完全。其次，炸过药材的油需要进行一个熬炼药油的过程，炼油温度一般在 320℃ 左右，使油脂在高温条件下氧化、聚合、增稠以适应制膏的要求。油炼至"滴水成珠"时，在炼成的油液中加入黄丹，搅拌使充分混合，反应生成脂肪酸铅盐。铅盐可进一步促使油脂氧化、聚合、增稠而成膏状。制成的膏药喷淋清水，使成膏药坨，置清水中浸渍以去"火毒"，再加热摊涂成膏药。在炼油的过程中，能够被油溶解的药物成分完全可能因油温过高而被分解破坏，失去疗效。如果将药材粉碎为细粉，混合于制备好的膏药中，虽可避免有效成分被破坏，但由于有效成分仍然存在于药材细胞中，无疑会延长有效成分从细胞中释放出来并通过皮肤产生疗效的过程，从而降低了黑膏药制剂的疗效。再者，黑膏药基质的释放度和透皮吸收率与现代的乳化性基质相比，两者相差很多，相应来说也降低了黑膏药制剂的疗效。

综上所述，可以推测：在黑膏药制备的过程中，药材中很多化学成分（包括各种有毒药材生品中的有毒性的化学成分），或因提取得不完全，或因高温而被部分分解破坏。相对来说，生品中有毒药材被破坏的程度也许比炮制品小一些。这种情况下，降低有毒药材生品的毒性，疗效优于其炮制品是可能的。

5.2.2.2 现代工艺提取有效成分，则用炮制品代替有毒中药材生品

由于科学技术条件的限制，古人可能认识不到中药中的化学成分与药物疗效的关系。如果根据处方中药物成分的性质，从提取溶剂、提取方法、膏剂基质三个方面进行改进，药材中的有效成分（包括有毒药材中的毒性成分）能更完全地被提取，而不会受到破坏。如用乙醇提取、减压浓缩等现代提取方法，并且提取、浓缩的温度远远低于食用植物油炸枯药材和炼油的温度，不同浓度的乙醇的性质决定其可以更完全地提取药材中的有效成分。如果再使用释放度和透皮吸收率高的膏贴基质制成现代膏贴制剂，从理论上推断，这种新膏剂的疗效肯定比黑膏药制剂的疗效好得多。有学者对传统小儿咳喘黑膏药进行剂型改革，发现用新的中药膏贴剂型制备的小儿咳喘贴的疗效，显著优于传统的小儿咳喘黑膏药，疗效快，又对患儿皮肤没有致敏性。许多传统黑膏药制剂中之所以多用有毒中药材生品，是由黑膏药制剂的提取溶剂、提取工艺以及黑膏药剂型的特性等原因造成的。如果根据药材中所含成分的性质，改用乙醇或水为提取溶剂，并用现代科学方法提取药材中有效成分，使用释放度和透皮吸收率更理想的外用膏贴剂型来制备中药膏贴制剂，则可将处方中有毒中药材生品用炮制品代替，增加中药制剂的安全性，还可降低处方的用药量。

5.2.3 多有消瘀止痛类中药

方中多有消瘀止痛类中药。具体参见"3.2.3.3 用药特点（2）①"内容。

5.2.4 多有舒筋活络类中药

黑膏药方中多有舒筋活络类中药。具体参见"3.2.3.3 用药特点（2）②"内容。

5.2.5 多有温经通络类中药

方中多有温经通络类中药。具体参见"3.2.3.3 用药特点（2）③"内容。

5.2.6　多有接骨续筋类中药

方中多有接骨续筋类中药。具体参见"3.2.3.3用药特点（2）④"内容。

5.2.7　多有拔毒生肌类中药

方中多有拔毒生肌类中药。具体参见"3.2.3.3用药特点（2）⑤"内容。

5.2.8　多有拔病外出之品作为引药

中医认为，穴位贴敷既具有药物对穴位经络的刺激作用，又有药物本身的药性，几种效果相互作用、相互补充会产生综合作用。黑膏药中的药材必得通经走络、开窍透骨，故将可拔病外出之品作为引药，如白芥子、花椒、蓖麻子、凤仙花、穿山甲、冰片、麝香等。

5.2.9　多有气味俱厚的中药

将黑膏药贴敷在患者的体表，药效既可外布于肌表又可内达于脏腑。黑膏药中的药材必得气味俱厚者方能得力，如苍术、半夏、甘遂、巴豆、草乌、天南星、木鳖等。

5.2.10　处方药味较多

处方药味通常较多。中药汤剂主专治，分六经，用药一病一方，故其数精而少。黑膏药主通治，统六经，用药百病一方，故其数广而多，如明代的"赵府神应比天膏"中有百余味药材，清代的"程式万全膏"有七八十味药材。

5.2.11　"十八反"及"十九畏"理论不适用于传统膏剂

"十八反"及"十九畏"理论不适用于传统膏剂，有些学者提出了新观点，在传统膏药中，可允许上述情况存在，该学者提出：《中国药典》（2005年版）对中药配伍禁忌"十八反"的品种，除甘草与海藻未互相对注以外，均在"注意"项下作了说明，并将天花粉按栝楼的配伍禁忌对待，如天花粉、川贝母"注意"项下为"不宜与乌头类药材同用"，但《中国药典》对乌头类药材未明确其范围。若与草乌同植物不同药用部位的草乌叶也包括在内，则其"注意"项下未作相应配伍禁忌说明。对"十九畏"的品种，《中国药典》在部分药材如巴豆霜、牵牛子、肉桂、赤石脂、丁香、芒硝等的"注意"项下作了表述，但郁金、三棱的"注意"项下未有对丁香、芒硝的反注，虽然"十九畏"中的牙硝属火硝还是芒硝存在争议，但既然在芒硝中已提示，就应在三棱中对注，这样不至于产生疑义。另外，在收载的成方制剂中，出现属配伍禁忌的药物同用的情况，如，女金丸中肉桂与赤石脂同用；少林风湿跌打膏、安阳精制膏中生川乌、生草乌与白及、白蔹同用，且用水提取方法；阳和解凝膏中生川乌、生草乌、生附子与白及、白蔹同用。这些成药虽然大都属验方，且入汤剂（水提取）与入丸散或外用膏药等在实际配伍禁忌上也可能有别，更何况关于"十八反""十九畏"的有些品种配伍后，究竟有无毒副反应或拮抗作用还存在争议，但既然在药材部分已经注明了配伍禁忌，却还在《中国药典》的同一成方制剂中出现同用的情况，总觉得有前后矛盾之嫌。

黑膏药的基质、水分及相关比例

6.1 植物油

油的选择直接关系到膏药的质量，质量不好的油熬成的膏药呈红色，如油中含有高分子的脂肪酸熬出的膏药，表面易于干裂，故应采用含有低分子脂肪酸的油，如麻油、花生油等。这样的油沸点较低，不易破坏药物的有效成分，同时可缩短下丹的时间，加热和下丹时泡沫较少，便于观察锅内的变化，并可避免发生意外。植物油中不能放碱，加碱的植物油在熬膏药时易溢锅，并且熬制的膏药不粘。

"黑如漆"即要求膏药色黑如漆。首先要注意油和黄丹的质量。应采用含低分子脂肪酸的麻油、花生油等，胡麻油虽不如麻油好，但价格低廉又没有多大的不良现象，也常使用。通常植物油以麻油最好，或用胡麻油、花生油、大豆油和菜籽油等，古法中也常有加桐油者。同时亦可使用桐油、石蜡与黄丹混合制膏的方法，以减少植物油的应用。据现代研究，植物油皂化值为 $186.20 \sim 196.58$、酸值为 $1.06 \sim 11.19$、碘值为 $110.62 \sim 161.83$ 时比较适宜熬炼。供黑膏药用的植物油品种较多，有麻油、茶油、豆油、花生油、糠油、葵花籽油、菜籽油、桐油、棉籽油及食用调和油等。可单独使用，也可混合使用。《中国药典》并没有规定熬膏药强制使用何种植物油，但动物油不适宜熬制黑膏药。

碘值低于 100 的油为干性油，碘值在 $100 \sim 300$ 之间的为半干性油，有学者提出凡无强烈刺激性和毒性的半干性植物油，其碘值在 $100 \sim 130$ 之间，皂化值在 $185 \sim 206$ 之间均可应用，按此标准，碘值在 100 以下的棕榈油、椰子油及动物油等均不适合制作黑膏药。

根据实践经验，麻油制成的黑膏药乌黑发亮，黏性强。其次用茶油制成的黑膏药，其外观与麻油制备的膏药相当。但用棉籽油、花生油、豆油及色拉油等制备基质时，容易出现泡沫多、操作不便、外观不如麻油所制的膏药等不同程度的缺点。

有人曾专门做过实验，选用 10 种植物油、3 种动物油，对所熬制膏药基质质量进行研究，以出膏率、经验鉴定、软化点、针入度测定结果作为综合判断，结果表明：按传统工艺熬制黑膏药，以植物油为宜，动物油熬膏均过硬，不能贴用。但植物油也并不是都适宜单独熬制膏药，其中以麻油制成的膏药最理想，相近的线麻油（也称绳麻油）、花生油、葵花籽油亦能较好地适用，而芥籽油、棉籽油、菜籽油膏药不甚理想，可考虑配伍应用，应进一步研究。其次，同种油也有不同质量，如三种不同牌子的豆油外观、理化常数都有明显区别，所熬制的膏药不论外观、软硬差别都很大。

下面将制备黑膏药常用的植物油分别作一介绍。

6.1.1   油料的选择

6.1.1.1   麻油

麻油沸点低，质地纯净、杂质少，因炼制时不易产生泡沫，利于操作，是比较适宜的原料。同时麻油还具有清凉、抗炎、镇痛作用，药性易渗入皮肤，制得膏药乌黑，光亮如镜，拉之有力，且软化点及黏着力适当。芝麻有黑芝麻及白芝麻两种，一般选用黑芝麻油。

但在购买麻油时要注意麻油的纯度，市场有掺假现象，其直接影响膏药的老嫩程度。由于市售麻油的质量无法用肉眼鉴别，在制作黑膏药时通常受其纯度和沉淀与否的影响。有人选取了 5 种麻油作为熬制黑膏药的原料油，并分别测定其酸值、碘值和皂化值，结果显示质量好的纯麻油为最适基质原料。

麻油凝固点为 $-5\sim-4℃$，理化常数适中，制成膏药黏度较大，展性强，硬度适宜，外观光亮，性清凉，又因沸点低，油加热时不起泡沫，易于操作。但由于麻油成本过高，若当麻油供应量不足时，也可用其他无强烈刺激性和毒性的半干性植物油代替，如棉籽油、菜籽油、混合油、豆油等均可，不必拘泥于昂贵的民用麻油。

6.1.1.2   茶油

茶油又名茶籽油、山茶油，其中多为白花茶油，红花茶油产量较少，其药用及食用价值及价格均高于前者，这里所指的茶油主要指白花茶油。茶油的皂化值为 $188\sim196$，酸值为 $1.92\sim2.1$，碘值为 $120\sim137$。炼制黑膏药，除了首选麻油，其次茶油也非常适宜。其优点是杂质少，在熬炼中泡沫少，可缩短炼油时间，炼取的药油量比其他油多，从而增加了膏药的制取量，且制得膏药乌黑、光亮如镜。不足的是，其油料成本亦较高。

有一种通俗说法，即膏药为"白胶（松香）煮桐油"，报道称有人自制活络膏、风伤膏，按照配方，用油中的 3/4 为茶油，1/4 为桐油，实践证明，加桐油炼制出来的膏药摊于布褙上，放置五六个月，即脆裂不柔软，有鉴于此，进行了改进，将混合油中的桐油弃用，而全部改用茶油炼制，结果生产出来的膏药明显增强了韧性，即用茶籽油制备的黑膏药品质与麻油相当。

6.1.1.3　桐油

传统麻油制备黑膏药虽然有很多优点，但用其制备时需进行反复熬炼，使其黏度达到"滴水成珠"程度时，温度已达 300℃，下丹后与黄丹反应时的温度可达 360℃，如此高温会破坏药材的有效成分而影响疗效。而桐油是一种半干性油，易聚合，用它代替麻油作为基质，不需长时间反复熬炼就可使药油的黏稠度达到要求，250℃时即可与黄丹起反应，使药物受热时间缩短，避免了高温对药物有效成分的破坏，且下丹温度低，不易燃烧，较为安全，但在高温时极易氧化聚合成凝胶，所制得的膏药质脆而黏性低。为避免单独应用麻油或桐油时的弊端，可先用麻油炸药提取非极性有效成分，再与桐油熬炼后下丹，即可取长补短。既不需要长时间高温炼油，避免了有效成分的破坏，又节省了黄丹和能源。

桐油与麻油混用比例为桐油：麻油=1：3，具体操作如下。

（1）材料　大小适中的不锈钢锅 2 口，不锈钢笊篱 1 把，烘箱 1 台，100 目耐高温滤布 1 块，搅拌棒 1 根（通常用较粗的新鲜柳枝棍），水盆 2 个，工业用高温温度计 1 支，乙醇仪 1 支，索氏提取器 1 支。场地宽敞明亮，通风良好，设有换气装置、消防灭火器材。备齐桐油、麻油、黄丹、中药材等原料、辅料。

（2）操作步骤

① 药材提取

a. 将含有挥发性成分的中药材用索氏提取器提取出挥发油，另器保存，药渣备用；

b. 将提取出挥发油的药渣与不含挥发油的中药材共同浸泡后煎煮 1.5～2 小时，制成相对密度为 1.30～1.40 的稠厚流浸膏，备用，捞出药渣，置烘箱内于 70～80℃温度下烘干；

c. 把烘干后的药渣放入盛有所需总油量 1/2 的麻油的锅内浸泡后，徐徐加热，待药材外表呈焦褐色而内部呈焦黄色时用笊篱捞出，沥干油。

② 炼油：炸药时，于另一不锈钢锅内加入所需总油 1/3 的桐油后缓慢加热，待麻油锅内的药材捞尽后，将麻油过滤至桐油锅内，共同加热至一定温度，达到"滴水成珠"的程度。

③ 下丹：当混合油温度达 240～260℃时，加入经干燥、粉碎、过筛后 4/5 总量的黄丹，下丹时不停搅拌，直至呈稠厚黏着的固体。

④ 收膏与去"火毒"：待黄丹下完后，根据所得膏药的"老嫩"程度再进行相

应处理。若过"老",则加入少量的桐油进行搅拌，使之化合；若过"嫩"，则继续加热搅拌，或加入剩余 1/5 的黄丹，加热搅拌，反复试验。待其炼熬成功后，细流倒入冷水中不停搅拌，凝结成团块后撕成小块，浸于 50% 的乙醇中 1 天即可。

⑤ 摊涂：从 50% 的乙醇中取出膏药块，水浴加热熔化后兑入水提稠厚流浸膏和挥发油，不停地搅拌均匀后，用竹签取少许摊涂于布或牛皮纸上，对折即可。

（3）注意事项

① 炸药时应先将"药渣"用麻油浸泡透，再小火加热炸至外焦褐色、内焦黄色；

② 麻油炸药时，也应加热另一口锅中的桐油，"药渣"炸完后滤至桐油锅内混合，这样不至于因热麻油加到凉桐油中而受热不均或延长熬炼时间；

③ 浸泡膏药的 50% 乙醇应先配好后再放入膏药团块，以免因乙醇浓度过大而溶解有效成分，影响疗效。经试验证实，用 50% 的乙醇浸泡膏药团块 1 天，可把在高温条件下熬炼时氧化及分解的有刺激性的低级分解产物（酮、醛、低级脂肪酸铅盐等）溶解于其中而使膏药无刺激性，且其中的大分子非极性有效成分不溶于水和 50% 的乙醇，从而保证了疗效。

6.1.1.4 豆油

大豆油为市场上供应较为充沛的一种油料。大豆油按现在的国家标准分为四个等级，即一级、二级、三级及四级，分别相当于原来国家标准的色拉油、高级烹调油、一级油及二级油。大豆色拉油是以前的国家标准，相当于现在国家标准中的一级大豆油。大豆一级、二级油，经过脱胶、脱酸、脱色、脱臭处理，从而将原油中的杂质过滤。20 世纪 90 年代初期，有研究者在制备万应膏及治伤膏时，尝试使用豆油等色拉油炼制黑膏药，获得了较好的效果，且属于首次文献报道。实验表明，一级转基因的大豆油其皂化值、酸值与碘值与非转基因大豆油基本一致，其酸值在 0.1 左右（<0.2），皂化值为 188～195，碘值为 126～140，均符合炼制黑膏药所用植物油规定的三值，即皂化值 186.20～196.58、酸值 1.06～11.19、碘值 110.62～161.83。由于丹油反应的特殊性，要求使用杂质含量相对较低的油，考虑到其成本及黑膏药的外用性质，可以使用成本相对低廉的一级转基因大豆油（原国家标准的大豆色拉油）炼制黑膏药。这类油的不足之处是在制备时，较易产生泡沫。

经验表明，用大豆色拉油制备的黑膏药，其外观及性状与花生油基本一致，比菜籽油为好。二级、三级及四级大豆油由于杂质含量相对较高，不适合熬制黑膏药。

6.1.1.5 花生油

花生油的碘值为 87～106，皂化值为 185～195，酸值为 1.0～2.5，同样需选用一级花生油（色拉油）熬炼黑膏药，由于在制备时较易产生泡沫，可单独使用，抑或作为混合油使用。根据经验，其制备黑膏药的品质与豆油相似。

6.1.1.6 葵花籽油

葵花籽油在市场上占有率亦较高，其皂化值为 188～194，酸值为 1.0～4.0，碘值 120～136。文献报道中，使用精炼一级葵花籽油熬制黑膏药有很多案例，用其制成的膏药成品，与豆油、花生油制成品相似，无明显差别。

6.1.1.7 菜籽油

一级及二级菜籽油的皂化值为 168～179、酸值为 1.5～3.0、碘值为 97～108。由于菜籽油的碘值偏低，部分接近干性油，同时由于菜籽油含有高分子脂肪酸，用其熬出的膏药，表面易干裂，所以用其单独制备的黑膏药质量较低，不如花生油及豆油等，一般选用一级菜籽油（色拉油）作为混合油来熬制黑膏药。

6.1.1.8 大槽油

大槽油为含葵花籽油和麻油的混合油，天津地区一般使用大槽油较多。实验表明，精炼过的大槽油熬制的膏药老嫩合适，经贴用，黏度好，皮肤的充血情况亦好，与麻油制成的膏药基本一致。

6.1.1.9 玉米油

亦称玉米胚芽油，玉米油的皂化值为 187～193，酸值为 0.2～0.3，碘值为 103～128，亦可制作黑膏药，由于市场用量较少，有较少报道其使用案例。同样，仅使用其一级油品，单独或混合使用。

6.1.1.10 糠油

也称米糠油，市场上均是精炼的食用油，熬炼膏药主要使用其一级油，其皂化值为 179～195，酸值为 0.2～3.0，碘值为 91～115。由于其位于干性油与半干性油之间，用其制备的黑膏药较脆，质暗，一般不单独使用，主要作为混合油使用。

6.1.1.11 棉籽油

棉籽油现在市场上较少，其皂化值为 191～196，酸值为 0.2～0.3，碘值为

99~113。在以前物资匮乏时期，曾用其熬制黑膏药。由于其炼油时泡沫较多，且制备的膏药成品质脆，已经很少使用。工业化生产主要是使用其色拉油等级作为混合油。

据经验，棉籽油虽然理论上可熬炼，但操作中用其熬制的膏药质量不好控制，同时实验表明，用棉籽油即使精炼后其亮度亦最差，对皮肤的充血亦最差，因此建议最好不用。

6.1.1.12 食用调和油

亦有使用食用调和油进行熬制黑膏药的报道，这方面的文献数据不多，建议参考使用。

6.1.2 植物色拉油的使用

从市场的占有率来看，国内多报道使用大豆色拉油、花生及葵花籽色拉油作基本原料。用这些色拉油制备黑膏药的特点是，由于色拉油分别经过脱胶、脱酸、脱色、脱臭处理，已将油脂中的杂质，例如蛋白黏液、游离脂肪酸、磷脂、色素等去掉，油中杂质少，油烟少，既减少了环境污染，又有利于操作和劳动保护，且制成的膏药乌黑发亮，黏度好。

6.1.2.1 植物色拉油的炼油温度

将植物色拉油加热，油温在300℃以下时，油面不会产生油沫；当油温高于300℃时，油面会渐渐产生小油沫，继而油沫渐渐增多；当油温达320~330℃时，油沫会占油面的1/3~1/2，这时便可以下丹，并不断搅拌，待凉成膏。

6.1.2.2 植物色拉油使用注意事项

每锅膏药的用油量以不超过熬炼锅的2/3为宜，以免溢锅。炼油过程宜用文火，避免用武火，以便观察油面上油沫的情况。其次，丹剂不宜一次性过多放入油中。

6.1.2.3 植物色拉油使用优点

首先，植物色拉油在炼油中，观察油温的方法简单，只需观察油面的油沫量即可，且油烟很少；而用传统的未精炼压榨植物油（非色拉油），在炼油过程中，则要观察油烟、油花、"滴水成珠"等三个方面，比较麻烦，且产生的油烟很多。其次，用植物色拉油制备的黑膏药，色泽光亮、黏度高、清润；而用传统植物油制备的黑膏药色泽欠佳、黏度差、外观粗糙。最后，植物色拉油的货源广，价格不高，且植物色拉油为食用油，所以用植物色拉油制备的黑膏药，较少出现过敏反应。

6.2 黄丹

膏药质量好坏与油和黄丹有直接的关系。如果黄丹不好，熬膏药时很费时间，不易熬成，所熬膏药呈灰白色而无光泽。故先要作鉴定工作，或作适当加工。

6.2.1 黄丹使用标准

黄丹，又称章丹、樟丹、铅丹、广丹、红丹、东丹、陶丹、虢丹，其化学成分主要是 Pb_3O_4，能解热拔毒，生肌去瘀，治恶疮肿毒。其质以鲜艳的橘黄色，有光泽，纯度在95％以上为佳。全国有多个省份出产黄丹，其中以云南个旧出品的黄丹质量最好。制备黑膏药要求其含量达到95％，至少达到90％。当黄丹质量较差，纯度较低时，则熬炼时应酌情增加黄丹分量以补足。总之，如果黄丹的质量欠佳，熬制膏药过程中费时间、不易熬成且又浪费药料，甚至出现于水中去"火毒"时，发生白汁流不出等不正常现象。对丹的质量，尤其要注意某些不法药贩在丹中有意掺假，造成操作中在计算理论用丹量情况下而实际不足，使丹油比例失调，增加熬制困难。因此，鉴别丹的优劣，是熬膏前应做好的首要准备工作。

6.2.2 黄丹使用前处理

黄丹易受潮而凝固，含水分时易聚集成颗粒，下丹时则沉于锅底，导致与麻油反应不充分，因此使用前要用铁锅炒干或置干燥箱干燥（一般是炼油的同时进行炒丹，炒好后立即下丹，如太早炒好，黄丹容易重新吸收水分影响反应效果）。炒丹时用中火，将其放在干净的铁锅或铜锅内炒至丹中水汽散尽，松散为度，颜色以炒至或干燥至玫瑰色时取出晾凉，并过80目筛，使成细粉以备用。黄丹在炒制中会变成深红色，勿慌，取出晾凉，自然会恢复原色。如果黄丹质量太差可用水飞法除去杂质。方法是先将黄丹浸于水中大力搅动，使杂质漂浮于水面，然后倾去，再把黄丹晒干，炒至玫瑰色，用细筛筛过待用。如果黄丹太粗或含有水分也可炒后细筛，或在熬膏药时酌情增加用量。

总之，当丹中水分过大时，易致膏药熬嫩，丹炒过头时膏药则老。

6.2.3 黄丹的投料量

黄丹的用量其实与黄丹的含量、季节、炼油温度等因素皆有关系。

6.2.3.1　合格含量下的投料量

　　黄丹含量要求达到90％以上（90％～95％）方为合格。对于上述含量的黄丹，由于受到气候、熬制温度等多方面影响，因而投料多少根据情况而定。通常黄丹与油的用量比为（420～500）：1000，民间所说的"一斤油半斤丹"并不完全准确，只能说是所用植物油量的1/2左右。丹量过少则膏嫩过粘，丹量过多则膏老不粘，贴于皮肤也不软化。黄丹的用量因植物油品种及季度不同而稍有差异。夏季黄丹的用量比冬季略多，以麻油、花生油、菜籽油为基质的黄丹的用量比以桐油为基质的略多。通过文献查询及多年制作经验，普遍认为每千克植物油用黄丹为420～500g，当然，随着全国各地季节温差的变化，丹的用量亦可超出或低于此范围，例如南方炎热的夏暑季节每千克油用丹可增至500g，全国各地平均春秋季节440～480g，而东北寒冷的冬季240～420g。

6.2.3.2　质量较次的黄丹投料量

　　需要说明的是，由于不同产地的黄丹质量差别较大，通常对于含量在75％～90％之间的黄丹，定义为质次的黄丹，由于其含量的不足，所以下丹量也要加大。对于这类黄丹，其含量稍高的，油与黄丹的比例一般为1：0.4或1：0.5；对于含量明显不足的黄丹，其油与黄丹的比例可达1：0.6至1：0.65或稍多，这样熬出的膏药才老嫩适合。

　　对于75％及以下的黄丹定义为不合格黄丹，这类黄丹熬炼不仅费时，亦不易成膏，则含杂质过高，会在熬制过程中沉淀，形成颗粒状团块，这样的黄丹不能使用。

6.2.3.3　不同炼油温度下的投料量

　　丹油配比还与炼油过程中的温度有关。在炼油过程中，应根据油温的不同，适当调整丹油比例。如在345℃时丹油比不能低于6：16，315℃时不能低于7：16，285℃时不能低于1：2，从这方面来说，"一丹二油"也是不准确的。

6.2.4　下丹操作注意

　　药油下丹是成膏最关键的一道工序。下丹时，药油温度过高会烧丹；温度过低会降低丹的反应。一般应于320℃左右下丹。丹的含量问题前面已述，不再重述。另外要注意下丹速度，不能太快，以免溢锅，又不能太慢，以免温度降低影响反应。我们在实践中摸索出下丹速度以不溢锅为度，且分次下丹。丹的用量直接关系到膏药的老嫩。应根据药油的老嫩、季节的不同以及膏药放置时间长短来决定丹的用量，这在前面基本都已讲述，另外要说明的是膏药放置的时间过长会变老，故膏药要熬嫩些，则少用丹。

观察膏药老嫩方法是当丹下到每 1kg 药油 300g 时，待药油由棕色变黑色时，用小木棍蘸少许膏滴入冷水中，然后用手捏膏，若粘手指不脱落说明膏太嫩，要继续少量下丹，直至膏滴入水中，捏膏能粘指，膏离指不粘肤时，即停止下丹，收膏。

有学者在原来黑膏药基质中加入高分子基质和氮酮或以其他基质代替传统黑膏药基质。例如采用氧化锌代替密陀僧下丹，在 30～37℃时生成能软化的药用基质。此锌皂基质避免了铅的皮肤吸收，经试贴于人体皮肤 20 小时后未发现局部刺激，粘贴及揭扯性能良好。也有学者在铅皂基质基础上加入复方高分子基质和 3% 氮酮，与传统黑膏药比较，能明显提高小檗碱的透皮吸收量，这将在后面的讲述中进行介绍。

6.3 其他基质

黑膏药传统的基质由两部分组成，一部分是植物中的不饱和脂肪酸与黄丹中的四氧化三铅形成的二价铅皂，它是一种油包水型的表面活性剂；另一部分则是剩余植物油氧化聚合的增稠物，铅皂作为表面活性剂可以增加皮肤的通透性而促进被动扩散的吸收作用。实验证明，放射性碘化钠在黑膏药中的释放和透皮吸收的量远较在橡皮硬膏中为多，黑膏药的基质可以刺激神经束末梢增加体循环，进而加速药物的传递和活血作用。在《理瀹骈文》中亦有"膏以帅药，药以助膏"的论点，说明了基质与药物的相互关系。但是该基质亦有不可克服的缺点，该基质的原料组成及制备工艺决定了其质量的难控制性。一是很难得到质量均一的基质；二是由于其本身色泽黑暗、黏稠度大、较差的揭扯性、易污染衣服的特点及铅离子的存在，形成了黑膏药走向世界的一个无法克服的障碍。鉴于黑膏药传统基质存在的一些问题，对黑膏药进行基质改良势在必行。

目前开发的基质多借鉴于橡皮膏的基质，该基质能否具备黑膏药基质的优点尚待研究，因此，开发新的黑膏药基质使之既有传统基质的优点又易被国际医药市场承认和接受，是一个有意义的课题。

6.3.1 含铅膏药基质

含铅膏药基质又名铅肥皂基质，主要成分是高碳脂肪酸铅盐。如植物油与一氧化铅作用而制成的铅硬膏；以植物油、黄丹为原料熬炼成的黑膏药；以及用植物油、碱式碳酸铅为原料制成的白膏药。由于膏药药效缓慢，黏度失宜时较易污染皮肤及衣物，且成分复杂，多至数十种药物，至今对其药理作用、制造技术以及质量尚缺少科学的分析与阐明。近年来，在中西医药结合过程中，出现了膏药基质与橡胶硬膏的基质互相代用的情况，使祖国医药更加发扬光大。

6.3.1.1 传统黑膏药基质

包括植物油与黄丹，参见"6.1 植物油"及"6.2 黄丹"的内容。

6.3.1.2 无药铅皂基质（膏坨）

无药铅皂基质，亦称膏坨，顾名思义，就是没有加入药料的传统铅皂膏药基质。

黑膏药传统制备工艺由于采用高温，会破坏部分有效成分，影响药效。为提高其有效成分含量，增加疗效，实际工作中有人改革了传统油炸药料熬炼下丹时高温操作的工艺，以先制备铅皂膏坨与低温提取药料混合收膏的方法，制备了高效的增强黑膏药。随着对药料提取工艺的改进，出现将提取好的浸膏加入无药铅皂基质混匀的方法。

无药铅皂基质的理论是因传统黑膏药的生产工艺劳动强度大，产生的烟雾对人体极为有害，故国内学者对黑膏药的制剂新工艺进行了有益改进。有学者认为炼油、下丹后制成膏坨，再与所提药材有效成分合并混匀，最后将油膏降至70～80℃，兑入细料拌匀即可；有学者取清油炼油下丹制成膏坨，另以蒸馏水回流、乙醇回流、水煎浓缩三种方法提取的药材有效成分和经粉碎的药料，与膏坨混合拌匀成膏，结果提高了药膏中的药物含量；有学者将传统黑膏药制备方法改进为用乙醇提取药材粗粉，回收乙醇后再与黑膏药基质混合得到成品，该方法条件易于控制，有效成分大黄素含量较高，定性反应明显，较传统制备方法有一定的优越性。

下面以活络膏的改进制作为例，用植物油炼油下丹制膏坨，以多种方法提取有效成分挥发油、生物碱、皂苷等醇溶、水溶性物质。将高温油炸药料提取成膏改为低温（60～90℃），药料与膏坨混合拌匀成膏。经动物刺激性试验与临床应用，观察证明本法制作的药膏无刺激性，并且疗效显著提高。

无药铅皂基质的制备方法如下。

（1）处方 麻油2500mL，黄丹1050g。

（2）制法

① 炼油：按传统炼油方法将清油熬炼到320～330℃，观察油烟，当出现白色浓烟，油花向锅中央聚集，"滴水成珠"时，油即炼成。

② 下丹：先将黄丹炒干过80～100目筛，用离火下丹法，将黄丹均匀撒布油中（320～330℃），并不停地搅拌，至白烟冒尽，清油变为黑褐色时，取出少量滴入冷水中，数秒后膏不粘手，稠度适宜，即为油丹结合良好的无药铅皂基质——

膏坨。

③ 去"火毒"：将炼好的膏坨立即徐徐倾入冷水中，并不断搅拌，以除去刺激性分解产物，凝固后取出，捏压成团块，再浸入冷水中，每日换水 1 次，连续 3 天，使"火毒"除尽，取出置密闭容器中保存备用。

④ 加入药膏：将基质与所得浸膏置锅内，文火或水浴加热熔化，并不断搅拌混合均匀。待水分完全蒸发后，加入可溶性、挥发性成分，搅拌均匀。

⑤ 按规定量摊涂于膏药专用裱背上，即成。

6.3.1.3　改良黑膏药基质

（1）在传统黑膏药基质中加入蜂蜜及蜂蜡等　为了减少传统黑膏药的高温提取弊端，近些年出现了加入蜂蜜及蜂蜡的改良膏药，改良后做出来的膏药，夏天不残留在皮肤上，冬天不硬不碎，且贴之紧，揭不留痕，软硬适中，使用时不需烘烤，直接贴用。

下面将该改进工艺介绍如下。

① 药物组成

a. 处方Ⅰ：麻油 1500g、黄丹 500g。

b. 处方Ⅱ：当归 50g、川芎 50g、大黄 40g、羌活 30g、独活 30g、秦艽 20g、三棱 40g、栀子 30g、海风藤 40g、牛膝 30g、生川乌 30g、生草乌 30g、生南星 30g、生半夏 30g、土鳖虫 20g、威灵仙 30g、元胡 50g。

c. 处方Ⅲ：血竭 50g、冰片 30g、樟脑 20g、三七 50g、穿山甲 50g、丁香 20g、乳香 30g、没药 30g、豆蔻 30g，各碾细末，过 100 目筛备用。

② 制作方法。

先将处方Ⅰ的麻油与黄丹按照黑膏药的传统方法制成老嫩合适的膏坨，需要说明的是，膏药炼（收）得嫩比老要好，这是因为在临床用时摊膏还需再加温，这是膏药制作的关键所在。冷却后，缓慢倒入冷水中，浸泡 3～5 天，每天换水 1 次备用。

将处方Ⅱ的中药先用水浸泡半天，用水煎煮 3 次，头两次每次煎煮 3 小时，第三次煎煮 2 小时，过滤合并 3 次滤液，取澄清药液，置不锈钢锅内，先武火煮至沸腾，捞出漂浮物，药液变浓后，改用文火，保持微沸，不断搅拌，防止焦化，浓缩至稠膏状时，取少许滴于滤纸上检视，以无渗润水迹为度，此时，传统上习称"清膏"。待浓缩的药液有 2000mL 时，加炼蜜 500g 熬成膏状。熬制过程中要不断搅拌，以免药液溢出锅外，边搅拌边观察。根据季节变化，掌握火候，以"冬天挂丝，夏天挂旗"为准。

将处方Ⅰ制作的黑膏药基质与处方Ⅱ的浓缩膏混合隔水加温至 80℃左右，放入蜂蜡，蜂蜡与膏药基质的比例为 1∶100，待熔化后再加入处方Ⅲ的中药细粉，搅拌均匀。用小勺将膏药（约 7g）放在硅油纸中，然后在其上面盖另一张同样大小的硅油纸，用木板放在上面将其压制成 3mm 厚的薄饼状，待冷却后揭去硅油纸，用自制的直径为 7cm 的圆筒状切刀，将膏药切制成规则的圆形，然后放入膏药布中备用。做出的膏药应是厚薄均匀、乌黑发亮，有浓厚的中药气味。

传统黑膏药制备中，含挥发性成分的药物通常打粉加入，避免了高温油炸对药物成分的影响。

③ 改良黑膏药优点

a. 通过浓缩取汁，使配方中的有效成分最大量地提取出来。

b. 里面含有蜂蜜基质，可以加入更多的贵细粉料药材。

c. 可以做出更多的膏药，使产量增加，减少浪费，节约资源。

d. 蜂蜜也是很好的天然润肤剂，避免皮肤瘙痒，有很好的保湿作用，使局部皮肤组织疏松，可以加速药物的吸收。

e. 加入蜂蜡后，降低了对皮肤的刺激性，过敏反应发生率有所降低。蜂蜡可减少膏药在皮肤上的残留，可增加膏的硬度及可塑性。

f. 很多药具有挥发性且属贵重药物，不经过高温下入膏药基质中，很好地保留了药物的原有疗效。

g. 冰片具有很好的渗透作用，极具穿透力，使药物直达病处。且冰片性凉，降低药物的燥热之性，使患者贴处舒适，药物作用时间加长，疗效倍增。

（2）在传统黑膏药基质中加入透皮促进剂及高分子基质等　铅皂基质为表面活性剂，有增加皮肤通透性、促进被动扩散、水合作用好、角质层含水量高的特点，但其透皮吸收作用不强。加入氮酮后，可改变药物在角质层的扩散，提高渗透率，增加角质层中含药积蓄量，短时间稳定扩散到最大值，对痈疽、疮疡临床疗效较好，与氮酮作用机制相符。

氮酮作为新型高效皮肤渗透促进剂，可较好地增强黑膏药透皮吸收作用，文献报道采用测定黑膏药中加小檗碱的方法，将含 3% 氮酮以超滤法制得的金黄散黑膏药，与不含氮酮的传统法制得的金黄散黑膏药进行对比。结果表明：前者有效成分（小檗碱、大黄素、姜黄素、1,8-二羟基蒽醌）含量最高，而传统黑膏药中有效成分含量较低。具体方法如下。

将如意金黄散处方药材分别按渗漉法、超滤法、综合法提取有效成分，并制备增强黑膏药。以下简称为渗漉法、超滤法、综合法黑膏药。另再按传统方法制备黑膏药。以上除传统法黑膏药外，其他各种黑膏药均加入 3% 氮酮及适量高分子基质。基质组成：降解无规聚丙烯、羧甲基纤维素、聚山梨酯 80、司盘 20、司盘 80、十二烷基硫酸钠、硅油及液体石蜡。本实验测定了 4 种黑膏药中有效成分（小檗碱、大黄素、姜黄素、1,8-二羟基蒽醌）含量，结果表明：综合法制备的增强黑膏药中有效成分含量最高，渗漉法黑膏药次之，超滤法黑膏药又次之。而传统黑膏药中有效成分含量极低，说明工艺的改进能使有效成分提取量增大，且有效成分不易受到高温的破坏，这种改进既能保持传统黑膏药的疗效及其优点，又可使有效成分含量提高，同时加入透皮促进剂及高分子基质，可改善基质性质及促进吸收。

下面再介绍一例改良黑膏药的制作及相关比较。

在黑膏药传统制备工艺的基础上，使用现代方法改良了黑膏药的制备工艺，并对这两种工艺所制黑膏药的老嫩度、刺激性和疗效进行了验证。结果与用传统方法制备的黑膏药相比较，用改良法制备的黑膏药老嫩度更好，且对患者的刺激性更小，疗效更高。

具体内容如下。

① 制备方法

a. 黑膏药传统工艺

ⅰ. 备料：每千克干药，用油 1.25～1.5kg；每 1kg 鲜药，用油 0.25kg。

ⅱ. 炸料及炼油：将药材用油先浸后熬，待熬枯后去渣。再将去渣后的油炼至"滴水成珠"，用秤称量炼好的药油（为炼制前油量的 70% 左右）。

ⅲ. 下丹：按照净油 500g 下黄丹 220g 左右进行收膏。膏药熬一回则老一回，如较嫩可再加黄丹。

ⅳ. 加胶：将 5% 膏药量的皮胶加醋进行烊化后，趁热加入膏药中以增加其黏性。

ⅴ. 去"火毒"：将膏药放入水中浸泡，分割成小块，经常换水，以去"火毒"，勿使见风。

b. 改良工艺：在黑膏药传统制备工艺基础上，进行如下改进。

ⅰ. 将黑膏药中的黄丹改为氧化锌。每 500g 油用黄丹 220g。按照化学制剂的比例量，用 95～100g 氧化锌替代 220g 黄丹。

ⅱ. 将黑膏药中的基质脂肪酸铅皂用脂肪酸锌皂替代，以减少黑膏药对人体的刺激性，增加其黏性。

ⅲ. 添加了占膏药量 2% 的白蜡，以调节膏药基质的老嫩程度。

ⅳ. 添加了占膏药量 1.5% 的氮酮，以增加新基质对药物透皮吸收的效果。

ⅴ. 添加了占膏药量 5% 的远红外陶瓷粉，以增加黑膏药的热效应和消肿镇痛作用。

c. 制备黑膏药：在气温 15～20℃ 的环境下，按照相同的药材量分别使用传统工艺和改良工艺，各制备 5 锅用于治疗妇科赤白带下的黑膏药。

操作方法如下。

ⅰ. 炸料：按照传统方法操作，注意先煎后炸。

ⅱ. 滤油：将药油用 120 目的药筛进行过滤。

ⅲ. 炼油：对过滤后的药油继续加热熬炼，将药油炼至"滴水成珠"的程度。称量净药油的重量，计算收油率。一般情况下，收油率约为 70%（收油率与药材的性质有关，如药方中质地疏松的药材较多，其收油率就会低些）。

ⅳ. 下丹成膏、去"火毒"及摊涂：将药油分为2份，将其中的一份药油按照传统工艺加入黄丹，边加边搅拌，注意一个搅拌方向，掌握好火候，等油丹开始反应时，立即撤火。待锅内膏药完全成漆黑时，蘸取少许，滴入冷水中，膏不粘手，亦可揉捏成团，表示老嫩合适，起锅，将膏药徐徐倾入冷水中，切成小块，经常换水，以去"火毒"。10天后将膏药重新加热熔化加入细料药。然后将熬制好的膏药摊涂在裱背材料上。同时，将另一份药油按照改良工艺加入氧化锌（氧化锌与药油的比例为1∶5），边加边搅拌，等膏药开始反应时，立即撤火。待油烟减小（约搅拌8分钟）时，加入占膏药量2%的白蜡进行搅拌，待锅内膏药完全变色时，蘸取少许，滴入冷水中，膏不粘手，亦可揉捏成团，表示老嫩合适，倾入冷水中，分成小块，去"火毒"。10天后，将膏药重新加热熔化后加入细料药粉、远红外陶瓷粉及氮酮。然后，将熬制好的膏药摊涂在裱背材料上。

② 验证与结果

a. 对两种膏药的老嫩度进行验证。在使用传统方法制备的5锅黑膏药中，有4锅黑膏药太嫩，即贴上后揭不下或在揭下后留有大量膏药。使用改良工艺制备的5锅黑膏药均老嫩适宜，即贴之必粘，揭下后不留痕迹。

b. 对两种膏药的刺激性进行验证。分别使用传统工艺制备的黑膏药和改良工艺制备的黑膏药，联合乾坤一气膏（由青岛正德健康管理有限公司生产）对20例妇科赤白带下患者进行治疗。结果表明：在用药2周后，使用传统工艺制备的黑膏药，在治疗的10例患者中，有6例患者出现瘙痒、红斑等过敏症状；而使用改良工艺制备的黑膏药，在治疗的10例患者中，有2例患者出现瘙痒、红斑等过敏症状。

c. 对两种膏药的疗效进行验证。使用传统工艺制备的黑膏药，在治疗的10例患者中，6例因过敏而停药，余4例继续用药4周。停药后，对这4例患者进行连续3个月的观察，其中有2例患者的白带恢复正常。而使用改良工艺制备的黑膏药，在治疗的10例患者中，有2例因过敏而停药，余8例继续用药。停药后，对这8例患者进行连续3个月的观察，其中有5例患者的白带恢复正常，有2例患者的症状有所改善，有1例患者的治疗效果为无效。

③ 小结

a. 用传统工艺制作的黑膏药为铅皂基质，其铅可经皮肤吸收进入人体，会对身体产生危害。利用氧化锌代替黄丹，并添加了远红外陶瓷粉和氮酮等材料，用此工艺制备的黑膏药，不仅减少了其对人体的危害，还提高了疗效。

b. 为避免在炸药、炼油的高温条件下对有效成分的破坏分解，采取了分别提取的方法。水提稠厚流浸膏密度为1.30～1.40时，黏度与膏药相似，与少量的挥发油混合后不影响膏药的黏着性。

c. 水煮1次药材的大部分极性有效成分已溶出，而非极性有效成分亦无过多破坏。若煎煮2次，药材组织中的细胞壁过于浸润、渗透，大量细胞破裂，细胞壁糊化，油炸时则难以溶出非极性有效成分，而且水煎煮 2 次后，药材中某些不耐热成分或挥发性成分会分解、变质或挥发，也不利于油炸提取。因此药材煎煮 1 次，油炸 1 次，极性和非极性成分可分别被充分提取。

（3）在传统黑膏药基质中加入增黏剂石油树脂及增塑剂氧化锌　传统黑膏药易污染衣物。有人通过改变基质来克服此缺点，铅膏坨作为黑膏药的重要组成部分，有其独到之处，因此，完全去除膏坨的基质改进不太可取。于是有学者在原来膏坨的基础上，进行了黑膏药基质改进实验。采用软化点、黏度和皮肤残留为指标，用正交试验设计筛选增黏剂、增塑剂的种类，再用均匀试验设计优选增黏剂、增塑剂用量，最后得到合适的处方。

对正交试验结果进行方差分析可以得知，石油树脂和氧化锌的含量对狗皮膏基质特性影响较大。于此得到了较理想的处方：石油树脂 9g，氧化锌 1.5g，膏坨 139.5g。混合熔融，加细料搅匀，共摊 10 块。结果：新基质狗皮膏比老基质狗皮膏的黏度大、软化点低，皮肤残留相当。通过以上正交试验与均匀试验结果分析，得出了较理想的处方，达到了使用方便、无污染的要求。

（4）在传统黑膏药基质中加入天然树脂及高分子弹性体聚氯乙烯　传统黑膏药易出现铅过敏症状；橡皮硬膏易发生剥离反应、变态反应和刺激反应，且载药量少，药效发挥不充分。有学者改用天然树脂（如松香、乳香）及高分子弹性体聚氯乙烯等为原料研制的外用基质与铅硬膏按合适比例配合制成一种新型基质。这种基质克服了铅硬膏的不足，具有皮肤黏附性能好、膏体细腻光亮、质量稳定的特点。这种新型改进含铅硬膏基质是将聚氯乙烯、松香、氧化锌、邻苯二甲酸二丁酯、乳香、樟脑等物料采用单因素分析及正交试验设计法确定的最优配比制成基质Ⅰ与基质Ⅱ以合适比例配合制成的一种新型硬膏基质。结果表明其黏度、软硬度、耐热性能、耐寒性能良好。

现介绍如下。

① 基质Ⅰ的制备

a. 制法：取聚氯乙烯置于蒸发皿中，加入邻苯二甲酸二丁酯，搅拌均匀，在直火上加热，逐渐升温到 100℃左右，并不断搅拌，至呈白糊状体，再逐渐升温至 130～140℃，并经常搅动，至呈透明黏稠体时，分次加入松香粉，搅拌，得黄色均一透明黏稠体，降温至 120℃左右时，分次加入氧化锌、乳香，边加边搅拌，最后加樟脑搅匀，自然降温至 50～60℃时，摊涂。

b. 最佳处方配比：通过正交试验，得出其最佳配比为聚氯乙烯 4g、邻苯二甲酸二丁酯 20g、松香 12g、氧化锌 2g、乳香 24g、樟脑 3g。按此配比制得的基质光滑，软硬适中，易摊涂，不污染皮肤及衣物。

② 基质Ⅱ（铅硬膏基质）的制备。对油丹比例、熬炼时间及下丹温度采用单因素分析及正交试验设计，得出油丹最佳比例为 100∶44，下丹后熬炼时间为 45 分钟，下丹温度为 315℃，按传统法制备铅硬膏，制得基质Ⅱ膏体细腻光亮，黏附

性能好。

③ 基质Ⅰ与基质Ⅱ混合制得的新型改进含铅基质。按上述给出的研制方法制得基质Ⅰ、基质Ⅱ，以不同比例加热混合（温度135～140℃），通过实验表明：基质Ⅰ与基质Ⅱ按1∶1制得的新型基质黏性好、耐寒、耐热、稳定性好、光亮细腻，减少了对皮肤的污染。基质Ⅰ与基质Ⅱ混合制得的新型基质，克服了铅硬膏污染皮肤及铅过敏的缺点，且使用方便，用药不需烘烤，可反复使用，同时又保持了传统铅硬膏的特点。

（5）在传统黑膏药基质中加入银黝矿　银黝膏系以银黝、黄丹及麻油炼制而成的一种膏药。

① 处方组成：银黝200g、黄丹250g、麻油500g。

② 制备方法：先将油慢火熬开，再下银黝，用桑枝不停搅动，待青烟初起时下丹，熬至"滴水成珠"，放水中1～2日，拔去"火毒"，再用布摊涂。

（6）在传统黑膏药基质中加入磁性材料制成磁性膏药　即在黑膏药基础上，加入磁性物质。

下面举例介绍。

① 处方组成：生铁落、磁石、马钱子、骨碎补、月石、苏木、细辛、丁香、川乌、草乌、生南星、三七、自然铜、土鳖虫、当归、接骨草、阿魏、刘寄奴等三十多味中药。

② 制备方法：将上药共炼为膏。再充磁，测定膏药磁场强度，控制单张膏药磁场强度为30高斯左右。

③ 临床应用：肱骨干骨折复位容易，保持位置困难，由于肢体重力的作用，常发生骨折端分离，形成延迟愈合或不愈合。应用磁性接骨膏药外敷、局部夹板外固定法治疗，效果满意。采用市售弹性绷带，制成一个封闭性的圆环，固定在患肢上，松紧适宜，使骨折端有一个嵌插力，防止骨折端分离。每2周去除外敷磁性膏药，摄片复查。直至骨折临床愈合，去除夹板为止。

④ 磁性膏药的优点：磁性膏药能起到活血化瘀、消肿止痛、接骨续筋之功效，磁石、生铁落有活血化瘀、消肿止痛、温补肝肾、促进骨折愈合的作用。从古至今，中医医案中已有不少证明。磁性接骨膏药使用方便，外敷不影响局部外固定和功能锻炼。符合祖国医学动静结合、筋骨并重的治疗原则。既有中药活血化瘀、消肿止痛、补肾壮骨的功能，又有现代医学的磁场作用，融中西医方法为一体，能有效地促进骨折愈合。但因磁场强度能随骨折局部软组织的增厚而减弱，在组织较厚的部位是否能达到所需的磁场强度，尚需进一步研究。

6.3.1.4　白膏药基质

白膏药基质与黑膏药基本上相同，唯用宫粉代替黄丹，宫粉的氧化作用不如黄丹剧烈，有部分过量的宫粉未曾皂化或分解。宫粉的用量较黄丹为多，白膏药软化点比黑膏药低，稍热即可熔化。刺激性也比黑膏药小，不需经长时间的去"火毒"处理。

6.3.2　无铅膏药基质

无铅膏药基质主要指树脂基质、动物胶基质及其他无铅改进基质。

无铅无丹膏药的渗透主要靠膏药的渗透促进剂，如麝香、冰片、氮酮等，无铅无丹膏制作方便，环境卫生，较易为患者接受。

6.3.2.1　树脂基质

无铅树脂型膏药基质黏度适中、持久，可以反复揭贴使用，载药量大，药效迅猛持久，制备过程中无须汽油等化学溶剂，对环境无污染，对皮肤无刺激。尤其适用于老年患者及皮肤娇嫩患者。

天然树脂来源于植物和动物，来源于植物的主要有松香、琥珀（松树分泌的树脂在地下长期埋藏而得到的一种化石树脂）、柯巴树脂和达玛树脂（由最早集运出口的港口名称得名，前者是一种木本植物的分泌物，根据产地和来源不同可分为多种，如刚果柯巴、马尼拉柯巴、软质柯巴、化石柯巴等，后者是龙脑香料植物的分泌物）。来源于动物的天然树脂主要是虫胶（又称紫胶，由紫胶虫新陈代谢分泌出的胶质积累在树枝上形成），天然树脂按成分又可分为纯树脂、树胶树脂、含油树脂。由于合成树脂的发展，天然树脂的应用日趋减少。

树脂膏药通常分为松香膏、枫香膏及胶膏药三种。松香膏基质中除了松脂，有时可根据情况，分别添加麻油、树脂、蜂蜡、铜绿、氮酮及红外自热材料等基质材料组合使用。

6.3.2.2　动物胶基质

动物胶基质应用量比较少，如以药物掺加于骨胶中制成的头痛膏。现已很少用。

6.3.2.3　锌皂基质

即用氧化锌代替密陀僧下丹，得到在 $30 \sim 37℃$ 能软化的药肉基质，此锌皂基质避免了铅的皮肤吸收，经试贴于人体皮肤 20 天后未发现局部刺激，粘贴及揭扯性能良好。

6.3.2.4 微乳状液基质

为了寻找不含铅离子的基质，国内学者进行了许多研究，现介绍一种用微乳状液为基质制成的膏剂，方法是将石蜡、水、聚山梨酯80、正丁醇，按适量比例混合，剧烈搅拌，直到成为无色透明的液体，然后加入增稠剂羊毛脂再搅拌成均匀的黏稠状软膏，作为中药粉剂的载体。

6.3.2.5 无铅膏药制剂举例

下面是不用油脂和氧化铅作基质制成的无铅膏药。

（1）处方 聚氯乙烯4g、苯二甲酸二丁酯20g、松香（40目细粉）36g、氧化锌36g、樟脑0.3g、药料（包括原生药粉末或生药提取的浸膏）6g。

（2）制作 取聚氯乙烯粉置蒸发皿中，加入苯二甲酸二丁酯，搅拌均匀，在直火上加热，逐渐升温，并不断搅拌，加热至100℃左右，呈白色糊状体。再逐渐升温至130～140℃，并经常翻动，至透明黏稠体时，分次加入松香粉，边加边搅拌。加完后应为黄色均一透明黏稠体。保持温度在120℃以下，分次加入氧化锌粉，充分搅拌，再加入樟脑及所需药材，搅匀，趁热摊涂于裱背材料上，即成。

（3）注解

① 新基质不必用食用植物油为原料，节约食用油。

② 此法工艺简单、操作方便、易于掌握，可免去制备传统黑膏药基质时的"熬油""下丹"，并避免了容易引起燃烧和铅中毒等的危险。

③ 新基质的质量较好，它与黑膏药、硬膏及橡皮膏的对比见表6-1。

表 6-1 各种基质使用情况比较表

项目	黑膏药(Pb_3O_4与植物油)	硬膏(PbO与植物油)	橡皮膏(橡胶、松香等)	新基质
贴前是否要软化	是	否	否	否
是否污染衣物	是	是	否	否
贴着情况	易滑动	易滑动	不滑动	不滑动
可否重复使用	可	可	否	可
放置一年以上	老化变脆	不适用	失粘	较稳定

6.3.3 以橡胶混合物为基质

橡胶膏的制作基质主要是橡胶混合物，主要的原辅材料有：橡胶、增黏剂、填充剂、软化剂及透皮吸收促进剂。

6.3.3.1　橡胶膏组成

橡胶硬膏一般由裱背材料、膏面覆盖物、膏料层组成。其常用的原辅材料如下。

裱背材料：见"2.3.2.4 硬膏剂按制剂分类（5）橡胶膏剂"内容。裱背材料底材的发展趋势是倾向于高强度、低表面阻力的薄型材料。

膏面覆盖物：见"2.3.2.4 硬膏剂按制剂分类（5）橡胶膏剂"内容。

膏料层：见"2.3.2.4 硬膏剂按制剂分类（5）橡胶膏剂"内容。

6.3.3.2　制备工艺

（1）溶剂法制备

① 溶剂法工艺。工艺步骤包括：药料提取、制备胶浆、涂布膏料、回收溶剂及切割加衬。具体参见"2.3.2.4 硬膏剂按制剂分类（5）橡胶膏剂"内容。

② 溶剂法制备工艺举例。寒痹膏黑膏药改良为橡皮膏的工艺。

a. 寒痹膏处方：生马钱子 2.5kg，生白附子、生川乌、生草乌、生南星、乳香、没药各 0.5kg，细辛、红花各 0.4kg。

b. 寒痹膏功效主治：具有祛风散寒、活血化瘀、止痛之功效，用于肩周炎、风湿痹痛、腰背酸痛、跌扑损伤等病症。

c. 改进原因：原寒痹膏是以食用植物油炸取药料，去渣后，在高温下与黄丹反应而成的黑膏药，实际上是由油脂类和氧化铅等在高温条件下结合而成的一种铅硬膏。药料与植物油用高温加热的方法提取，植物油系非极性溶剂，对生物碱盐类、某些苷类等成分虽然可以溶解，但在高温下亦多半被破坏，树脂及挥发性成分遇高温亦容易分解和挥发，这些成分一般不能耐受 300℃ 的熬炼。为了提高寒痹膏疗效和便于应用，故对寒痹膏的制备工艺进行了改进，由黑膏药改为橡皮膏。以橡胶为主要基质，采用多种方法提取膏药中的有效成分，包括挥发油、生物碱、皂苷、树脂、黄酮等，药料浓缩，与胶浆混合拌匀成膏。经化学定性，动物刺激性试验，临床与麝香虎骨膏对照应用试验，观察证明，含有效成分，疗效可靠，对完整和破损皮肤均无明显毒性反应。

d. 制备工艺

ⅰ. 按有效成分将药材分组，选择溶剂提取。

● 药物：生马钱子 2500g，生白附子、生川乌、生草乌、生南星、乳香、没药各 500g，细辛、红花各 400g，樟脑 200g，橡胶 2560g，氧化锌 3360g，松香 2880g，汽油 8000g，石蜡 80g，凡士林 120g。

对含有挥发性成分的饮片，采用水蒸气蒸馏提取：取细辛，加水蒸馏（按1:15加水），收集蒸馏液（1:2，kg:L），放冰箱过夜，再分离收集挥发油，另将蒸馏瓶内煎煮液过滤，滤液浓缩（每升相当于原生药6kg）备用。

对含生物碱、皂苷、黄酮等易溶于醇的药材用80％乙醇回流提取：取生马钱子、生草乌、生川乌、生白附子、生南星等饮片，用80％乙醇泡涨，再加醇没过药面，回流提取2次，每次2h，滤液回收乙醇并浓缩至每升相当于10kg原生药，其药渣再加水煎煮1h，过滤，滤液浓缩至每升相当于原生药6kg。

对高温易挥发、分解或局部用药有显著效果的精料，如乳香、没药，可采用高浓度醇温浸法，樟脑用无水乙醇溶解：取乳香、没药粉碎成粗粉，用95％乙醇（1∶2，kg∶L）在60℃温浸4h，并不时振摇，过滤，滤液备用，残渣再用95％乙醇（1∶1，kg∶L）重复操作1次，滤液与前滤液合并，残渣用95％乙醇浸渍5～7天，过滤，合并滤液，滤液蒸去部分乙醇，保留残液每升相当于原生药4kg即可，备用。

樟脑在和药前用适量无水乙醇溶解，搅入胶浆中。

ⅱ. 制法。

● 制胶浆：将橡胶切成碎块，用汽油泡12小时后，充分搅拌使溶解，依次加入已经熔化、过滤并经冷却的松香和氧化锌的混合物，搅匀，再加入凡士林、液状石蜡，搅匀成胶浆。

● 和药：将药材多种有效成分提取物以20％（质量分数）比例加入胶浆内，搅匀成黏状物。

● 涂胶：将黏状物摊涂于布帛上，每100cm^{2}布上涂1.2～1.5g膏料薄层，切布，切片（8或10cm），衬薄膜即得。

e. 验证

ⅰ. 成品有效成分定性检查实验。寒痹膏中含有多种有效成分呈现治疗作用，特做以下定性实验。

● 提取有效成分：将寒痹膏用石油醚脱脂，95％乙醇回流提取过滤，取滤液做如下鉴别反应。

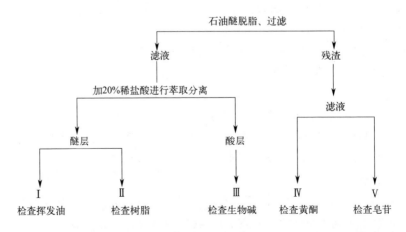

● 检识反应：取Ⅰ做挥发油的检识反应、Ⅱ做树脂的检识反应、Ⅲ做生物碱的检识反应、Ⅳ做黄酮的检识反应、Ⅴ做皂苷的检识反应。

ⅱ. 寒痹膏的临床应用试验。寒痹膏通过 320 例临床观察试验，并以麝香虎骨膏为对照，结果证明其疗效好、应用广、使用方便、无毒副作用。在临床试验中，选择了肩周炎患者，以及各种关节疼痛、腰背疼痛的患者，使用时将痛处清洁后贴敷，48 小时更换 1 次，3 周为 1 疗程，以疼痛及红、肿、活动障碍消失为显效，减轻为有效，总有效率为 84.4%。在患者用药期间，用药局部未发现红、肿、充血或过敏现象。

ⅲ. 皮肤毒理试验。

● 完整皮肤刺激试验：家兔 6 只（2～3kg），雌雄不拘，背部皮肤剪毛（2cm^2），每日用药 1 贴，共 4 天。用药过程中，肉眼观察各家兔用药局部皮肤未见红、肿，动物活动自如，饮食正常。于给药后 15 天时，将其全部处死，取下剪毛用药处皮肤各 1cm^2，进行镜检，结果各家兔的皮肤切片，均未见皮肤损害及明显的细胞浸润。

● 破损皮肤刺激试验：取家兔 6 只（2～3kg），雌雄兼备，均于背部皮肤剪毛（2cm^2），并用消毒剪刀在剪毛处皮肤剪一"V"形小口，约 0.05cm 深，每日于破损皮肤处给药一贴，肉眼观察用药处皮肤，无红肿等异常现象，活动与饮食正常。于给药后 5 天处死家兔，剪下用药处皮肤各 1cm^2，进行镜检。结果各家兔皮肤切片均未见皮肤损害及明显的细胞浸润。

试验结果表明寒痹膏对完整和破损皮肤均无明显的毒性反应。

f. 总结：寒痹膏工艺改进的指导思想是把传统方法制备黑膏药换为橡皮膏，免去了传统黑膏药的"熬油""下丹"，并避免了容易引起燃烧和铅中毒的危险，避免了药料中有效成分受"炼油""下丹"时的高温分解破坏，以保证膏药中的药物含量和疗效。

寒痹膏由黑膏药改为橡皮膏，其所含成分比较稳定，黏着力强，不经预热可直接贴于患部，亦不易产生配伍禁忌，对机体无损害，不污染，携带和使用均方便，患者乐于应用。

（2）热压法制备　参见"2.3.2.4 硬膏剂按制剂分类（5）橡胶膏剂"相关内容。

6.3.4　以水凝胶为基质（巴布膏剂基质）

以水凝胶为基质的外用制剂主要是指水凝胶贴剂，见"2.3.2.3 硬膏剂按基质分类（5）以水凝胶为基质"。

6.3.4.1　巴布膏剂的组成

巴布膏剂由背衬层、防粘层及膏体组成，基质的性能决定了巴布膏剂的黏着性、舒适性、物理稳定性等特征。具体参见"2.3.2.4 硬膏剂按制剂分类（7）巴布膏剂"项下。

6.3.4.2 巴布膏剂基质的原料成分

巴布膏剂基质包括：黏合剂、保湿剂、填充剂及渗透促进剂。具体参见"2.3.2.4 硬膏剂按制剂分类（7）巴布膏剂"项下。

6.3.4.3 巴布膏剂的制备

主要为高分子物质胶溶，再按顺序加入黏合剂等，制成均匀基质后，与药物混匀，涂布，压合，分割，包装，即得。

芳香巴布膏剂的制备举例：其处方及制法具体参见"2.3.2.4 硬膏剂按制剂分类（7）巴布膏剂"项下。

6.3.5 以透皮贴胶为基质

以透皮贴胶为基质的膏剂即透皮贴剂。透皮贴剂的常用基质材料如下。

（1）膜聚合物与骨架材料 包括乙烯-醋酸乙烯共聚物（EVA）、聚氯乙烯（PVC）、聚丙烯（PP）、聚乙烯（PE）及聚对苯二甲酸乙二酯（PET）。具体内容参见"2.3.2.4 硬膏剂按制剂分类（8）透皮贴剂"项下。

（2）压敏胶 压敏胶通常分为聚异丁烯类压敏胶、丙烯酸类压敏胶及硅橡胶压敏胶，具体内容参见"2.3.2.4 硬膏剂按制剂分类（8）透皮贴剂"项下。

6.4 水分的控制

水分与铅硬膏的质量有着密切的关系，控制好各个环节的水分，是熬制好铅硬膏的因素之一。

首选药料必须干燥，否则影响膏药质量。水分不合格的药料必须干燥，可烘干或置太阳下晒干，或利用热油进行干燥。植物油中的水分须加热除净，由于植物油油性腻滞，水分不易逸出，若将药材直接倒入冷油中加热，易致溢锅而油分损失，从而使油丹比例失调，影响膏坨的软硬度，故药材及油中的水分应适度去除，以确保熬药时不溢锅。具体操作为：将油缓缓加热，并不断搅拌，待油面聚集的泡沫消失，并有大量气泡逸出时，停止加热。冷却片刻，缓缓加入药材并搅拌，此时药材中的水分在热油中化为水汽而逸出，并嘶嘶作响，待气泡明显减少，声响渐息，停止操作，加盖浸润，隔天待煎。

黄丹中的水分影响油丹化合，随着油丹不断化合，锅内化合物逐渐稠厚，续加的黄丹中的水分也不易逸出，从而导致溢锅。

药料浸膏加入膏坨后，在加入细料粉前，同样须除去其水分，即将掺有浸膏的膏药基质通过水浴加热，不断搅拌，待无白烟冒出，示水分已除尽，此时再加入细料药粉。

同样，炼油目的之一，在于控制水分，经典理论认为，油液在高温条件下可发生氧化、聚合反应及增稠现象，这也包含了进一步控制水分的过程。油液中的水分，有自由水及结合水之分，自由水易除去，而存在于油分子间的结合水，不易消除，只有在油体受高温处理，油分子不断氧化，并重新排列时，才能逸出，从而使油体增稠，产生黏性。当然，水分并非越少越好，少至一定程度，油丹化合而成的膏坨变为脆性固体，影响膏药黏性。

6.5　油与丹、药的比例

6.5.1　油与丹的比例

在实际生产中丹与油的比例没有统一规定。丹油的量与许多因素有关，如丹量用得过多，反应不完全，过剩的丹无形地给膏药中充填了一些粉状固体物质，降低了膏药的黏度和延展性能；若丹量用得过少，按常规炼油下丹，则黏性增加，展性过强，硬度过软，只有控制好条件，掌握其变化规律，才能熬制合格膏药。

6.5.1.1　基本比例

起点为每千克植物油用丹390g。

6.5.1.2　比例范围

通常每千克植物油用黄丹为420～500g。

6.5.1.3　季节因素

丹与油的用量必须注意季节因素，夏季黄丹可用至480～500g，冬季则用360～420g（对于东北地区寒冷的冬季也可能低至240～420g），春秋用440～480g。

经验上取油丹比例为16:7，每多500g麻油，多用200～250g丹，冬嫩些，夏老些。而习惯称"一丹二油"是不准确的，这组数据仅参考。

6.5.1.4　其他因素

研究表明，油丹配比还与炼油过程中的温度有关，在炼油过程中，应根据油温的不同，适当调整丹油比例，如在345℃时丹油比不能低于6∶16，315℃时不能低于7∶16，285℃时不能低于1∶2，选择丹油比例1∶2时反应温度在285～345℃，恒温5～10min即可制得黏度适宜的产品。这种因素多针对大批量的工业化生产提供参考。

6.5.2　油与药的比例

6.5.2.1　基本比例

制备黑膏药一般油与药的比例是5∶3。

6.5.2.2　其他因素

其实油的用量标准是浸透全部药物即可。中药与油的用量比例，需考虑炸料耗油量和炼油耗油量的因素。一般膏药含中药20%，为膏药的有效量，炸料的耗油量约为20%，炼油的耗油量约为10%，用油越多效果越差，用药越多效果越好。在炸料时还需注意用油宁少勿多，因油少时补药油比较方便，但油多时补丹比较麻烦。炸料时宁过勿欠，炸过则易枯，但释出药性多、油耗少；炸嫩则药渣含油多，反而释出药性少。

6.5.2.3　药料水提浸膏与油的比例

如果采用改进药料提取工艺，把粗药料事先用煎煮法提纯，待加丹后膏药基质温度降至60℃时加入。加入膏坨中的中药稠浸膏（水提稠厚流浸膏密度为1.30～1.40时，黏度与膏药相似）的用量不得超过生油的15%，过多则影响黑膏药的质量。一般主张用全浸膏的形式加入膏坨中，干燥成浸膏粉加入亦可，但这样多出一道环节，亦造成药效成分的挥发及损失。

黑膏药的制备工艺：黑膏药的反应机理及药料的前处理

7.1 黑膏药的反应机理

黑膏药的反应机理主要是丹与油的化合反应。黑膏药炼制过程中发生的丹油反应，主要是聚合反应、脱水反应及皂化反应。

7.1.1 聚合反应

油脂由炼油、炸油直至下丹之前都是氧化作用，加热至300℃时，油脂呈异构化，聚合成环。

7.1.2 脱水反应

在炼油和下丹的过程中，有强烈的刺激性气体产生，主要是油脂中游离的甘油或者是在炼油过程中分解出来的甘油，在高温下脱水而产生丙烯醛，故产生大量白色烟雾。

7.1.3 皂化反应

油脂经加热氧化分解出来的游离脂肪酸能直接与铅的氧化物起皂化反应而产生铅皂，即高分子脂肪酸铅，而黄丹必须在300～320℃才能皂化完全，如果皂化不完全，游离脂肪酸过多，则容易造成膏药过嫩。

以上三个反应表现在：单纯的植物油在加热过程中，其理化性质可因温度的高低而产生相应的变化，如黏度的增大，相对密度变大，酯值、碘值降低，皂化值与酸值不稳定，颜色变深，产生有刺激性臭味及浓烟，油的总重量减轻等。油受热在300℃以上时，将发生聚合反应，使黏度增大，可比生油增大几倍至几十倍，成为黏度较大的流体，其间并有大量挥发性物质产生。而熬枯去渣的药油，其黏度在同温下，要比无药的油大。

当往炼好的药油中加入黄丹后，其最高温度经实测可达 360℃左右，如此温度能使油脂聚合，黏度渐增，使制成的药具有适宜的黏性。但若将未经熬炼的植物油或熬炼不熟的药油与黄丹混合时，即使不断加热及搅拌，也难以制成合格的膏药，且熬炼过度时反而易使反应液向老化及焦枯方面发展，致使成品产生硬脆现象。油与金属氧化物一起熬炼时，在常温下不溶于油的金属氧化物，当温度达到反应临界点时，发生放热反应，温度突然上升至 360℃左右，在这一较短的时间内，是植物油中的高碳脂肪酸与正二价铅离子反应生成脂肪酸铅的过程，这种反应过程，必须在高温下才能顺利进行。当然各种植物油由于其理化常数的不同，在不同的温度阶段下分解出脂肪酸的种类和量是不同的，同时产生的副产物也会有异同。而黄丹参加反应的主要是 Pb_3O_4，可写成 $Pb_2[PbO_4]$，黄丹产生正二价铅离子的反应可表示如下：

$$Pb_2[PbO_4] \Longleftrightarrow 2Pb^{2+} + [PbO_4]^{4-}$$
$$\longrightarrow Pb^{+2} + 2O_2^{-1} \uparrow$$

当 Pb^{2+} 在反应中被消耗掉时，则平衡向右移动，即 $[PbO_4]^{4-}$ 中的正四价铅离子被还原生成的 Pb^{2+}，相继参与反应。

黄丹也具有氧化剂的性质。油与丹反应生成的脂肪酸铅同时是植物油氧化分解、聚合的催化剂，因此会使反应液增稠，并有树脂状物质生成，这与制成的膏药具有适宜的稠度与黏性是有一定关系的。

7.2 黑膏药的传统与现代制作步骤

黑膏药在我国已有上千年的发展历史。研究表明，其传统的制备工艺不能轻易否定，有其长期使用的合理性。尽管从稳定性的角度分析，温度越高，化合物的稳定性越差，越容易被破坏。但是，高温也有利于药物从中药材中获取，通过油炸，药物以分子形式溶解于植物油中，更有利于透皮吸收，发挥疗效。试验也证明了许多膏药确实有很好的镇痛效果。

黑膏药无论是传统制作还是现代制作，基本上都包括下面 8 个步骤。

（1）准备（备料） 按处方准备好药料，进行粗料与细料的分类，并做好处理与干燥。

（2）药料的提取（熬枯去渣）　取植物油置锅中，微热后将药料投入，加热并不断搅拌，以药料炸至表面深褐色内部焦黄色为度。此时温度可达 220℃，炸好后可用铁丝筛捞去药渣，去渣后的油为药油。

（3）炼油　取上述药油继续熬炼，待油温度上升到 320℃，改用中火。炼油的火候：一是看温度计，达到规定温度；二是看油烟，开始为浅青色，渐为黑而浓，进而为白色浓烟，无风时白烟直上；三是看油花，沸腾开始时，油花多在锅壁周边附近，以油花向锅中央聚集时为度；四是看"滴水成珠"，取少许药油滴于水中，以不散开成珠状为度。

（4）下丹成膏　药油炼成后，离火下丹。少量加丹，边加边搅动，一定要向同一方向搅拌。搅成黏稠的膏体，膏药不粘手，拉丝不断为好，过硬则老，过粘则嫩。

（5）去"火毒"　膏药制成后放入冷水中浸泡，每一日换一次水，七日后膏成。或用其他去"火毒"法进行处理。

（6）加细药　取膏药团置于容器中，在水浴或文火上熔化，将细料兑入，搅匀。

（7）摊涂　用竹签取一定量的膏药摊涂在牛皮纸或膏药布上即可，麝香等特别贵重的药可最后撒上。

（8）包装　最后将成品进行盒装，加工后为防止药物的有效成分挥发或失效，应将成品膏药妥善贮存。

用歌诀可概括如下：

"一丹二油，膏药呈稠，三上三下，熬枯去渣，滴水成珠，离火下丹，丹熟造化，冷水地下，其形黑似漆，热则软，凉则硬，贴之即粘，拔之即起。"

下面我们通过第 7～12 章介绍黑膏药的制备工艺。

7.3　药料的前处理（准备、备料）

药料的前处理也称为药料的准备或备料。

熬制膏药所用药料可分为群药和细料，首先应按照处方配制要求，依法炮制备用。药料的前处理分为传统前处理和改进提取两种处理方法。

7.3.1　药料的传统前处理

粗料为一般性的中药根茎叶等，细料为贵重药与芳香药。一般原材料处理为，按处方要求称取好，备用。如有体积较大的饮片应进行适当的粉碎，但也不宜粉碎太小，否则炸料时容易炸枯，影响质量。细料药粉碎成细末，直接兑入，具体操作如下。

7.3.1.1　粗料药的传统前处理

　　所用中药饮片必须干燥，按处方要求称取好量，中药粗料切片或段，或磨成粗粉，为熬枯去渣做准备。处理好的粗料，可直接入锅煎炸，但易造成残渣渗漏进油中，不好捞取，因此，通常是用2～3层纱布将药料进行包炸，药包不可过大，如图7-1所示，否则油炸不透。药包一般包扎成大半个拳头大小，不可太紧，否则油无法渗透，亦不可太松，否则药末外漏。通常包扎好的药包，在炸料之前，还要先在油中浸泡一段时间，便于有效成分的煎取。

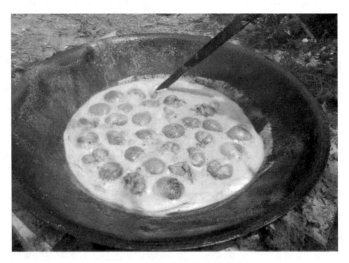

图 7-1　粗料药包煎炸操作图

7.3.1.2　粗料药的煎炸要求

　　煎炸药物要有先后次序，因药物的质料和性质千差万别，不能一概而论。如同时下锅煎炸，则会使脆嫩薄片枯焦，坚硬得未透，不能很好地发挥药物应有的效能，以致影响膏药的质量，造成损失。原则上，硬质药物如带有硬壳的、树根、骨肉之类先下，果之类次下，花、叶之类后下。

7.3.1.3　细料药的传统前处理

　　细料药通常具有可溶性或挥发性，有的则属于有毒类外用药材，如乳香、没药、冰片、樟脑、血竭等；贵重细料如麝香、血余炭等，均应事先称量准确，通过如下方式处理后再研成细粉。

　　细料一般都是待膏熬成之后，不用煎炸，直接兑入膏中。需要强调的是，制作细料粉末和过滤树脂时，如果有残渣应去除掉。细料粉末越细越好，这类化膏兑入的细料、芳香药料在膏药中所占比例不可太大，否则掺入膏药后影响膏药质量。对于细料药的前处理，根据药性其处理方式稍有不同，操作如下。

（1）细料药粉碎方式

① 直接研为细粉。芳香类或易挥发的药物或脂类，不能直接放入沸油中煎炸。否则，前者将受高热而大量挥发，后者因易着火而致燃烧。所以以上两类药物要直接研成细粉，贵重细料应按处方用量称取，并粉碎成极细粉（通过 120 目筛）；中药细料要粉碎并烘干，过 100 目筛，待膏药摊涂前投入熔化的膏药中搅拌均匀即可。

② 制成干浸膏粉。另一种投药方式是将处方中有效成分耐热性较强的药物制成干浸膏，再研成极细粉（通过 120 目筛）。如果处方中耐热性较强的细料药物味数较多时，如直接粉碎，造成细料成分过多，此时，可将这部分药物制成干浸膏，再粉碎，从而进一步浓缩细料药。

③ 特殊药料粉碎前处理。特殊药料需特殊处理，如乳香、没药在冰箱冷冻一晚后立即粉碎；冰片、樟脑可于乳钵中加少量乙醇研成细粉；肉桂、白芷、细辛等含挥发油类的药物应低温干燥后粉碎；麝香则可在乳钵中研为细粉。

（2）细料药兑入方式

① 化膏兑入。特殊药粉（如乳香、没药、冰片、樟脑、肉桂、白芷及细辛等）及贵重细料（如血余炭、番红花等），按处方用量称取，并粉碎成极细粉，待膏药摊涂前投入熔化的膏药中搅拌均匀即可。

② 用时撒布。贵重量少的细料药如麝香，可研细粉备用，摊涂时撒布于膏药表面即可。

（3）细料药粉碎的标准　有学者对细粉加入黑膏药提出了新的标准，即 2020 年版《中国药典》在"0100 制剂通则"中的"0186 膏药"下规定："含挥发性成分的饮片、矿物药以及贵重药应研成细粉，于摊涂前加入"。对于"细粉"的概念，《中国药典》在凡例二十六（9）中描述为"指能全部通过五号筛，并含能通过六号筛不少于 95％的粉末"。但中药饮片制成的粉末亦可视为散剂。若按《中国药典》"0115 散剂"项下"局部用散剂应为最细粉"之规定，则与前述"细粉"的细度相差至少一个等级，显得不一致。可以认为，膏药在摊涂前加入的药物粉末，除另有规定外，应预先用适宜的方法制成最细粉，即能全部通过六号筛，并能通过七号筛不少于 95％的粉末为妥，因为中药粉末过粗不利于有效成分的释放与吸收，特别是矿物类药材。

7.3.2　药料的改进提取

上一节已讲述，制备黑膏药的药料分为一般药料与细料两类，传统方法是对一般药料进行油炸提取，细料药直接粉碎入膏。

由于传统黑膏药的疏松药材在浸泡时需要消耗大量的植物油。同时高温煎炸取汁，过滤药物残渣会浪费药油。同时还存在药物经过高温煎炸，很多有效成分失效，药油中含药量少的缺点。

为了克服这个缺点，近年来有的单位对粗料药的提取处理进行了如下的改进。经初步应用，认为疗效尚好，此法可防止或减少有效成分的损失。

7.3.2.1　粗料药的提取改进方法

① 将粗料药用水煎煮提取两次，去渣浓缩成稠膏，再和植物油与黄丹熬炼成的基质混合均匀。

② 或将一般药料煎煮一次并浓缩至浸膏，待药渣烘干后进行炸熬提取，最终将水煮浸膏同膏药基质混合均匀。

③ 或将部分粗料药用乙醇渗漉制成渗漉膏，渗漉方法主要是提取部分水溶性及脂溶性有效成分，将提取液浓缩、烘干，备用，药渣烘干后可用麻油再次炸取，再与药膏混合。

④ 或将非主要药材依常法熬炼，将主要药材研为细粉直接与熬炼好的膏药混匀。

⑤ 或将处方中部分有少量挥发性的中药先进行挥发油提取（区别于挥发性中药，挥发性药物仍按常法处理，即粉碎成细粉加入），其残渣烘干后再依常法熬炼，最后将挥发油混入熬好的膏药中。

⑥ 或将一定比例的中草药（除可溶性、挥发性药材）浸于一定浓度的乙醇中放置24h后，加热回流2h，回收乙醇，得脂溶性部分，再将残渣用水煎煮浓缩，得水溶性部分，最后将醇提及水提两部分浸膏混合，最后将去"火毒"后的基质与所得浸膏通过文火或水浴加热熔化搅拌混匀。这种先醇提后水提的方法，可使脂溶性成分及水溶性成分提取完全且不受高温破坏，从而提高药物治疗的有效性。

⑦ 药料超滤提取，按处方称取药材饮片，加水煎煮数次，合并过滤药液，浓缩，离心沉淀过滤除去杂质，滤液置超滤器中超滤，使小于膜孔分子的有效成分透过超滤膜，高分子杂质沉淀物被截留，收集超滤液，浓缩成稠膏，再与膏药基质混合。

上述7种方法的最后，均需混入挥发性药物与细料药。需要注意的是，对于用水提取的浸膏在兑入药膏后，在最后环节加入挥发性药物与细料药之前，一定要将膏药内的水分加热至蒸干，方可加入细料药及挥发性药物。

7.3.2.2　细料药的改进处理方法

细料药的改进处理基本同传统方法，只有一些细节改变。

① 部分耐热性较强的细料兑入分两种情况，如果细料药物数量不多时，则直接烘干粉碎成细粉兑入；当细料较多时，直接粉碎则显得过多，此时可将其水煮制成干浸膏粉，从而减少细料药的量。

② 特殊药料需特殊处理，如乳香、没药在冰箱冷冻一晚后立即粉碎；冰片、樟脑可于乳钵中加少量乙醇研成细粉；肉桂、白芷、细辛等含挥发油类的药物应低温干燥后粉碎。水溶性或易挥发的药料如冰片、乳香等可先研成细粉备用，在摊涂膏药之前投入熔化的膏中混匀，或者溶于95％乙醇中，在摊涂好膏药或使用前用毛刷刷到膏药表面，保证最大限度发挥疗效。

7.3.2.3 黑膏药药料提取改进工艺举例

以"抗纤软肝膏"的改进黑膏药制备工艺为例。

(1) "抗纤软肝膏"处方 黄芪30g、白术10g、柴胡10g、枳壳10g、桃仁10g、当归10g、丹参15g、莱菔子15g、赤芍30g、炮山甲15g、醋鳖甲15g、马鞭草15g、虎杖15g、土鳖虫10g、大黄10g，麻油2500g，黄丹适量。

(2) 功效主治及使用 具有护肝软肝、抗肝纤维化之功效。主治慢性肝炎及肝硬化。外用，期门穴贴敷，2日1贴。

(3) 工艺改进

① 设计5种制备工艺，分别如下。

a. 工艺Ⅰ：按曹春林主编的《中药药剂学》介绍的黑膏药传统制法制备。

b. 工艺Ⅱ：基本同工艺Ⅲ，只是药料按常规煎煮2次，药渣丢弃勿再炸熬提炼，麻油直接炼油，下丹成膏，去"火毒"后，再将水提浸膏混匀于膏药基质中。

c. 工艺Ⅲ：将炮山甲、醋鳖甲适当打碎，用水先煎30min，再将黄芪等十三味中药加水煎煮，煮沸3～4h，共煎煮1次。滤取药液浓缩成稠膏（80～90℃热测相对密度为1.30～1.35），备用，药渣烘干备用；将烘干的药渣与麻油同置锅内炸枯，去渣，滤过；将上述药油炼至"滴水成珠"，加入黄丹制成老嫩适合的膏药；将熬好的热膏徐徐倾入冷水中，搅拌，冷后将膏坨撕碎，再于流动水中浸泡一周以上；从水中取出膏块，至锅内加热熔化，放冷至80℃左右兑入水提浸膏，充分搅拌；用竹签将约7g膏药摊涂于纸褙上涂成直径约7cm的圆形。然后将膏面复纸向内对折即成。

d. 工艺Ⅳ：基本同工艺Ⅲ，只是将处方中柴胡、枳壳、桃仁及当归四味药先用水蒸气提取收集挥发油，另器保存，其药渣再与余药同煎，余同工艺Ⅲ，最后将挥发油及水提浸膏混匀于膏药中。

e. 工艺Ⅴ：将处方中黄芪等十五味药适当粗粉碎，置于渗漉筒中，加适量70％乙醇浸泡24h后开始渗漉，渗漉液回收乙醇后浓缩成浸膏备用。再将麻油直接炼油，下丹成膏，去"火毒"后，再将渗漉浸膏混匀于膏药基质中。

②工艺设计依据。5种工艺不同之处均在药料的提取上，工艺Ⅰ系黑膏药的传统制备工艺；工艺Ⅱ参考黑膏药改进工艺；工艺Ⅲ是在工艺Ⅱ的基础上，对药料只煎煮1次，考虑到水提药物不能将脂溶性成分有效提出，需再将药性犹存的药渣进行熬炸提取，从而将脂溶性成分溶出，这是文献未曾报道的方法；工艺Ⅳ在工艺Ⅱ的基础上（考虑到水煎药物时挥发油的散失），将富含挥发油的药材进行单提，最后再将挥发油加入膏药基质中，从而保证挥发油不散失；工艺Ⅴ同工艺Ⅱ的不同之处是将水提浓缩浸膏改为乙醇渗漉浸膏。

传统的制备工艺是将药料与油高温加热，使有效成分得以充分提出，但植物油系非极性溶剂，只能溶解一些非极性物质，一般药材中所含的有效成分（如生物碱）在细胞中常与各种有机酸结合成盐，故不溶解于油。少数游离状态的生物碱、黄酮苷类虽能溶解，但在高温下亦多半被破坏，树脂、香脂及挥发性成分在过高温度下亦容易分解和挥发，这些成分一般不能耐受310℃、15分钟的高温熬炼，基于这些原因设计了工艺Ⅱ、Ⅴ。考虑到水提药物对挥发性成分的散失及挥发性成分遇过高温亦容易分解和挥发而设计工艺Ⅳ。同时依据水提药物对脂溶性有效成分不能有效提取而又设计了工艺Ⅲ。需要说明的是，在工艺Ⅲ中，由于药渣还须用油熬炼，此时水煎1次大部分极性有效成分已溶出，而非极性有效成分亦无过多破坏，水煎两次则药材组织中细胞壁过于浸润、渗透，大量细胞破裂致使细胞壁糊化，油炸难以溶出非极性有效成分，同时水煎两次使药材中某些不耐热成分或挥发性成分分解、变质或挥发，不利于油炸提取，工艺Ⅴ就是考虑到水溶性及脂溶性有效成分对70%乙醇均有一定程度的溶出而设计。

（4）临床疗效比较 临床上以肝纤维化指标（PⅢP：Ⅲ型前胶原氨基末端肽；HA：透明质酸；LN：层粘连蛋白）作为疗效判断标准进行比较，结果工艺Ⅲ制得的膏药疗效最好。这种药料处理既煎煮又油炸的工艺保证了药料中水溶性及脂溶性有效成分的充分溶出，该工艺值得推广。

随着现代对膏药制作技术研究的深入，有学者认为药料在油炸时有效成分容易被破坏，因此将药料煎煮一次并浓缩至浸膏，待药渣烘干后进行炸熬提取，最终将水煮浸膏同膏药基质混合均匀。通过与其他工艺生产的膏药比较，发现该工艺生产的膏药疗效最好。

黑膏药的制备工艺：药料的提取

8.1 药料提取的传统工艺（熬枯去渣、炸料）

8.1.1 炸料的操作步骤

分为油浸药料、药料煎炸及药渣筛捞。

8.1.1.1 油浸药料

有人主张将药料入油冷浸。"南法"（一般指我国长江以南地区所用方法）一般先将药料在冷油中浸渍 5～10 天不等，然后以高温加热，直至"熬枯去渣"。江西"建昌帮"传统经验是将药料在油中浸数日，再以日光曝晒（夏季晒 3～5 天，冬季晒 8～15 天，每天搅拌一次），可使药油温度升高，油中的药性浸出，缩短炸油时间。冷浸的目的无非欲使油充分渗入组织内部而使有效成分充分浸出。但冷油浸入药料的能力及量是很小的。因此，冷浸再晒油似无多大意义。"北法"（一般指我国长江以北地区所用的方法）则大多是直接"熬枯去渣"，不经过冷浸手续。中药成分的提取问题还有待研究。

总之，"南法"主张的入油冷浸是先将麻油等植物油倒入铁锅中，注意加入量不得超过锅容量的 2/3（一般一料用油是 7500mL），防止油加热后溢出锅外。将称取处方量的群药进行精选，干燥切碎后，或用纱布包扎，根据药物性质的不同，分批浸入植物油中浸泡，稍搅拌，浸泡时间各地稍有不同，一般为春五、夏三、秋七、冬十日；亦有冬季 1 周，夏季 2～3 天，春、秋季 4～5 天；或浸泡一夜（浸泡时间 8～12 小时）；总之夏季时间较短，冬季时间稍长。需要强调的是，一些质地坚硬的甲角类、根及根茎类药材浸泡时间更长。

8.1.1.2　药料煎炸

"北法"操作将油按配料量入锅内加热熬至 40～80℃后，将药物陆续下锅；"南法"则是先浸泡再煎炸。由于中药各有不同的耐热力，同时煎炸很难掌握火候，细小及不耐热的中药易变性，因此应实行分批入油中煎炸。一般按煎透的难易，先将大根、茎、骨肉、坚果之类放入油中，次下枝、梗、种子等，最后下细小籽种、花、叶之类。例如质地坚硬的药料如生川乌、生草乌、马钱子等应先炸，待其焦黄后加入一般药物如青风藤、鸡血藤等；等到枯黄时再加入质轻的药物如伸筋草、五加皮、淫羊藿等；直到药物炸到外枯内焦黄为度。另外，有些树脂和松香、乳香、没药等，因在高温下易着火燃烧，所以常在膏药将成时，熄火等油微凉时才下锅，以免发生意外。特别注意的是一些香窜药物及珍贵细料，如麝香、冰片、珍珠、藏红花等不能同油共熬，必须碾成细粉在膏成后摊贴时掺入膏药内，或在膏成冷后掺入揉匀备用，这些细料下锅方法将在后面章节中重点讲述。在煎炸下药时，如有漂浮在油面的药物，需用漏勺压沉，数分钟后将诸药翻搅一次再压沉，如此反复数次，即"三上三下"，使诸药均能煎透以更好地提取药物的有效成分。

8.1.1.3　药渣筛捞

药料炸好后，则用长柄的铁丝筛网捞去药渣。药油再过滤至另一个洁净铁锅中以备用，或直接在原锅进行下一步，这一过程一般约需 25～30 分钟。炸好药料后，及时将药渣用漏勺从锅内捞出，并用医用纱布进行过滤，或将药物纱包直接捞取，药油沥干，去渣后的油液称为药油。

8.1.2　煎炸的火候与标准

8.1.2.1　煎炸火候

文火炸、武火炼。炸药时用文火，使药料成分充分溶出而不至因油温太高而破坏严重，也避免因升高太快，药料表面很快达到深褐色时而内部仍很少变色致成分没有充分溶出；炼油用武火，加快达到"滴水成珠"的速度，火小则耗时过长，增加有效成分被高温破坏的程度。所以一定要注意掌握火候。炸料时油温应控制在200～220℃。这一操作应熬至诸药焦枯（但不可枯而变炭）。炸料时，需用柳木棍不停地上下搅拌，以便顺利炸透所有药物。当锅内温度达到 200～250℃时，用漏勺将药渣捞出控净残油，再继续熬制锅内药油约 10 分钟，使药油充分氧化。但也可根据药料的不同、煎透的难易，灵活掌握温度和时间。总之，火力不宜太大，以防药料焦枯变质，所以历来常以"微火"煎炸。

根据实验，选定 220℃炸药，这样可适当地延长炸药时间，能较好地提取有效成分，又不至于炸焦药材。350℃炸药，结构可能已改变；200～300℃炸药，能很好地检出有效成分；300～350℃炸药，有机成分可能已发生了变化或已产生新的成分；200℃或100℃以下炸药，一般不能或很少浸出主要成分。

8.1.2.2 煎炸标准

药料煎炸的标准，主要是看药料炸时的颜色，这里再介绍一种简易方法，如处方中没有能观察颜色的药料时，可加入几片白芷用于观察颜色变化。总之，熬枯去渣的标准就是以药物炸枯为度，即外部黑褐色，内部焦黄色。

8.1.3 "熬枯去渣"操作注意事项

① 为了防止着火，亦可将处方中油酌留少量凉油，待药料炸好后将其渗入锅中，适当降低油温。

② 当一次性制备多锅膏药时，由于第二锅为热锅，温度较第一锅为高，在第二锅及以后几锅制备中火候均须较第一锅火力小，以保证有足够时间进行炸料熬枯及炼油。

③ 熬成的膏药，黑而有光泽者佳。除必须注意油、丹及火候外，不可复火再熬。

④ 对于用纱布包炸药料的药包不可过大，否则炸不透。

8.1.4 关于分批次煎炸药料的问题

根据中药炸透的难易程度及药物的耐热力分批次下料，是为了防止质地轻清易浮的药物炸煳，而质地坚硬的药物能炸透，从而保证膏药的质量。将打碎的粗料药加入植物油中浸泡数日，待下锅炸料时，不宜采用"大锅饭"的方式，正确的炸料操作是：大铁锅内放入植物油，用文火加热，先炸中药粗料，一般在锅内油温升至40～80℃时开始下料，先下粗茎、块根、硬骨、坚壳，再下叶梗、硬枝、种子，后下叶、花、果皮及较细碎的种子类。

8.1.5 关于炸料与炼油温度的验证

炸药及炼油是黑膏药工艺过程中较为关键的步骤，炸料时油温为220～250℃，但在研究中实测，药油在下丹时温度会骤升至340～345℃，研究药料中的有机成分经高温炸药后其存在的状态和状况，对研究、确定黑膏药的工艺质量至关重要。有学者选取已知成分较为明确的黄连、黄芩、大黄、马钱子、川乌作为黑膏药的药料，研究在高温炸药后有机成分的变化情况，结果显示，在350℃高温炸药，马钱子的主要生物碱成分仍可检出，200～300℃高温下黄芩苷未检出，但黄芩苷元一直存在，黄连、大黄、川乌等在200℃以上时可检出与生药相同的成分，但在300～350℃高温下主要有机成分发生了变化或产生新成分，200℃或100℃炸药，不能或很少浸出有效成分。所以药料在炸枯后，尽快捞出，药油加温至300℃时下丹。也有学者研究发现黄芩在植物油中经不同温度加热，其中的某些黄酮类成分有不同程度的溶出，以250℃和300℃溶出较多，而350℃加热，则溶出极少，与传统黑膏药制备中炸料温度是240～260℃相符；也有报道川乌炸至100℃（药材不变色）及200℃（外表棕黄内部不变色）时，药油样品中还不能检出生物碱，当炸料至300℃（外枯内焦黄）及350℃（内外枯黑）时，药油样品中能明显检出生物碱，说明药材炸料至"外枯内焦黄"时其成分才能提取出来，有一定的科学道理。

8.2 药料提取的改进工艺

8.2.1 药料提取改进工艺的缘由及方法

黑膏药传统炸料存在提取有效成分遭破坏且提取不完全的问题。黑膏药多以生、猛、峻、香之药味入药。油炸过程对生猛有毒中药有去毒、润滑的作用，"膏中用药味必得气味俱厚者方能得力"，"虽苍术、半夏之燥，入油则润，甘遂、牵牛、巴豆、草乌、南星、木鳖之毒，入油则化，并无碍"。高温油炸在对有毒中药减毒的同时，会不可避免地破坏某些不耐高温的有效成分。有学者通过比较醇提法和油炸法制备的追风活血膏中川乌、草乌、当归、没药等药材的定性、定量指标，发现油炸法制备的膏药中药材多无法检出，且有效成分含量远远低于醇提法制备的膏药。另外。炸料提取并不适用于所有药材。植物油只能溶解非极性或极性小的成分，极性大的水溶性成分如生物碱、黄酮苷等使用植物油几乎无法溶出；树脂、香脂及挥发性成分在高温状态下容易分解和挥发，既浪费药材，又会导致黑膏药的疗效下降。

药料提取改进常用的方法有七种，这七种方法可以综合为四大方法，即传统法、渗漉法（渗漉提取部分水溶性及脂溶性有效成分，提取液浓缩、烘干，备用，药渣烘干后再用麻油炸取）、综合法（含水提、有机溶剂回流提取、挥发油提取，对于采用非水提取的有机溶剂回流提取及挥发油提取药料后，仍可将其药渣再进行煎煮水提）及超滤法。

除了以上提取方面的改进，对于工业化炸料完成滤出药渣后，还须榨尽渣中残油（由于批量生产量大），以免影响收率。

8.2.2 药料提取改进工艺实例

8.2.2.1 "如意金黄散"黑膏药的改进工艺

为了克服高温油炸药料对有效成分的破坏和提取不完全，增强黑膏药透皮吸收效果，根据如意金黄散中主要有效成分的性质，采用不同溶剂低温提取，并选用渗漉法、综合法、超滤法与传统法进行对照，通过有效成分定性、定量分析证明，综合法提取有效成分多，含量高，效果最好，渗漉法次之，超滤法又次之，而传统法提取效果最差。现将 4 种提取方法对比报道如下。

（1）处方　天花粉 500g、大黄 250g、姜黄 250g、黄柏 250g、白芷 250g、天南星 100g、厚朴 100g、陈皮 100g、苍术 100g、甘草 100g。

（2）如意金黄散黑膏药不同提取法制作

① 传统法：取以上十味饮片，按药性下料，先油炸天花粉、姜黄、白芷、苍术、天南星及甘草，后下大黄、黄柏、厚朴、陈皮，文火熬枯浮起，以表面深褐色内部焦黄为度（200～220℃），捞去药渣，滤油为药油，备用。

② 渗漉法：按处方称取药量，干燥粉碎成粗粉（过 5～20 目筛），加适量 70% 乙醇浸润 1 小时后，均匀装入渗漉筒中，加 70% 乙醇排除药材间隙空气，溶剂高出药材面 2～3cm，放置 24 小时后以 5mL/min 速度渗漉，收集渗漉液，并不断补充新鲜溶剂，至有效成分提取完全。渗漉液回收乙醇后，浓缩成 500% 如意金黄散稠膏（每克稠膏相当于生药 5g，收膏 400g 左右），冷藏备用。

③ 综合法：a. 提取挥发油。取姜黄、苍术、陈皮、厚朴四味中药，装入 5000mL 圆底烧瓶中，加水至超过药面 2～3cm，连接挥发油提取器、冷凝器装置，于油浴中加热提取 7h，静置分离出挥发油，收率为 0.8%。收集挥发油为黄色澄明液体，冷藏备用。b. 醇回流提取醇溶性成分。称取天花粉、大黄、黄柏、白芷、天南星、甘草六味饮片，置 5000mL 烧瓶中，加 75% 中性乙醇至超过药面 2～3cm，浸润 1h 后加热回流提取 3 次（3h、2h、2h），合并醇提取液，回收乙醇浓缩成稠膏。c. 水煎煮提取水溶性成分。取上述提油药渣和醇回流药渣，加水煎煮 2 次，每次 1h，合并滤液浓缩成稠膏。向稠膏中加 95% 乙醇使含醇量达 50%，醇沉静置 24h 后过滤；滤液回收乙醇并浓缩成稠膏。d. 混合收膏。将醇回流提取稠膏、水煎煮提取稠膏混合均匀，水浴浓缩成 500% 如意金黄散稠膏（400g 左右），冷藏备用。

④ 超滤法：a. 仪器。LXJ-1 型离心机，Φ400mm，1400r/min。DUF-S 型密闭超滤器，列管式压力 2～3kg（196～294kPa），膜面积 178m²/根。超滤膜，CA 型醋酸纤维素膜，分子量截留 2 万至 3 万，透水速度大于 75mL/(cm²·h)。b. 药料超滤提取。按处方称取药材饮片，加水煎煮 3 次（1.5h、1h、1h），合并过滤药液，浓缩至 8000～10000mL，离心沉淀过滤除去杂质，滤液置超滤器中超滤，使

小于膜孔分子的有效成分透过超滤膜，高分子杂质沉淀物被截留，收集超滤液，浓缩成约700％如意金黄散稠膏（300g左右），冷藏备用。

（3）不同提取法制作的如意金黄散黑膏药

① 传统黑膏药：取上述药膏，继续熬炼至"滴水成珠"，下丹成膏，去"火毒"即成，冷藏备用。

② 渗漉法黑膏药：称取渗漉法500％如意金黄散稠膏120g，加氮酮60g和复方高分子基质820g，水浴加热混匀，最后与60～80℃无药铅皂基质（按传统法制备）1000g掺和均匀，密闭冷藏备用。

③ 综合法黑膏药：称取综合法500％如意金黄散稠膏120g，加入氮酮60g和复方高分子基质820g，水浴加热混匀，最后与60～80℃无药铅皂基质1000g掺和均匀，按比例加入提取挥发油，混匀后，密闭冷藏备用。

④ 超滤法黑膏药：称取超滤法700％如意金黄散稠膏86g，加入氮酮60g和无药铅皂基质1854g，水浴加热混匀，密闭冷藏备用。

（4）如意金黄散黑膏药的定性定量分析

① 定性分析：a. 异羟肟酸铁反应。四种黑膏药醇提、氯仿提取液均呈阳性（紫红色），示有白芷内酯等存在。b. 香草醛-浓硫酸反应。渗漉法、综合法、超滤法黑膏药醇提、氯仿提取液均呈阳性（樱红色），示有苍术素、厚朴酚等挥发油存在。c. 盐酸-镁粉反应。渗漉法黑膏药醇提、氯仿提取液呈阳性，示有橙皮苷等存在；而传统法黑膏药为阴性。d. 蒽醌显色反应。渗漉法黑膏药氯仿提取液，加氢氧化钠溶液振摇，碱层呈红色，示有大黄蒽醌衍生物等存在，而传统法黑膏药为阴性。e. 薄层定性。4种黑膏药提取液薄层层析后，均可见小檗碱、大黄素、姜黄素、1,8-二羟基蒽醌斑点，但传统法黑膏药斑点面积很小。

② 含量测定：4种如意金黄散黑膏药经石油醚脱脂后，再加75％乙醇提取有效成分供点样用，薄层展开后，采用双波长薄层扫描法测定小檗碱、大黄素、姜黄素、1,8-二羟基蒽醌含量，结果见表8-1。

表8-1   4种黑膏药中有效成分含量（mg/g黑膏药）

黑膏药制得法	小檗碱	大黄素	姜黄素	1,8-二羟基蒽醌
渗漉法	0.1716	0.1121	0.0125	0.0103
综合法	0.2433	0.1046	0.0363	0.0094
超滤法	0.0931	0.0137	0.0070	0.0061
传统法	0.0019	0.0029	0.0001	0.0005

（5）总结

① 传统黑膏药制法以油为溶剂，只能提取非极性脂溶性有效成分，这些成分在320～330℃的高温下多半被分解破坏和挥发掉，而水溶性的生物碱盐、某些苷类、氨基酸、糖类等，因不溶于油而难以被提取出来，因此传统高温油炸药料提取法严重影响着黑膏药的内在质量和临床疗效。通过改用低温多种溶剂、多种方法综

合提取，70％乙醇渗漉、回流提取生物碱、苷、蒽醌、挥发油、苦味酸、树脂等，水蒸馏提取挥发油，水煎煮提取有机酸、糖类、氨基酸、生物碱盐、蛋白质等，并采用超滤膜超滤除去大分子杂质、热原、胶质等物质，大大提高了如意金黄散黑膏药有效成分的种类和含量。定性分析表明，综合法黑膏药中可检出白芷内酯、苍术素、橙皮苷、大黄蒽醌、挥发油等成分，而传统法黑膏药中仅检出白芷内糖，其他成分均未检出，充分说明改进提取工艺后的如意金黄散黑膏药，能提高黑膏药内在质量，增强治疗效果。

② 含量测定结果表明，4 种不同提取方法中，黑膏药中有效成分含量大小顺序为：综合法＞渗藏法＞超滤法＞传统法。对小檗碱含量测定结果进行统计学分析：F 检验表明各种黑膏药间有极显著性差异（$P<0.01$）。t 检验表明综合法、渗漉法黑膏药与传统法黑膏药间有极显著性差异（$P<0.01$）；超滤法黑膏药与传统法黑膏药间有显著差异（$P<0.05$），说明改进后的黑膏药提取方法优于传统方法。t 检验亦表明，综合法提取效果优于超滤法（$P<0.01$），也稍优于渗漉法（$P<0.10$），渗漉法提取效果又优于超滤法（$P<0.05$）。说明如意金黄散黑膏药不同提取方法有所差异，其中以综合法、渗漉法较好。

③ 从定性结果看，高温破坏了大部分有效成分，本实验中渗漉法、综合法、超滤法提取液稠膏制备均采用常温常压浓缩，加热时间长，有效成分含量可能有影响，宜采用一些先进的蒸发浓缩技术。

④ 此外，根据炸药的实质及药材有效成分的性质，可将药材经水煎煮或渗漉法提取有效成分，再制成浸膏粉，与细粉一同加入膏坨中。但这必须有充足的药理、药效实验支持，才可以被接受。

8.2.2.2 "活络膏"的改进工艺

下面再介绍一例活络膏的改进制作。通过低温油炸，药料再与膏坨混匀成膏。经动物刺激性试验与临床应用，观察证明本法制作的药膏无刺激性，并且疗效显著提高，是探讨改进传统黑膏药制备的一种新工艺方法，现将活络膏制备工艺的改进总结如下。

(1) 按有效成分将药材分组，选择溶剂提取

① 对含有挥发性成分的饮片采用蒸馏提取方法：取饮片当归、羌活、桂枝、麻黄、独活、防风、木香、丁香、白及、川芎，加蒸馏水、蒸馏（按 1：10 加水，g：mL），收集蒸馏液（1：5，g：mL）放冰箱过夜，再分离收集丁香等挥发油备用。

另将蒸馏瓶内煎煮液过滤，药渣再加水煎煮 1 小时，过滤，合并过滤药液和蒸馏液，浓缩成稠膏状，干燥粉碎，过 100 目筛备用。

② 对含生物碱、皂苷、黄酮等易溶于有机溶剂的饮片，用 60％乙醇回流提取：

取川乌、草乌、红花、甘草、透骨草、赤芍、石斛等饮片，用60%乙醇回流，再加醇没过药面，回流提取2次，滤液回收乙醇并浓缩、干燥。其药渣再加水煎取1小时，过滤滤液浓缩至稠膏状，干燥粉碎，过80~100目筛，细粉贮存于干燥器内，为细粉Ⅰ。

注：上述两项药渣均以水煎煮1小时，水溶性溶剂能提取大部分水溶性成分、有机酸和盐、氨基酸、糖、苷、生物碱盐、苦味酸、鞣质等成分，与醇回流提取物一起均浓缩成稠膏状，干燥，粉碎备用。

③ 对因温度高易分解或局部用药有显著效果的药料可直接粉碎备用：取大黄、地黄、乳香、没药、肉桂、血竭、白薇、山甲，置烘箱中60℃干燥，粉碎过80目筛，为细粉Ⅱ，备用。

（2）制法

① 炼油：称取麻油，单独炼至"滴水成珠"，按传统法下丹制成膏坨，为新活络膏的黑膏药基质。

② 收膏：将多种有效成分提取物加入膏坨内，混匀成膏。将膏坨加热至80~90℃，加入细粉Ⅰ，搅匀，降至90℃时加入细粉Ⅱ调匀，当温度降至50℃时，加挥发油调匀（挥发油可先加水及少量细粉调匀再与膏坨混合）后慢慢倒入冷水，浇淋浸泡法去"火毒"，分摊在膏药纸上即得。

根据黑膏药中的中药成分的特性，采取不同提取方法将制成黑膏药的中药原料贮存，应用时将中药原料与膏坨（基质）混合即得。根据不同疾病，辨证用药，使膏药成分也能辨证加减，更符合中医基本理论，疗效更佳，扩大了传统黑膏药的临床应用范围。

8.2.2.3 "通痹膏"的改进工艺

有学者为了验证：黑膏药用植物油提取药材中的生物碱、苷、黄酮、醌、香豆素、木脂素等成分溶解性能及在高温下的破坏程度；挥发油类因与植物油有相似相溶，可能有一定的溶解度，但在几百摄氏度的高温下能否留存。为此进行了相关提取实验。

（1）具体实验方案

① 第一实验

a. 选用协定处方通痹膏为实验方，包括川乌、草乌、麻黄、白附子、牛膝、白芷、天南星、川椒、细辛、乳香、没药、血竭、冰片、甘草等三十八味药。将需油炸的一般耐热药物按处方量称取三份备用。

b. 将三份药物各以等量的麻油（处方量）、水及60°白酒为溶剂，分别制成膏药、水煎液及酒剂（都可用于临床，免浪费），注意在制成膏药过程中，当药物熬至外表呈焦褐色，内部焦黄色时，捞出药渣，取出药油50mL作标本，当熬至收膏需加黄丹的火候时，再留同量一份药油标本，而水煎液和酒剂各取 50mL 作标本。

c. 药物的性能与药味是不可分的，用性状鉴别法对四瓶标本进行鉴别。水、酒标本的颜色浓淡虽有差别，但混合药物的气味差别很小，而两份油标本中药物的气味都难以察到，只有一种药物炸焦后的焦苦味，第二份药油焦苦味更大。

② 第二实验

a. 取方中的川乌、麻黄、白附子、牛膝、白芷、天南星、川椒、细辛八味药各等量，另取适量土豆一块备用。

b. 分别取适量等重麻油 10 份备用。

c. 将每一种药物与一份麻油板入干净锅内，按制膏法加热炼制。去渣后留一份标本油，继续熬炼至收膏需入黄丹的火候时，再分别取一份标本，第一、第二次各药油均做明确标记。

d. 为了对照，取剩余的两份麻油，按制膏法熬炼。其中一份加入土豆，另一份什么也不加，至药物捞渣的相同时间各取一份标本，继续熬制收膏需下黄丹的火候，再各取一份标本油注明。

e. 将各药、土豆及无药油的第一次标本之间作比较，浓淡稍显不一，无药油标本最淡；第二次标本较第一次颜色稍浓，除无药油标本外，彼此之间也无明显区别。

f. 川乌、麻黄、白附子、牛膝、白芷、天南星及土豆第一次标本油，口尝均是一种较淡的焦苦味，彼此区别不明显，都无生药或土豆的特有气味，第二次标本油焦苦味稍大，相互之间也无明显区别。

g. 细辛、川椒二药的第一标本，口尝也有与其他药物相同的焦苦味，但尝后不久，舌面可有不同的麻辣感。二药的第二标本，这种麻辣味则消失，只有与其他药第二标本相同的焦苦味。

h. 无药油的第一、第二标本，也有焦苦味，但较其余各标本淡。

③ 第三实验

a. 取麻黄（因其具有升压、增加心率等副作用）100g、麻油 250g 备用。

b. 按熬膏法用麻油炸提麻黄，取麻黄油标本。

c. 将此标本全部喂食一只实验狗，经 6 小时观察，狗毫无异常变化，心率也未增加，麻黄的升压、加速心率等副作用均未表现出来。

④ 第四实验

a. 取麻黄素 1000mg，植物油 100g 备用。

b. 按制膏法熬炼麻黄素，将药油的 1/3 拌饲料喂食一只实验用鸡，1/3 饲 1 只 2kg 的兔子，余下的由一人全部服下，经 6 小时观察均无异常反应，测人的脉搏、血压亦无异常。

（2）试验总结 药物的水、醇提取液能反映药物的气味及颜色，而经麻油炸提后，原气味、颜色没有被体现出来，这说明麻油炸法对药物各成分的提取度很小，以至于不能通过感官觉察到。出现的焦苦味仅仅是药物在高温下被焦化的结果，这也可从对照组土豆油的焦苦味来说明。无药油的标本色味都较淡，原因在于没有炸过焦化物，较淡的苦味是油自身高温焦化的结果。

细辛、川椒第一标本油的麻辣感可能与所含脂溶性的挥发油有关，这种感觉在第二标本中消失，是由于挥发油被高温所挥发和破坏。

实验三、四进一步说明了麻油绝不是理想的溶剂，传统的膏药制备工艺确实有许多不科学之处。

以上实验虽不够精确，但足以反映出传统制膏工艺还是存在一些不足，有必要改进。有条件的单位可做更详尽、精确的实验，以使外用膏剂这一中医的传统瑰宝得以发扬光大。

该学者对膏药工艺的改进情况，曾先后将需油炸药物总量的 1/3、1/2 及全部用水提、醇提等方法进行提取制粉，与细料药一起分别掺入麻油中油炸 2/3 药物、油炸 1/2 药物及麻油单纯熬炼至收膏火候，下黄丹制成的膏药基质中，制成不同的膏药，经临床试用效果良好，最终我们选择了最后一种方法：将油炸药物的全部用适宜方法提纯制粉，与细料药一起掺兑到单纯经高温熬炼与黄丹制成的基质中混匀即成。该法可使产量稍有增加，药效明显提高，只是膏药的黏性比传统法制得的膏药稍差，但不妨碍应用。

8.2.2.4　关于改进工艺制作中需注意的几个问题

① 需要说明的是，如果采用药料水提物加入膏药基质法，参见"6.5.2.3 药料水提浸膏与油的比例"介绍，则加入膏坨中的中药浸膏的用量不得超过生油的 15%，过多则影响黑膏药的质量。有人主张用全浸膏的形式加入膏坨中，但这样将多出一道环节。

② 为避免在炸药、炼油时高温条件下极性有效成分（黄酮、生物碱）破坏分解和挥发性成分逸散、挥发和分解，在采用水提取制得的水提稠厚流浸膏相对密度为 1.30～1.40 时，黏度与膏药相似，与少量的挥发油混合后不影响膏药的黏着性，这是制备水提流浸膏的标准。

③ 煎煮两次药材，可使细胞壁过于浸润、渗透、糊化，细胞破裂，从而导致油炸时难以溶出非极性有效成分，且煎煮两次后可使部分不耐热成分或挥发性成分分解、挥发，不利于油炸提取。

④ 中药材炸料之前油浸环节，在药料用植物油处理的问题上，出现了"南法""北法"及江西"建昌帮"的派系方法。因此对于药材成分的提取问题还有待于进一步深入研究。

黑膏药的制备工艺：炼油

9.1 黑膏药炼油的传统方法

当药料炸好捞净药渣后即为药油，此时则须进行炼油。炼油是膏药成败的关键，不足则膏药会太嫩，太过则膏药会太老。经验有云："老嫩在于炼"。

炼油的传统操作

将熬成的药油倾入细瓷盆内，等沉淀后再进行过滤，以保证膏药质量柔细，将滤过后的药油复入锅内（"南法"亦有为节约时间将药料用数层纱布进行包炸的方法，炸好捞起药包沥干即可炼油），以先小火后中火至武火熬炼，并不断撩油，1小时左右见油烟变白，蘸油少许滴入水中不散（此时油的温度一般为305～355℃），油珠色黑发亮，手捏成丝后离火。

经验所云的"老嫩在于炼"，是指熬油适中与否决定膏药的质量，如油熬得不到火候则膏药质软松，贴着后受热流动不能固着患部；如熬油太过，不但出膏少，更主要的是使膏药质硬，黏着力小，容易脱落或者造成废品。熬油恰到好处的标志，是所谓"滴水成珠"，即以搅棒蘸油滴入冷水中，油滴在水中不散开并凝聚成一团呈饼状。如油滴散开，说明油还未熬好即"太嫩"，须再熬、再拭，至油将熬成时要转大火。炼好油后，立即将锅离火，趁热下黄丹，不停地搅动（"南法"则是将火全部熄灭，必要时将火浇灭，直接下丹）。熬油时，还可以从发生的烟色来判断。油熬至沸，发青色烟，但烟很淡，当青烟由淡变浓并发灰白色时再熬，则烟又渐渐由青烟变白色并带有清香药味，此时表示油快要熬成，见图9-1。这个时间很短，约1～2分钟，须精心操作，并要不停地搅动，以免油在高温时发生燃烧。

炼油的主要原理是温度升高使油脂在高温下氧化聚合、增稠。炼油时用武火，320～330℃，始终保持锅内油处于沸腾状态。判断炼油是否到火候，主要依据以下几个方面。

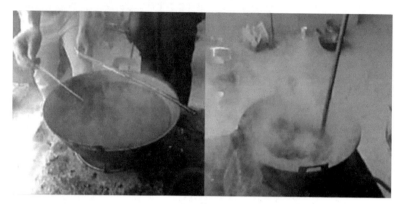

图 9-1　炼油烟色变化实景图

9.1.1.1　炼油程度的五种判断标准

（1）一看油烟　开始浅青色，渐渐黑而浅，进而变为白色浓烟（撩油时烟更明显），以看到白色浓烟为度，无风时白烟直上。炼油时油烟颜色变化过程为青色—黑色—白色，在看到白色浓烟后为即要熬成的标志，这需要炼制者具有一定的经验才可判断。

（2）二看油花　就是看沸腾时的油花，以油花在锅中央聚集为准。即用搅拌棍蘸起药油，药油滴速较慢时，要及时停止搅拌，注意看油花，当油花向锅中央集聚时为度，这也需要炼制者具有一定的经验才可判断。

（3）三看"滴水成珠"　当油花向锅中央集聚时，药油温度不断加强，油的稠度开始变强，以搅棒蘸油滴入冷水中，若稍停散开成波状油纹，则说明药油炼制不及，还要继续加热，进一步氧化聚合，再水试，当看到油滴入水中成珠后下沉而后浮，或用小木棒一搅，油滴搅离自聚，则说明炼油成功，以吹之能散（散开），散之能收（集聚）为度，即可离火下丹。实际操作中，前两条标准比较模糊，亦难掌握，这种方法比较适合初学者，故通常以"滴水成珠"作为主要判断标准，看"滴水成珠"固然重要，但看"成珠"后的色泽是关键，即油珠乌黑发亮，手捏成丝。因为刚刚"成珠"时色淡，距乌黑发亮还有一段时间，下丹过早膏药易嫩。此时一定要注意防火。曹春林主编的《中药药剂学》所述"滴水成珠"标准为：蘸取药油少许滴于水中，待油滴散开后又集聚时为度。注意此时形成的药膏色泽黑亮，若呈现出灰色或散开则说明炼油较嫩，需要再熬。

蘸取药油下落至水面的高度与成珠难易有一定关系，并且直接影响到膏药的老嫩。以麻油及菜油色拉油作为基质原料为例，二者在还未完全炼到下丹程度的一段时间内，如果蘸取少许药油在距水面低于 5cm 处滴于水中亦可"滴水成珠"，而高于 15cm 时则不能成珠。此时若匆忙下丹则油丹反应不剧烈，炼制的膏药始终偏嫩，即使长时间加热还是粘手。当油滴下落高度在 15～20cm 时滴入水中成珠，则丹油反应较剧烈，熬炼的膏药老嫩适合，因此这可以作为"滴水成珠"的高度标准。不同基质油料的药油油滴下落高度都基本适合 15～20cm 的高度标准，所不同的是炼油时间长短不同，譬如麻油炼油时间要短于菜油色拉油。所以，"滴水成珠"标准的严格概述为：蘸取药油少许与试珠水面相距一定的高度（通常为 15～20cm）滴入水中，待油滴散开后又集聚时为度。

"滴水成珠"的理论基础：膏药的制成是由于炼油时油脂分解为脂肪酸和甘油，在高温下与二价铅离子反应生成脂肪酸铅盐。当油温达到 300℃ 以上时，甘油分解为醛、酮等物质和水，故产生大量浓烟和刺激性气体，这时油脂氧化聚合反应加快，使油的表面张力增大，而出现油花逐渐向锅中聚集，所以传统经验以此为初期判断，表示炼油即将完成。但是油脂氧化、聚合、增稠程度是否符合要求，则必须借助于"滴水成珠"试验作最后判断，以达到"滴水成珠"且吹之不散为适宜。如果未到"滴水成珠"时就下丹，所制成的膏药就会质地软，黏性强。其原因是甘油虽然开始分解，但分解量少，加之油的氧化，聚合增稠程度未达到要求，若已到"滴水成珠"，不及时下丹，继续加热，甘油分解量过多，油的氧化、聚合、增稠太过、而使黏性减低，制成的膏药就会质脆，黏性差，因此，在出现油烟、油花变化时，应及时频繁测定"滴水成珠"，到了"滴水成珠"时就必须及时下丹，这样制成的膏药才能合格。

（4）四看温度计　达到规定温度，此时油的温度一般在 305～355℃ 之间，现代研究发现，炼油温度一般控制在 305～355℃ 之间，恒温时间在 1～2 小时内对软化点影响不大，如果时间太长，其影响则十分显著。

（5）其他方法　此外亦可将药油置于白瓷板上，如油呈棕褐色稠厚状时，即示油已炼成。

小量生产仍使用传统的经验来判断，其判断的方法初期从观察油的颜色、油烟、油花的变化以及油珠在水中漂浮、边缘不整且有扩散现象来判断，后期用"滴水成珠"，视油珠边缘整齐、圆亮凝于水面的试验来加以确证。实际操作中，主要以前三种方法作为手工小量生产的主要判断标准，后两种方法作为大批量工业化生产的判断标准。

9.1.1.2　炼油的注意事项

（1）防风　炼油或下丹时着火，应迅速投入鲜蔬菜，急以锅盖覆盖，切忌浇水，在煎熬过程中，一滴很小的水珠滴入油中，则易引起爆炸，务必要注意。

（2）火候温度控制　在药油炼制过程中要注意火候，用武火（320～330℃），工时就缩短，但要防止着火，用文火（约 200℃），工时就延长，一般控制在文武火（约 280℃）进行熬炼，边炼边用木棍不停地搅拌，并用电扇排烟。

（3）测试油珠　是掌握火候的可靠标志，油珠要浮于水面，吹而不散，散而聚合，则显示油已炼成，一般称为"嫩珠"，此时宜冬、春季节进行熬制；如果成品膏药在冬春季粘贴使用，此类膏药即使是在夏秋季熬炼，也应选用嫩珠；如在夏秋季节熬制夏秋季节粘贴使用的膏药，或此类膏药在冬春季熬制同样是夏秋季粘贴使用，均应选用老珠，老珠是在上述嫩珠的基础上，继续炼至颜色略深，而珠形如丘状，但应注意不能增大火力，待其缓缓深化为宜，上述方法适用于临床应用广、产销量大的膏药制作。

（4）炼油时间　关于炼油时间长短问题，各地不一，有小火慢炼、大火快炼及折中三种方法。

① 小火（文火）慢炼。即将沉淀的油或药渣均弃去，将滤净药油置锅中，用微火慢煎久熬，熬 6h 以上。但有学者对小火慢炼提出了异议，该学者认为，炼油温度与时间都会影响黑膏药的黏度和硬度，温度不宜超过 220℃、恒温时间在 1~2 小时内对软化点影响不大，但无节制延长时间，其影响十分显著。

② 大火（武火）快炼。则为北方炼油之法，常为武火一次炼成，需 20 分钟左右，与南方稍有不同。但也不是火候越大越好，虽然说是大火（武火），但也要掌握火候，温度不宜太高，以 280℃ 的文武火为宜，温度过高则易出现药油呆滞不活泼，不易聚合的现象。

③ 折中炼油。大多数是折中时间，即先小火后中火至武火熬炼，并不断撩油，1 小时左右见油烟变白，蘸油少许滴入水中不散，即炼好油。

（5）炼油温度　炼油反应温度最好在 305~355℃ 之间则对软化点影响较小，亦不影响黑膏药黏度。有学者用压缩空气炼油或用强化器装置炼油，前者炼油只需 45 分钟，可达到常规炼油"滴水成珠"的程度，且安全不易着火，后法具有相同优点，时间更为缩短，只需 6~16 分钟，使油聚合增稠反应加速，成品的"火毒"物质丙烯醛也大为降低。

（6）搅拌与吹风　要使膏药"明似镜，黑如漆"，关键在于炼油及下丹时的搅拌与吹风。若不勤搅拌，较少吹风，油烟不能及时外散，郁于内，既影响外观，又增加"火毒"，而且由于热的积聚，易造成煳锅及着火燃烧。

9.2 黑膏药炼油的改进方法

过去传统炼油时间长，且污染重，因此现代有一些这方面的改进，主要针对大批量的工业化生产适用。

9.2.1 炼油改进工艺

现代用压缩空气炼油或用磁化装置炼油，使炼油时间大大缩短，且安全不易着火。工业化炼油温度一般控制在 305~350℃ 之间，恒温时间在 1~2 小时内对软化点影响不大，亦不影响膏药黏度，如果时间太长，其影响则十分显著。为此使用压缩空气炼油或用磁化装置炼油，使炼油时间大大缩短。

9.2.2　工业化炼油改进工艺受炼油时间及温度的影响

9.2.2.1　炼油时间

工业化炼油时间过长，将影响黑膏药的膏质，所以要控制缩短炼油时间。据文献报道，用压缩空气炼油或用 1/4 马力压缩泵，频率为 3400Hz，功率为 1.5kW 的强化器装置炼油，前者炼油只需 45 分钟，可达到常规炼油"滴水成珠"的程度。压缩空气还可起到撩油搅拌作用，安全不易着火，且时间明显缩短，使油聚合增稠反应加速，成品的"火毒"物质丙烯醛大为降低。据报道，用文武火熬至"滴水成珠"，其熬炼的时间要比用武火多二三十倍。理论上温度低对药物有效成分的破坏减少，但在 200℃ 以上的长时间加热与 300℃ 以上的短时间加热，对药物成分的破坏相差不大，用武火加热制成的膏药在质量上比低温长时间加热熬制得好，且疗效也未见减低。若在提取与炼油过程中，如将大量空气吹入热油中，则能显著缩短炼油时间。

通常工业化炼油时先用武火将药油温度控制在 310~330℃，进行反复炼油，观察油烟及进行"滴水成珠"和"挂丝"试验，45min 后可基本完成炼油工序。

9.2.2.2　炼油温度

工业化炼油温度不能高于 350℃，炼油和下丹反应中温度若过高使油脂在金属（铁锅或铁具）催化下产生热解反应生成不饱和醛、酮。温度以不超过 350℃ 为宜，如果温度超过 350℃，已生成的膏药亦会热解生成不饱和醛、酮，既增加了"火毒"，也造成了膏药的损耗，产率降低，工业化炼油温度应控制在 305~350℃ 之间。

9.2.3　工业化炼油时温度与油及丹的关联

工业化炼油时，其炼油温度不同，相应的丹油比例亦要做出调整，两者具有关联，这在实际操作中，应做好摸索与总结，例如，炼油 345℃ 时丹油比不能低于 6：16，315℃ 时不低于 7：16，285℃ 时不能低于 1：2。

9.2.4　工业化炼油的判断标准

目前，大量生产可以采用仪器测定油的温度和药油的黏稠度加以判断，参见

"9.1　黑膏药炼油的传统方法"中的"炼油程度的五种判断标准"。小量生产仍用传统的经验判断。工业化炼油，由于为封闭式操作，虽然有观察窗，但无法看清油烟和油花，"滴水成珠"往往在油熬炼好之前就有显现，因此有人提出了简便易行的温度计测量法，即认为290℃时下丹最宜。如果想更加严谨，可以时间和温度为条件，确定客观可控指标，绘制二维图，并选择不同油量，以设定不同条件实验观察是否符合同一客观指标。

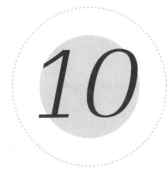

10 黑膏药的制备工艺：下丹成膏

10.1 下丹成膏的传统方法

下丹是确保膏药质量的关键。当丹加入已炼成的油中时，丹油即起化合反应，反应的实质主要是脂肪酸和大部分的 Pb_3O_4 及少量 PbO 的作用。此外黄丹也是一种氧化剂，油丹反应生成的脂肪酸铅亦为油脂氧化聚合的催化剂。因此，在丹油化合的同时还能使部分油脂继续氧化聚合或缩合，并有部分树脂生成，这对制成的膏药具有适宜的稠度与黏度有一定影响。

10.1.1 下丹方式

10.1.1.1 火上下丹

火上下丹又叫下热丹。即将药油微炼后，边加热边下丹，丹下完后必须加热熬炼至成膏的程度。火上下丹法的优点是丹与药油的反应较充分，缺点是温度高反应也较剧烈，一不小心容易药油外溢，引起火灾。

实验结果表明，在环境温度 35℃，油量为 1000g，下丹方式为火上下丹，下丹温度为 290℃，丹量为 400g 时，制作出的黑膏药稠度适当，油丹化合反应完全，黏性适中，且色泽黑亮，光泽度好。采用火上下丹，仅撒去部分木柴稍稍降低药油的温度，让药油温度在 300℃左右，这个温度是黄丹与药油反应的最佳时间，将干燥后的黄丹置于药筛内徐徐筛入炉上的热油中，同时用木棒不停地朝一个方向搅拌（与炼油搅拌方向一致），以防丹沉聚于锅底。当出现大量白色浓烟，且热油剧烈沸腾时，如图 10-1 所示，此时立即将膛内火源全部熄灭，必要时再用水浇灭，然后继续熬炼，搅拌直至白烟散尽，当药油由棕褐色变为黑褐色时，取出少量滴于冷水中，若最后几滴能沉入水底，取出后膏不粘手，且稠度适当，即熬制完毕。此时在搅拌膏药的木棒上黏附的膏药也光亮如漆。或者观察锅内颜色，当油色由紫红—灰—黑渐变时，在灰色与黑色交替之间即将离火，试水后搅至凉。如图10-2所示。

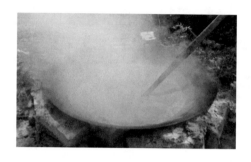

图 10-1   采用火上下丹，丹油
即将剧烈化合反应实景

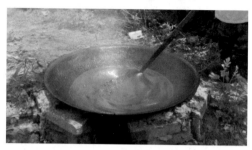

图 10-2   采用火上下丹，丹油
剧烈反应变成黑膏药实景

火上下丹可使油丹化合反应完全，但火候较难掌握、易失误，因为火上下丹的油温较高，可达300～320℃，丹油反应剧烈不能均匀化合，易造成膏中夹生丹，成品中易出现丹色红点，制出的膏药往往偏老，原因多为油丹化合后，在没有离火的情况下测试老嫩，待恰到好处时才离火，此时锅中油温很高，虽然离开了火源，但在自然冷却前仍在自然化合，冷却后促成膏质偏老，根据工作中的体会，在炼油成功后，用文火微微加热，保持油温不降低即可，不得再用武火加热。对于初学者来说，更适合选用离火下丹。对于熟练工来说，一般多采用火上下丹，因它比离火下丹较易去除丹中毒性，膏药使用中不会造成皮肤瘙痒。

10.1.1.2   离火下丹

也叫下冷丹、火下下丹法，即将炼好的药油连锅离火放于平稳处，加入黄丹。火下下丹的优点是反应比火上下丹温度较低，反应不太剧烈，缺点是下丹速度必须要快，防止温度下降后反应不充分。

待油温达320℃时将药油离火，在不低于270℃时加入黄丹，一般为290℃左右，根据四季气候的变化略有微调，但在温度320℃下下丹最好。离火下丹时，将丹撒在高温药油中，用木棍顺时搅动，使黄丹均匀地与药油化合。搅拌时间宁长勿短，下丹时间需要5～10分钟。若下丹后搅动时间短，丹油化合差，则膏药结构脆散，成药不黑亮。离火下丹时要注意通风，以防油丹结合沸腾时释放有刺激性气味的毒烟危害身体，同时在房内要有灭火设备以防药油燃烧。此时观察油烟的颜色，当油烟由青色变成白色时做老嫩实验，判断老嫩合格后，停火搅动3～5分钟以去除烟气。如图10-3及图10-4所示。

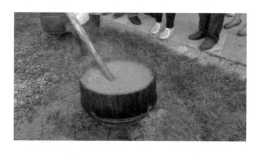 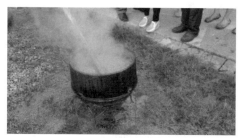

图 10-3　采用离火下丹丹油即将　　　　　图 10-4　采用离火下丹丹油开始
　　　　剧烈化合反应实景　　　　　　　　　　　剧烈反应冒烟实景

对于初学者来说，最好采用离火下丹，便于测试膏药的老嫩程度。同时离火下丹法可以反复操作，且相对安全。当炼油达到"滴水成珠"时即连锅离火下之为宜。离火下丹的原理，主要是利用丹油化合为放热反应，利用其反应自身热量完成丹油化合成膏。此时沸油遇到黄丹会慢慢沸腾起来，升胀迅速，如果搅油工作停止，此时油会外溢，所以要不停搅拌，从下丹染成红色逐步变成黑色的时间，需20分钟左右。所以离火下丹速度不能太慢，如果下丹太慢，则离火下丹的药油温度下降，油温始终过低（200℃以下），不利于化合，会造成"死丹"，同样影响膏药质量。离火下丹虽然比较稳妥，但达到丹油能化合反应的时间较长。离火下丹的关键就是趁油温高时下丹，操作要相对迅速，使油与丹在高温下反应，迅速生成脂肪酸铅盐，铅盐又可进一步油脂化，聚合增稠成膏状。

但是如遇冬季寒冷天气，油温下降过快，偶尔会出现反应不完全的现象，此时可再打开火源继续加热，再重复搅拌，亦能使膏药继续反应充分。

下丹步骤是确保离火下丹膏药炼成的关键，炼油至所需时，应积极地准备离开火源转入下丹步骤，下丹必须2～3人协作完成，抓住三个关键：第一，应趁油温高时下丹，使油与丹在高温下起剧烈反应，迅速生成脂肪酸铅盐，铅盐又可以进一步促进油脂化，聚合增稠成膏状。第二，下丹须徐徐散匀。谨防黄丹沉积在锅底黏结成块，致使油与丹比例失调，而不成膏药。第三，油与丹比例要依季节及纯度而定，具体参见第6章内容。

10.1.1.3　分步下丹

有人提出了用分次下丹法进行下丹，主要是预防膏药熬嫩：按0.5kg药油用150～210g丹确定丹的用量，当丹下到每0.5kg药油用150g丹时，观察药油颜色，待由棕色变黑色时，用木棍蘸少许膏滴入冷水中。然后用手捏膏，若粘手指不脱落，说明膏太嫩了，此时要继续少量下丹，直至膏滴入水中，用手捏膏能黏指，膏离指不黏肤时，即停止下丹，收膏。常规方法是一次性下好丹。

10.1.2　下丹操作注意要点

（1）锅内油量　不能超过锅容量的1/3，否则易溢出。

（2）留取少量药油　在下丹前，有的地方的做法是留取部分药油，作为补油或擦手用。

（3）搅丹方向　下丹时将丹置在细筛内，一人持筛缓缓弹动，使其均匀撒在油中，一人用木棍迅速搅拌，并不停地顺一个方向搅拌，以防沉聚。勿使丹浮油面或结粒沉于锅底，使丹充分与药油发生作用。下丹时间一般为5～10分钟。

（4）下丹火候及温度　以火候而言，过猛时非但沸腾外溢，而且会使沸油燃烧；火弱时，黄丹不能变色，像泥沙一般沉淀成岩石样物质，形成黄丹是黄丹、油依然是油的现象。下丹时，相应药油温度过高会烧丹；温度过低会降低丹的反应。应该在药油温度320℃左右时下丹。

① 下丹火候。下丹的火候各不相同，大体可分以下两种。

a. 大火（武火）：因下丹是油与丹的化学变化过程，是含有脂肪酸的油和 Pb_3O_4 发生复杂反应后变为高碳脂肪酸铅盐的过程。因此，大火（武火）能加速这一变化的进行，相应地使下丹时间缩短。

b. 小火（文火）：因下丹时，油的沸腾会高出原来油面，如果锅小火大，则油沸溢锅外，会造成浪费或引起意外。所以小锅下丹时要小火，徐徐撒匀，充分搅拌，以保证油和丹的化合作用。

这两种火候各有所长和不足之处，采用时可按需要条件及操作者的习惯选用，下丹时锅内温度很高，木棍搅动很快，棍头因高温摩擦容易着火引起锅内燃烧，故需小心操作，万一着火，千万不可惊慌失措，不可用水去灭火，应速加盖以隔绝空气，则火自息。

② 下丹温度。一般认为炼油温度应控制在 270～320℃，下丹温度应控制在 300～320℃，当炼油达到"滴水成珠"时即可下丹收膏。但由于油丹反应属放热反应，下丹后可使油温达到 360℃，如此高温会破坏麻油成分，致使膏药基质变脆，同时易引起着火。根据多年经验及结合黑膏药软化点测定数据优选，总结出的经验是：5kg 药油，在温度设为 280℃时炼油 120 分钟，然后按 16∶7 油丹比例下丹，此时反应温度可达 305℃，当温度下降到 280℃左右时表明反应结束，在此温度下既不破坏药油成分，又可得到软硬适中的黑膏药。

（5）下丹速度　以下丹速度而言，下得太慢，则前下的黄丹早已变质，而沸油大半开始黏稠，使后下黄丹无法变质，导致膏药黏性大减，同时下丹太慢，则离下丹的药油温度下降，影响效果；下得太快，则大量的黄丹在急促之间难以均匀地溶化在沸油之中，乃至马上凝结成块，两者均可造成废品，同时下丹太快还易溢锅。所以下丹速度以不溢锅为度。

（6）下丹着火处理及防护　如下丹时着火，应熄灭后再下，否则易引起爆炸，若着火立即盖上锅盖，必要时放入青菜叶进行降温灭火。下丹时，烟味熏呛令人难以忍受，易致操作人员中毒。操作者要站在上风头，集中精力，决不能离开现场，不得丝毫疏忽大意。此时防护措施要跟上，避免中毒事故发生，最好在锅旁边放一排风扇使定向吹风。

（7）搅棍浸于冷水中　不管何种形式下丹，当黄丹徐徐倒进锅中后，用木棒多在锅底其次在四周用力朝一个方向搅动，当泡沫上升至半锅时，此时应勤换浸于冷水中的搅棍（通常使用 2～3 个搅棍，均浸泡于冷水中，循环使用，保持其水汽），加强搅动，因为少量水分加入可促使皂化作用完成，使烟与热容易散失，其机理类似于喷水法去"火毒"。

（8）不可用铁器搅拌　铁器与锅底相碰，易引起膏药起火。

（9）膏药应老、嫩适宜　一般宜嫩些，因摊膏时仍需加热，具体处理参见下节内容。

（10）用丹的注意要点　对于丹的标准，季节用量参见"6.2 黄丹"及"6.5 油与丹、药的比例"内容，丹的用量直接关系到膏药的老嫩。药油老要少用丹，嫩则多用丹。膏药放置的时间长会变老，故膏药要熬嫩些，则少用丹。

（11）不同下丹方式的炼油程度　黑膏药的炼油与下丹是关系到黑膏药形成或失败的关键程序，炼油的程度是依下丹的方式而定。若是采用"离火下丹"的方式，则炼油达到"滴水成珠"时马上将药油离火而后徐徐将细丹粉撒入其中；若是采用"火上下丹"，则药油微炼即可将细丹粉撒入其中。值得注意的是每种植物油熬炼的温度略有差异，这要在具体实践中去探索。

（12）不可复火再熬　熬成的膏药，除必须注意油、丹及火候外，熬好后不可复火再熬。

（13）丹量过多时需放置　如果丹量多则膏体带棕褐色，应熔融后放置，待未反应的黄丹沉于底部后，再取上层进行摊涂。

10.1.3　检查膏药"老嫩"的方法

10.1.3.1　水试标准

检查膏药"老嫩"的方法，便是水试实验，观察标准有两条，即用木棍蘸取膏药滴于冷水中，用手试之。

（1）看颜色　将膏药滴入冷水中成珠不散、膏色黑亮，即表示老嫩合适，如颜色稍发灰色，还需要再炼制。

（2）试形态　将膏药放入冷水中，待稍冷拿出用手扯之成细丝，捏之能轻松成团，即膏药不粘手并能随意抟圆而无硬撑感，捏之不黏而有力，表示老嫩合适。如过软无法揉捏成团而粘手，拉丝柔软无力或拉不成丝者，则太"嫩"，应再熬；如扯之丝粗细不匀、像豆腐渣或脆断者表示已经过火，且揉捏成团的膏块较硬，不易轻松变形，说明熬之为过而变"老"，需酌情加入嫩油（但千万不可加入生油，如加入生油则会使膏药的黏性减弱）或再熬一锅较嫩的膏药，进行混合，或添加石蜡（见下节介绍），再熬再试。

10.1.3.2　水试温度因素

需注意季节和室温对实验的影响，如冬季气温低，膏药凉得快，若质地发硬，不一定是熬得太老的原因。在工作中我们发现，如果是冬天，较低温度的自来水会影响膏药老嫩的测试，过低的温度会使膏药极易变冷变硬，若用低温水进行测试膏药老嫩，会导致测试的膏药出现假"老"现象，正确的方法是在所试的水中加入少许开水，使成 $20 \sim 30℃$ 左右的温水进行测试老嫩即可。

为防止膏药偏老，应在下丹后注意观察颜色，并蘸膏药少许滴入冷水中片刻，取出揉之，若膏不粘手并能随意揉圆而无硬撑感，即表示老嫩适度。

10.1.4　相关俗语的由来

(1)"黑如漆"　即要求膏药色黑如漆，表面明亮如镜。为此，必须让油脂中的脂肪酸和黄丹的主要成分 Pb_3O_4 充分反应；注意油和黄丹的质量；下丹前应炒丹；化膏兑入的细料、芳香药料在膏药中所占比例不可太大；下丹时应用筛均匀撒布，并不停地朝一个方向搅拌至膏油变冷成膏；化膏兑药时，也要不断搅拌使混合均匀，经验有云："质黑在于搅"。

(2)"明如镜"　即要求膏药表面均匀平整，可见镜样光泽。为此，必须做到颗粒细，细料芳香药粉要过 $100 \sim 120$ 目筛，以防化膏兑药后表面有颗粒感。

(3)"窝烟"　为使熬制的膏药明如镜，应防"窝烟"，这些烟雾多是油脂在高温下的氧化分解产物，如丙烯醛等，让其留在药油或膏油中，不但产生刺激性，而且会使膏药晦暗无光。故操作中要不断撩油并扇去油烟。下丹后热膏油中要喷洒水雾，使膏油剧烈翻腾，同时扇去产生的浓烟。经验有云："膏亮在于扇"。

(4)"黑之功在于搅，亮之功在于扇"　是指炼油和下丹时做好搅拌与吹风，若不能勤搅多吹，油烟不能及时外散，邪郁于内则影响外观，又增加"火毒"对皮肤的刺激作用，使皮肤过敏，而且由于热的积聚易造成煳锅及着火。

(5)"黑不黑在于熬，亮不亮在于搅"　其实这个说法基本同上条，只是站在不同的角度，在熬制过程中必须使炼油可"滴水成珠"且在油温 $300 \sim 320℃$ 时下丹。搅动瞬间会起泡翻腾，浓烟滚滚，油丹化合充分，搅动 $10 \sim 15$ 分钟后，则膏药又黑又亮。若在油温 $280 \sim 300℃$ 时下丹，搅动起来则渐渐气泡翻腾，有浓烟、不大，油丹化合不充分，搅动 $10 \sim 15$ 分钟后，膏药发乌。此时可以再次用武火提温搅动至沸腾，使膏药变黑。

(6)"鱼眼泡"　用喷水法去"火毒"制备黑膏药，熬好后将其倒入另一铁锅中，用木棍不停搅拌，使膏药内气泡冒出，俗称"鱼眼泡"，"火毒"随着气泡而排出，膏药慢慢变冷变稠，此时膏药黑亮如镜，停止搅拌。

(7)"蛇皮纹或槟榔纹"　无论采用何种方式下丹，油丹熬至合适的膏药冷却后膏药表面会出现很美观的蛇皮纹或槟榔纹。

(8)"贴之即粘，拔之即起"　也称为"贴之必粘，揭之必落"。"贴之即粘"是要求膏药微热后贴于皮肤时，能靠它本身的黏性贴在皮肤上，即不可太老，太老则黏性降低或消失；"拔之即起"是要求贴在皮肤上的膏药，只要轻轻一揭就可脱离皮肤，即不可太嫩，太嫩则易粘在皮肤上难以洁净，且不易固定。

(9)"柔中有刚"　即炼制好的膏药捏之软中有硬，拉之成丝而易断，揉之粘手而不黏，谓之"合适"。

(10)"假老"　即在寒冷的冬天，较低温度的自来水会影响膏药老嫩的测试，过低的温度使膏药极易变冷变硬，导致水试膏药出现假"老"现象，实则为一假象。

(11)"抱丹"　也称"死丹"，因火上下丹的油温较高，丹油反应剧烈不能均匀化合，易造成膏中夹生丹，成品中易出现丹色红点，俗称"抱丹"或"死丹"。

本章节是熬炼黑膏药的关键。黑膏药的熬制方法因各地气候差异、用药习惯的差异而不同，只有掌握每一个工作环节应注意的问题，才会使膏药老嫩程度适宜，保证膏药质量。

10.2　下丹成膏的改进方法

近些年，对下丹成膏环节有些创新和改进。新的下丹法包括先下后上法下丹及湿法低温法下丹，亦有在制好的膏药基质中添加透皮吸收剂等方法。

10.2.1　先下后上法下丹

有人综合了火上下丹及离火下丹的优势之处，创新了一种先下后上法下丹，就是在炸料后离火，捞去药渣，将药油过滤到专用于下丹的大锅中，此时油温有所下降，黄丹可一次性投入，然后搅匀，再将锅置火上加热，用长木棍不停搅拌，武火炼至化合。

先下后上法下丹优点：易于掌握，又能从容操作，避免了火上下丹易沉积锅底，化合不匀之弊；又避免了离火下丹油温下降，不能充分化合之虞。

10.2.2　湿法低温法下丹

传统的下丹方式均有不足之处，天津达仁堂创新了湿法低温法下丹，这种方法适用于批量化的工业化生产。

10.2.2.1　湿法低温法下丹操作

① 抽取炼油（经过熬炼达到规定黏稠度的植物油）加温至100℃，投入约为一半的黄丹，于丹油混合罐中加盖，开动电机搅拌30分钟，使成均匀细腻粥状，检查无细小黄丹粉粒，备用。这种将黄丹与低温植物油混合成粥状的方法称为湿法。将丹油混合物从混合机通过管道导入盛有低温（100℃以下）炼油的下丹反应罐内，文火加温，开动电机搅拌，调节热源示油温上升速度为每分钟上升10℃，持续搅拌10分钟，观察反应，罐内红色丹油渐起黑泡即开始了丹油化合反应，此时加速电机升降旋转搅拌约10分钟，视反应罐内大量浓烟和发出爆裂声即反应到达高潮。开动引风旋风筒将浓烟排入高空并即时撤火，靠自然反应温度并加速搅拌30分钟即可。此种在低温油中拌入黄丹逐步升温的方法为低温下丹法；撤火后持续30分钟为延长反应时间法。丹油全反应过程总计50分钟。

② 激坨：丹油反应完毕待温度200℃时，由管道将膏油导入冷水池中，靠水蒸气的挥散携带出丙烯醛等刺激性气体。膏油在冷水池中凝固成团状即新法生成的膏。

10.2.2.2　湿法低温法下丹优点

该工艺改进可概括为湿法低温下丹、延长反应时间，湿丹有力地避免了干丹在油中形成颗粒团聚现象，加大与油接触面积，利于反应均匀充分，配合低温搅拌以助脂肪酸与二价铅离子的不断交替分解和逐步反应化合。湿法和低温反应完全消灭了干法和高热所造成的膏中夹生丹、锅底有还原铅的现象。延长反应时间使丹油化合反应完全，并使出膏乌黑光亮、纯熟而消灭了膏坨灰黑、暗淡及半生现象。新法提高了半成品膏及成品黑膏药质量的稳定性。

10.2.3　"老""嫩"判断新方法

对于工业化生产，判断膏药老嫩常采用测定软化点的方式来控制膏药老嫩程度。有人通过对软化点数据的分析比较，制订了半成品和成品软化点的标准值范围，从而为判断膏药老嫩提供参考数据。

10.2.4　膏药基质中添加透皮吸收剂

为了增强黑膏药的疗效，有人在黑膏药"如意金黄散"基质中加入复方高分子基质和3％氮酮，取得了较好的效果。其改进工艺参见"8.2.2.1'如意金黄散'黑膏药的改进工艺"。通过改进铅皂基质配方，加入复方高分子基质和氮酮不仅改善了黑膏药的性能，提高了透皮吸收作用和临床疗效，而且给传统黑膏药开发应用带来了新的希望。

同样，有人将"小金丹"剂改为黑膏药"金丹膏"，将处方中部分药材用酸醇渗漉提取，渗漉液浓缩至稠膏状；部分药材用乙醇回流提取，再浓缩成膏状；部分药材粉碎成 120 目细粉，再将药物渗漉提取和回流提取的浸膏加入无药铅皂基质中，并加入氮酮和药物细粉搅匀即得，亦取得较好的临床疗效。

10.3 黑膏药熬"老"及"嫩"的处理

黑膏药熬制中的"老"或"嫩"是很重要的一环，膏药的"老嫩"一定要适中。膏药的老嫩处理，各地方法不一，下面逐一介绍。

10.3.1 黑膏药熬"老"的处理

10.3.1.1 黑膏药"老化"的原因

① 在油丹化合后，没有离开火源的情况下测试"老嫩"，待恰到好处时，因锅内油温很高，致使膏药偏老。

② 摊涂过程中没有移动火源，膏药锅局部温度长时间过高。

③ 油丹化合时温度低于 270℃，使油丹不能充分化合造成"死丹"。即使不断加热及搅拌，也难以制成合格的膏药，且熬炼过度时，反而易向"老化"及焦枯方向发展，产生硬脆现象。

④ 油丹化合比例不当，油丹量超过 100∶60，则生成高分子化合物和多余的脂肪酸铅盐，硬度过大，性脆易折断。

10.3.1.2 黑膏药熬"老"的解决方法

（1）"老嫩"混合法（也称"老嫩"对冲法） 就是再熬制一锅偏"嫩"的膏药，将两者趁热混合。如果炼油熬炼过"老"，则膏药硬度大，黏着力小，贴于皮肤时易脱落。按照曹春林主编的《中药药剂学》处理办法：此时可加入适量嫩油调节。但实际生产往往是油炼好下丹成膏，取少许滴于冷水中经手试后才知膏药熬制"老嫩"，此时加入嫩油已迟。我们在实际生产中摸索出一种新的解决方法，即将熬制偏"老"的膏药倒于一铁锅中，立即再熬制一锅偏"嫩"的膏药，再将两者趁热混合，充分搅匀，再依法去"火毒"；对用喷水法去"火毒"制备的膏药，则分别将"老""嫩"两锅膏药仍按正常步骤去"火毒"后再混合搅匀至凝即可。

"老嫩"混合法操作中，需要注意以下三个方面。

① 搅拌方向。如果采用火上下丹并用喷水法去"火毒"或炸水法去"火毒"

制备时，此时将偏"老"的膏药去"火毒"后倒进另一锅中，立即再熬制一锅偏"嫩"的膏药（下丹方向应与制备偏"老"膏药时下丹搅拌方向相同），注意该锅偏"嫩"的膏药去"火毒"后，须趁热将两锅膏药按下丹相同搅拌方向进行充分搅匀直至冷凝变稠。而对水浸法去"火毒"制备者，将两锅膏药混合搅匀再去"火毒"，搅拌方向同下丹搅拌方向保持一致。

② 油丹及"老嫩"比例。属于"老化"前三种原因导致的"老化"膏药，在重新制备"嫩"膏药时，一般油丹比例为100∶（35～37）。"嫩"膏药与"老化"膏药的重量兑加比例为3∶1。属最后一种原因所致的"老化"膏药，降低油丹比例为100∶（30～32）。"嫩""老"膏药的重量兑加比例为2∶1，操作方法相同。以上补救方法只限麻油熬炼的膏药。

③ 过"老"膏药不适用。对于过"老"的膏药则不适用，只有报废。

用此法进行调节的膏药其软化点亦在46～55℃的范围内，临床疗效未见改变，患者亦无不适症状。

（2）添补嫩油法　即在"老"的膏药中酌加"嫩油"，这个嫩油是指下丹前期预留的炼油，然后再熬；如果没有事先预留，则取植物油炼至"滴水成珠"时兑入，将药调和火头相当。兑入嫩油的量是膏药总量1/10的油。生油及未炼成的油都不能加入，如果加入生油则会使膏药的黏性减弱，膏药背面也会显油底，不堪使用。搅拌方向仍然同前。

若膏药过"老"，再加嫩油已迟时，不可再用嫩油调嫩，常规方法只有将膏药报废。

上面两种方法中，添补嫩油法效果不好掌握，通常以第一种方法为主。

10.3.2　黑膏药熬"嫩"的处理

10.3.2.1　黑膏药熬"嫩"的原因

（1）火候不足　在下丹成膏环节，因操作者用水试法判断失误，造成偏"嫩"，或因火候不到，油锅温度过低，低于270℃，造成丹油反应不完全，造成偏"嫩"或过"嫩"。

（2）丹量不足　油丹量不足100∶30，或者天气原因、丹的纯度不够，都可造成膏药偏"嫩"或过"嫩"。

10.3.2.2　黑膏药熬"嫩"的解决方法

（1）加热法　如嫩者须置火上加热继续熬炼，火候适中加火再熬再试，但其前提是膏药未离火变凉，一旦嫩膏药出锅冷却则不宜再回锅熬炼，因为继续加热达不到油丹反应所需温度，反而会越熬越黏且容易溢锅。膏药过"嫩"是最为常见的情况，补救也较为困难，所以膏药的熬制是宁"老"勿"嫩"。

（2）石蜡法（也称蜂蜡法）　有人提出了一种快速且简易的石蜡法。即将较嫩的膏药加热熔化，放至80℃左右，缓缓兑入膏药总重8%的蜂蜡细粉，沿同一方向充分搅拌使溶。该法简便易行，耗时较短，能够快速解决膏药过"嫩"的状态，且降低膏药"火毒"所造成的皮肤刺激性。药膏"火毒"较先前降低，原因是蜂蜡在加热溶解后，将游离于黑膏药之外的致敏原低分子分解产物包裹于内，缓慢释放，从而降低了对皮肤的刺激性。对人体刺激性强的药物，常以蜂蜡为赋形剂制成蜡丸，便是取其缓慢释药这一特性，从而降低对人体刺激性。

（3）补丹法　即置火上酌加丹少许（通常为加入剩余1/5的黄丹），将药调和火头相当，再熬再试。

（4）"老嫩"混合法（也称"老嫩"对冲法）　即再熬一锅偏"老"的膏药，按一定比例慢慢兑入，见前文介绍。

上述四种方法中，第一种及第三种方法不好掌握；第四种方法操作复杂，耗时较长；第二种方法快速且简单易行。

黑膏药的制备工艺：去"火毒"

11.1 去"火毒"的传统方法

传统去"火毒"的方法有喷水法、水浸法、喷水浸渍法、炸水法、炸水浸渍法、陈露法及三步综合法等，现代发展出新式去"火毒"的方法有乙醇法、白蜡法及蜂蜡法。以上诸法中，水浸法为历来常规方法；喷水法最省时省力；现有文献表明，炸水浸渍法为去"火毒"最干净的一种方法；三步综合法还没有去"火毒"检测实验方面的文献；白蜡法较其他去"火毒"方法更经济、安全、环保，更适合大生产。

11.1.1 水浸法去"火毒"

水浸法是将黑膏药制作过程中生成的油丹混合物直接浸渍于水中，利用水对低分子"火毒"物质的溶解性而去除"火毒"的工艺。水浸法去"火毒"，各地大同小异，均是采用入水浸泡，换水，差别是或用流动水浸泡，或用纯化水浸泡，或速冻捣碎后再浸泡，概括起来分为综合水浸法、纯化水水浸法、单纯水浸法及流动水浸法。水浸法去"火毒"适合火上及离火下丹。

传统水浸法是最常用有效的黑膏药去"火毒"方法，浸渍时间为7天左右，目前大多数医院制备黑膏药去"火毒"时，使用的都是水浸法。

11.1.1.1 综合水浸法

操中时将油丹混合物缓缓倒入冷水中，水热后，更换冷水再继续搅拌，每天换水1次，用冷水浸泡2天，再将油丹混合物放入冰柜速冻后取出捣碎，再置阴凉处1~2周后将膏药制成坨，浸入水池7~10天，每隔2天换1次水，置阴凉通风处晾放数周，捞出将水分挤尽以去除"火毒"，用此法去除"火毒"后的膏药涂抹于皮肤上无红疹或皮疹出现。

11.1.1.2　纯化水水浸法

有人采用纯化水浸渍黑膏药，并相应改变浸渍水的量，具体方法为：采用纯化水浸渍黑膏药，用《中国药典》纯化水检查指标检测浸渍水的变化情况，评价去"火毒"效果。结果，在检测的 12 个项目中，除易氧化物、电导率有明显的变化外，其余 10 项指标无明显变化。膏药与浸渍水 1∶4 的比例，换水 1 次/d，浸渍第 4 天，与 1∶6 的比例浸渍第 3 天相比，浸渍水的易氧化物检测与纯化水基本相同。结论表明黑膏药纯化水浸法去"火毒"的效果良好，增加浸渍水的比例，可减少浸渍天数，省时、省物、省工，提高效率。

11.1.1.3　单纯水浸法

即将熬成的膏药倾入备好的冷水盆中，倾倒时朝一个方向搅拌，使膏药倒入后集聚成整团，浸泡 3～7 天，每日换新水数次，以除去"火毒"。各地操作稍有不同，有的地区是将制好的黑膏药浸入冷水中，并持续搅拌，其间不断更换冷水，等黑膏药凝结后取出捏压制成小团块，将小团块再次浸入冷水中，每隔几日定期更换一次冷水，使"火毒"除净；有的是将炼制好的膏药缓慢倾注入冷水中并强烈搅拌，等膏药冷凝，取出，反复搓揉，制成团块浸入冷水中。每日换 2 次水，浸泡 7 天，以除净"火毒"；也有地方是把做好的热膏药稍放凉后，用勺子舀起热膏药缓缓倒入有大量冷水的铁水桶中，待膏药冷凝成大块时，切割成数个 1.0～1.5kg 的小块，浸泡在凉水中，每日更换新水 1～2 次，浸泡 3～7 天或更长时间；还有将炼成的基质稍冷后放入小锅中，再缓缓倾入冷水，并用木棍搅动，使基质在水中成带状以去"火毒"，待基质冷却凝结，即可取出反复捏压，去净内部水分，制成团块，可供摊涂。大多数地方是将黑膏药加入大量清水中，水应没过膏药，等膏药冷却后，在水中用手将膏药进行反复扯拉使膏药与水充分接触，然后团成拳头大小的团块。将膏药团块完全浸在水中，置阴凉处，每天换水，7～10 天后，"火毒"即可去除完全，就可以进行摊涂。如果炼制量较大，一次摊涂不完，可以从水中取出，在外面裹上一层滑石粉，置阴凉处存放，用时再摊涂，一般可以存放数年。

11.1.1.4　流动水浸法

即将熬好的膏药放入野外流动的水中浸泡 7 天。

11.1.2　喷水法去"火毒"

喷水法去"火毒"是将丹加入炼好的油中，用冷水喷洒油丹混合物并搅拌至黑烟转为白烟且再无泡沫产生的去"火毒"方法。是襄阳市中医医院"何氏正骨流派"（小夹板固定法）创始人何成礼老先生，在祖传制备黑膏药"万应膏"及"治伤膏"时首创的去"火毒"方法。喷水法去"火毒"，可将制备周期由 1 周减少至 1 天，40 余年的临床应用表明，用该法生产的万应膏及治伤膏，效果都比较好，对皮肤无刺激。

喷水法去"火毒"工艺为：药料提取，炼油，然后下丹，并不断朝一个方向搅拌，这时产生大量刺激性黑烟，搅拌至黑烟转为少量白烟，药油变为黑褐色；取少许滴于冷水中，2 分钟后取出，膏不粘手，不老不嫩，稠度适宜，表示油丹反应良好；继续朝同一方向搅拌，用冷水喷洒（即快速去"火毒"），第一次喷洒冷水于膏药锅中，立即产生水溅膏药的响声，有大量黑烟冒出，并有泡沫；待无水溅膏药的响声后，第二次喷洒冷水，反复操作 4～5 次，每次用冷水约 20mL（锅内麻油量为 2500g 时）；搅拌至黑烟消失而转为冒白烟，且没有泡沫，但有细小水泡从膏药中冒出时停止搅拌，此时膏药又黑又亮，如镜子一般，即成去"火毒"后之膏药，如图 11-1 所示。喷水法去"火毒"适合火上下丹。

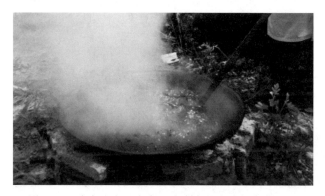

图 11-1　喷水法去"火毒"喷水中的半成品膏药实景

喷水法去"火毒"只适用于传统制式，不适用于批量的工业化生产。

其去"火毒"原理，是膏药中的"火毒"之气一部分能溶于水，化学稳定性较差，或有挥发性，故在喷水时，一部分溶于水，随着膏药锅内烟气及蒸汽排出而排出"火毒"，根据初步实验证明，除去"火毒"以后的膏药无醛、酮反应，刺激性也小。

11.1.3　喷水浸渍法去"火毒"

喷水浸渍法是采用喷水法与浸渍法相结合的一种去"火毒"方法。其操作方法因各地水浸工艺不同而有所差异。例如，操作中将下丹后的膏药锅撤离火源，稍置片刻，然后用小喷雾器向锅内喷水，这时会有青烟冒出并伴随着"嘶嘶"的爆裂声，如此反复多次，直到不再有青烟冒出后，再用水将锅反复冲淋至冷，最后用冷水浸泡黑膏药。或炼油，下丹，这时产生大量刺激性黑烟，直到转为少量白烟，此时须用冷水喷洒 4～5 次，反复操作，搅拌至不再产生黑烟而转为冒白烟，且没有泡沫时停止搅拌，取出，放入冰箱中冷却，再浸入水中 5～7 天，每隔 24 小时换 1 次水，以去尽其"火毒"，再将膏药捞出至阴凉通风处晾放数周。喷水浸渍法去"火毒"适用于火上下丹。

11.1.4 炸水法去"火毒"

11.1.4.1 炸水法去"火毒"操作

炸水法是利用水蒸气蒸发带出"火毒"的一种方法。其操作方法与喷水法大体相同，即在下丹完毕后向锅内喷入适量冷水，并不断搅拌，冷水立即被炸沸成水汽蒸发，此时"火毒"也随之逸出膏药，直至喷水后不再剧烈起泡，水试膏药"老嫩"合格后，再徐徐倒入水中，在水中浸泡 6 天，每 2 天换一次水，再置阴凉处 2 周。用此法制成的黑膏药外观性状乌黑发亮，黏性适中，喷水既可加速"火毒"成分挥发，也可加快膏药的冷却，成品贴于患处，皮肤未出现红斑、皮疹等过敏现象。

11.1.4.2 炸水法去"火毒"注意要点

炸水法去"火毒"时，洒水时应少量多次，喷洒均匀，以防膏油溢溅锅外，或因洒水过多造成油温过低而使丹沉锅底。炸水去"火毒"法应在火上下丹时进行，炸水时油温应控制在 280～300℃ 之间。洒水应以下丹过半开始，下丹与洒水交替进行，待丹下完且完全氧化后再洒水，直至黄烟去尽为度（有的地方是下丹至规定量半数时，锅内喷适量水，并搅拌。待产生的黄烟散尽后，再下丹，再喷水，如此反复直至成膏）。在接近成膏时，要严密观察膏药的老嫩程度，以防膏药老化或过嫩。

用喷水法及炸水法去尽"火毒"后，最好将膏药倒入另外较小铁锅或铜锅中，可将制备膏药时锅底沉聚的丹粒除掉，然后立即以蘸水木棒按下丹搅拌方向不断搅动以助烟气散失与冷却，此时锅内冒出大小不一的鱼眼泡，一直搅拌至锅内冒出泡较少且膏药呈半稠状时（约 70℃），再加细料药粉，则可。

11.1.4.3 炸水法去"火毒"优缺点

应用炸水去"火毒"熬制黑膏药具有省工、省时的优点，成膏后即可摊涂。此法去"火毒"效果好，但有两项弊端，一是反应过于剧烈，危险性大；二是质量不易控制。

11.1.5　炸水浸渍法去"火毒"

即将炸水法与浸渍法相结合的去"火毒"工艺。采用传统和常规的水浸法去"火毒"，并不能有效、彻底地去除过敏物质，原因是水浸时的膏药肉呈完整的坨块，浸水时造成与水接触的膏药肉，表面水溶性的致敏原得以充分、较完全地溶出，而药肉内心不能完全溶出。形成膏药批次间的差异，直接影响膏药过敏发生率的差异。有人尝试将炸水与浸渍法相结合去"火毒"，通过试验，表明这种方法比其中任何一种效果都要好。炸水浸渍法去"火毒"适用于火上下丹。

同样，各地因浸渍方法不同而工艺稍有差异。其操作为：下丹后按同一方向充分搅拌成膏，待膏冷至100℃左右，将膏药以细流状倾注入盛有半量（容器的1/2）冷水的容器内，并持续搅拌排出产生的大量烟雾。膏药凝结后再将其分制成小坨块，浸入盛满冷水的容器内，每2天更换一次冷水，连续浸泡10天后取出，置阴凉干燥处沥干。或首先采用炸水法，使黑膏药呈蜂窝状，再用流动的水浸泡，3天后将黑膏药取出重新加热熔化，以细流方式缓缓注入冷水中，成团后反复揉搓，将内部水分挤出后拉成长条状，再浸泡4天，每天换1次水。

当然，亦有将炸水法、流水浸渍法及浸渍法合用去"火毒"的，即将下丹后的膏药锅离火放于平稳处，稍置片刻，然后用小喷雾器向锅内喷水，这时会出现"嘶嘶"的爆裂声，并有青烟冒出，并不停搅拌，如此反应多次，直至不再出现青烟后，再将锅置于水龙头下，反复冲洗至冷，再用水浸泡直至准备摊膏。

11.1.6　陈露法去"火毒"

即将熬好的膏药放在阴凉洁净的地面上，或潮湿阴凉之处，放置在阴凉处一年半载，"火毒"自然除去。放置中以物覆盖防尘。也有将膏药熬成时揉成长条，拉开且有黏性，剪开四五寸（1寸≈3.33cm）1条，放置于外，膏药外用滑石粉或黄丹挂皮，保持膏药质量和永久效能，使用黄丹挂皮的膏药要慎重，特别是皮肤破损患者。陈露法去"火毒"适用于火上及离火下丹。

有的地方把用水浸泡去"火毒"的黑膏药，再置阴凉处放2~3周后摊膏使用。其实就是利用陈露法再进一步去其"火毒"。

11.1.7　三步综合法去"火毒"

即采用喷水、浸渍及陈露三法合一。三步综合法适用于火上下丹。

上面总结出这么多去"火毒"方法，各种方法皆有利弊。据实验研究，传统的水浸法去"火毒"较为彻底，该法生产的黑膏药可贴敷于人体的绝大部分部位，喷水法去"火毒"生产的黑膏药通常只可贴敷于人体皮肤较厚的部位。但不管采用哪种方式，"火毒"是否去除只是相对的，而不是绝对的，因为"火毒"不单纯是油类等分解产物，在黑膏药摊涂中添加的细料药对皮肤也有刺激性，黑膏药贴敷时间较久，对皮肤同样有激惹作用。有人提出比较合理的去"火毒"步骤是：第一次采用炸水法，使其呈蜂窝状，流水浸泡3天，然后捞出加热熔化，细流倒入水中，使成团块，反复搓揉，挤出内部水分，拉成长条，再浸泡4天，每天换水1次。但此法过于烦琐耗时，可供参考。

11.2　去"火毒"的改进方法

对于工业化生产去"火毒"则大多数采用炸水法。

11.2.1　作坊式生产去"火毒"的改进方法

11.2.1.1　乙醇法

乙醇法是利用乙醇溶解黑膏药生产中产生的低级分解产物酮、醛、低级脂肪酸铅盐等物质而去除"火毒"的一种方法。其操作方法为：将熬炼好的黑膏药缓缓倾注入冷水中并不停搅拌，等黑膏药冷却凝结后撕成小块，将膏药小块投入50%的乙醇内浸泡1天，50%的乙醇可溶解高温条件下熬炼黑膏药时所产生的"火毒"物质，而对黑膏药中大分子的非极性有效成分无影响，从而保证疗效，经试用对皮肤无刺激性。乙醇法去"火毒"适用于火上及离火下丹。

浸泡膏药的50%乙醇应先配好后再放入膏药团块，以免因乙醇浓度过大而溶解有效成分，影响疗效。

11.2.1.2　白蜡法

白蜡法是利用白蜡溶解及包裹黑膏药生产中产生的低级分解产物酮、醛、低级脂肪酸铅盐等而去除"火毒"的方法。基质配比基数为植物油∶黄丹∶白蜡＝5∶2∶1。操作方法为：将麻油倒入锅中，炸料、炼油至"滴水成珠"状态，此时油温275～285℃，油面冒青烟，继续加热待油面温度上升至285～295℃，油面由青烟转为青灰色烟，此时为下丹最好时机；将炒好的黄丹下入油锅中，用木棍沿一个方向迅速搅拌，直至黄丹搅拌均匀，油面略有红色带状物，上述下丹环节要在温度下降到300℃之前操作完；下丹步骤完成后，木棍不断进行搅拌，紧接着下入白蜡，加入白蜡后锅内温度会骤降20℃左右，待温度降到260～280℃时，将热锅中的物料趁热倒入备用的冷锅中，使其快速冷却；当物料冷却至250～260℃时，缓缓加入细料，加入细料后锅内会有气泡产生，此时搅拌要沿着同一方向，搅拌力度均匀而绵长，直至制得的黑膏药完全均匀、乌黑发亮，最后将黑膏药分摊于裱背材料上，即得。白蜡法去"火毒"适用于火上及离火下丹。也有人把白蜡法去"火毒"仅作为一种辅助手段，之后，再用其他方法进一步去"火毒"。

有人对水浸法、改良水浸法、喷水法、白蜡法四种去"火毒"方法从操作方法、效果、含量测定等几个方面进行了比较，结果显示白蜡法较其他去"火毒"方法更经济、安全、环保，更适合大生产。

"火毒"中含量最高的是丙烯醛，其既能溶于水也能溶于白蜡，所以传统方法多用水去"火毒"，加入白蜡使丙烯醛等低分子产物在高温条件下溶解于白蜡中，且白蜡能将丙烯醛等低分子产物包裹于内。文献报道：下丹完成后采用白蜡法去"火毒"，动物实验证明此方法对于降低黑膏药对皮肤的刺激性和过敏反应具有明显的效果。

11.2.1.3 蜂蜡法

蜂蜡的比例为黑膏药成品的1%，其基质配比为植物油：黄丹：白蜡＝50：24：1。其操作方法基本同白蜡法，只是将白蜡换为蜂蜡即可。蜂蜡法去"火毒"适用于火上及离火下丹。

需要说明的是，蜂蜡法去"火毒"同白蜡法一样，只是辅助去"火毒"，在加完蜂蜡后制成的膏药还需用水浸渍等方法进一步去"火毒"。

文献报道在制备治伤膏时，对加入蜂蜡的治伤膏和未加入蜂蜡的治伤膏进行对比研究，研究结果表明，加入蜂蜡的治伤膏"火毒"较未加前降低，原因是治伤膏中的致敏性物质，被加热溶解后的蜂蜡包裹在内，使其释放变缓，从而降低了对皮肤的刺激性。另有文献报道，在配制黑膏药时，加入1%的蜂蜡，大大降低了黑膏药对皮肤的刺激，过敏反应发生率降低。

11.2.2 工业化生产去"火毒"改进方法

工业化生产去"火毒"的改进方法有炸水法、炸水浸渍法、速冻捣碎法及白蜡法4种方法。

11.2.2.1 炸水法去"火毒"

即在下丹后丹与油基本反应完成后，趁着膏药还有余温，在搅拌的过程中不停喷洒清水，让形成"火毒"的部分成分溶于水中，在高温下形成水汽，从而去除。这种方法较简单，操作方便，现代大批量生产一般采用这种方法。

11.2.2.2　炸水浸渍法去"火毒"

黑膏药经下丹搅拌反应成膏，冷凝降温至 100℃ 左右，罐内水温在 90℃ 左右，边搅拌边注入药肉，此时罐体温度升高至 120℃ 左右，打开阀门将药肉放出，装入浸在水中的蛇皮袋，并成 5～7kg 坨块，浸入水中，每 2 天换水一次，浸至 10 天，取出，沥干。

11.2.2.3　白蜡法去"火毒"

同上介绍的白蜡法相同，即在高温油锅内加入黄丹后，在搅拌的同时，接着下白蜡即可。

11.2.2.4　速冻捣碎法去"火毒"

有的生产单位去"火毒"时将膏药制成坨，再放入冰柜速冻后捣碎，浸入水池 7～10 天，每隔 2 天换水 1 次以去其"火毒"，再捞出挤尽水分，置阴凉通风处存放数周。以尽除"火毒"。

针对工业化生产时，用水浸法去"火毒"需要反复揉捏并经常换水，费时费力，将膏药浸渍入水一段时间后膏药会变硬并沉入容器底部，难以再取出膏药揉捏，达不到很好的去"火毒"效果，且长时间浸渍还有容易滋生微生物的弊端；采用喷水法去"火毒"，操作过程是向高温油锅中喷入冷水，此时会产生大量的有毒浓烟，造成严重的空气环境，且溅出的油花非常容易将操作者的皮肤烫伤，危险性较高，大生产不适用此法；喷水浸渍法及炸水法操作安全性较差，难以控制；选用白蜡法去"火毒"最适宜，白蜡不仅可以双向调节膏药的"老""嫩"程度，还可将低分子产物包裹于白蜡内，降低了黑膏药的"火毒"物质对皮肤的刺激性；速冻捣碎法具有快速，好控制的优点。

11.3 有关去"火毒"需要说明的几个问题

11.3.1　"火毒"的概念

膏药使用中常出现一些副作用，轻者出现红斑、瘙痒，重者发疱、溃疡，俗称"火毒"。原理至今尚未确切阐明，曾解释为膏药经高温熬炼后的"燥性"，能诱使皮肤发生红斑、丘疹、水疱、浮肿和瘙痒等过敏反应。根据膏药制备过程来看，"火毒"的一部分很可能是油在高温时氧化及分解的刺激性低级分解产物，如醛、酮、低级脂肪酸铅盐等，其中一部分能溶解于水，化学稳定性差，或有挥发性，故水洗、水浸或长期放置于阴凉处可除去。

"火毒"的概念在黑膏药中包含两层意思，一是指上面所说，另外也指处方中某些具有毒性与刺激性的中药材，如生川乌、草乌、生马钱子等成分对机体、皮肤具有刺激性，易引起皮肤发红发疹甚至发疱溃疡。

11.3.2　在黑膏药中使"火毒"产生较多的因素

11.3.2.1　植物油酸败

植物油贮藏期管理不善造成油脂酸败，分解产生低级脂肪酸和游离甘油，前者在下丹反应中生成低级脂肪酸铅盐；后者则在高温下生成丙烯醛，该物质部分聚合成胶性树脂状物，从而增加了"火毒"物质。所以在生产中植物油的质量检验是十分必要的。

11.3.2.2　丹油反应温度过高

炼油和下丹反应中温度若过高，会使油脂在金属（铁锅或铁具）催化下产生热解反应，生成不饱和醛、酮。

11.3.3　验证"火毒"成分的实验

实验表明，未去"火毒"的黑膏药及喷水法得到的水溶液显微酸性，醛、酮反应呈阳性，而去"火毒"的黑膏药则为中性，醛、酮反应呈阴性，说明了未去"火毒"的黑膏药内确实含有一些醛、酮等刺激性成分，也说明以水浸法、喷水法、喷水浸渍法用于黑膏药均能达到去"火毒"的目的。

下面的实验对目前具代表性的水浸法、喷水法、喷水浸渍法及去"火毒"过程中产生的烟气等副产物进行了实验研究，以探讨黑膏药"火毒"的实质。

（1）实验准备

① 未去"火毒"膏药：取一份，炼至老嫩适宜成膏。

② 水浸法所制膏药：取一份，炼至成膏时，以细流状倾入冷水中，反复捏压，并制成团块。浸于冷水中7天，每天换水一次。

③ 喷水法所制膏药：取一份，炼至成膏时，喷洒清水适量，至无水溅膏药的响声时，再喷第2次冷水，反复4～5次，最后待无泡沫，仅有少量细小水泡从膏药中冒出时停止搅拌。

④ 喷水浸渍法所制膏药：取一份，按喷水法制成膏药后再倾入冷水中浸泡5天。每天换水1次。

⑤ 下丹后烟的水溶液制备：在下丹后炼制过程中，用减压抽气法将大量浓烟

吸收于少量蒸馏水中。

⑥ 喷水法烟的水溶液制备：在喷水法去"火毒"时，将产生的水汽及烟气用上法吸收于少量蒸馏水中。

(2) 实验方法与结果　在比较 4 种膏药外观的同时，分别取部分用 50％乙醇反复洗涤得膏药提取液，再与下丹后的烟的水溶液、喷水法的烟的水溶液一起进行酸碱性检查和醛酮定性反应。另取部分下丹后烟的水溶液、喷水法烟的水溶液用适量无水羊毛脂、凡士林制成软膏，分别与上述 4 种膏药按软膏剂刺激性检查法进行家兔刺激性试验。实验结果见表 11-1。

表 11-1　"火毒"检测实验

样品	酸碱性①	醛酮定性②	刺激性		外观	
			皮肤	眼黏膜	颜色	光泽度
未去"火毒"膏药	微酸性	+	无明显变化	—	灰褐色	无光泽
水浸法所制膏药	中性	—	同上	—	黑色	光亮
喷水法所制膏药	中性	—	同上	—	黑色	光亮
喷水浸渍法所制膏药	中性	—	同上	—	黑色	光亮
下丹后烟的水溶液	弱酸性	+	同上	充血	—	—
喷水法烟的水溶液	微酸性	+	同上	充血	—	—

① 品红溶液的颜色反应；

② 与氨的衍生物加成。

(3) 小结与讨论

① 本实验在未去"火毒"的膏药刺激性试验中家兔皮肤虽无明显变化，但由于产生红斑、瘙痒等客观指标的限制，加上喷水法得到的烟的水溶液醛酮反应呈阳性，并能使家兔眼黏膜充血，不能排除"火毒"存在的可能性。

② 实验结果表明，未去"火毒"的膏药及喷水法得到的烟的水溶液显微酸性，醛酮反应呈阳性，而去"火毒"后的膏药则为中性，醛酮反应呈阴性。这说明了未去"火毒"的膏药内确实含有一些醛酮等迸溅性成分。并初步证实了目前认为"火毒"很可能是油在高温时氧化及分解产生的刺激性低分子产物，其中一部分能溶于水或具有挥发性的推测。

③ 下丹后继续熬炼时，油丹化合产生大量浓烟的水溶液呈弱酸性，也检测出有醛酮等物质存在。这些成分是产生刺激性的主要因素之一。因此，在制备黑膏药时应去尽烟气。

④ 从实验结果来看，以上方法均能达到去"火毒"的目的。而喷水法既能较快地去除包裹在膏药内的刺激性成分，又方便省时，可以说是较为实用的方法。效果与药典规定的喷水浸渍法相符。

当然对"火毒"的认识，我们不能单纯认为是油类等的分解产物。膏药本身所含的某些药物也有可能产生刺激性。此外，膏药贴敷于皮肤较久亦可能对组织有激惹作用。所以对膏药"火毒"的实质及其形成原因，还有待于进一步深入研究。

11.3.4 去"火毒"各种工艺的理论依据

实验证实"火毒"物质确实存在，含量最高的是丙烯醛。丙烯醛既能溶于水，也能溶于白蜡及蜂蜡，这就是水浸法、炸水法、喷水法、石蜡法及蜂蜡法，以及在此基础上衍生的各种改良法的理论依据。同时黑膏药生产中产生的低级分解产物溶于乙醇，这就是乙醇法的理论依据。至于陈露法的理论依据则是这些黑膏药中的"燥性"成分在放置一定时间后，部分挥发散失，或与潮湿的水汽结合，从而减少"火毒"。

对于膏药"火毒"之说也有人持相反看法，他们认为黑膏药的副作用既不是"火毒"也不是过敏，而是珍贵的特殊正药效，这种副作用可使病情治愈得更快更好更彻底。该看法是否存在一定道理还需要进行更加深入的研究。

11.3.5 各种去"火毒"工艺的特点

11.3.5.1 水浸法去"火毒"

采用传统水浸法去"火毒"，并不能很好地去除过敏物质，可能是水浸时的膏药肉为完整的坨块，导致所浸药肉内心的过敏物质不能完全溶出。形成膏药批次间的差异，直接影响膏药市场过敏发生率的差异。但该法为历来常规方法。

文献报道制备黄氏万应膏采用水浸法去"火毒"：制好的膏药盛放在阴凉处浸泡，并每隔 2～5 天更换上层清水。如此反复操作 15～30 天，则"火毒"能够基本去尽，临床反馈基本无刺激皮肤、发疱、发痒等不良症状。而喷水法和炸水法直接将冷水喷洒至膏药表层，此时膏药温度较高，容易导致水分遇热外溅，而且加入的水量受限，因此可操作性不强。而采用喷水法和炸水法时，最终还是需要将膏药在水中浸泡一段时间，才能使"火毒"去尽。因此可得出结论，水浸法去"火毒"除比较费时以外，应属于最佳方法。

11.3.5.2 喷水法去"火毒"

喷水法去"火毒"最省时省力，但效果可能不及水浸法。有学者曾对喷水法去"火毒"的效果进行了验证，将该法去"火毒"制备的"抗纤软肝膏"贴敷期门穴后，患者均出现不同程度的皮肤红肿、瘙痒等现象，而去掉膏药后则消失。于是将喷水法改为水浸法去"火毒"，结果贴敷处皮肤未出现上述现象。与此相似的是，2000 年在制备"太乙妇炎膏"时，用该法去"火毒"生产两批，结果患者贴敷于关元穴后亦出现皮肤刺激现象，最后决定将"抗纤软肝膏"生产工艺中的去"火毒"方法改用水浸法。

为此进行了不同去"火毒"方式生产的膏药对皮肤的刺激性比较，共生产 4 种黑膏药,并将用不同去"火毒"方法生产的膏药的相关性质进行比较,结果表明:人体不同部位的皮肤对膏药刺激的耐受性有所不同,即膏药中的"火毒"是否去尽只是相对的,而不是绝对的,腹部、胸前及两侧皮肤的表皮、真皮层比肢、背部及颈部的薄,从而提示其对药物刺激的耐受性比较敏感,传统的水浸法去"火毒"较为彻底,该法生产的膏药可贴敷于人体的绝大部分部位,而用喷水法去"火毒"的生产工艺生产的膏药通常只可贴敷于人体皮肤较厚部位。实验通过制备"抗纤软肝膏"及"太乙妇炎膏",上述两膏药用喷水法去"火毒"所制备的膏药患者贴敷后均有不同程度的红斑、瘙痒等刺激症状,而改用水浸法去"火毒"则无上述现象,但另外两种用喷水法去"火毒"制备的黑膏药"万应膏"及"治伤膏"贴敷于患者皮肤的裸露部位及皮肤较厚部位时均无皮肤刺激症状,这也说明人体全身皮肤厚薄不一致,对外界刺激感受程度不一致,较薄皮肤对外界刺激耐受性相对于较厚皮肤为差,提示人体较薄皮肤贴敷的膏药适合用水浸法去"火毒"。

11.3.5.3 白蜡法及蜂蜡法去"火毒"

这两种方法去"火毒"既可双向调节膏药的"老嫩"程度,又均能包裹"火毒"成分,从而降低了皮肤的刺激性,更加环保安全。白蜡法较其他去"火毒"方法更经济、安全、环保,更适合大生产。

11.3.5.4 综合法去"火毒"

通常将几种去"火毒"方法共同运用,达到更好的效果。有人对比了水浸法、喷水法、喷水浸渍法及白蜡法等几种去"火毒"工艺,结果显示:过敏率从小到大依次为:炸水法和水浸法相结合的去"火毒"工艺<单纯水浸法去"火毒"的工艺<水浸法去"火毒"后再在阴凉通风处放置一年的去"火毒"工艺,最优的去"火毒"方法为:炸水法和水浸法相结合的去"火毒"工艺,但不显著。

11.3.5.5 炸水法去"火毒"

应用炸水去"火毒"法,具有省工、省时,成膏后即可摊涂使用之优点,每熬一锅膏药从炸料、炼油、下丹、去"火毒"到摊涂整个过程只需四个多小时,比传统工艺提高效率10倍多且便于大量生产。

11.3.5.6 乙醇法去"火毒"

该法可把膏药的副产物很好地溶解于乙醇中减少膏药的刺激性,而膏药中的大分子非极性有效成分则不溶于水和50%的乙醇,较好地保证了疗效。

11.3.5.7 炸水浸渍法去"火毒"

有报道，单纯的喷水法和炸水法去"火毒"，通过过敏试验，结果去"火毒"效果并不比水浸法彻底、完全。为此试图采用两者结合的去"火毒"工艺进行尝试，理论上该工艺比上述提及的任何单一去"火毒"方法更理想，更彻底。有人通过实验，发现过敏率从小至大依次为：新工艺新药肉＜老工艺新药肉＜老工艺老药肉，说明采用新工艺去"火毒"具有一定的效果，但不显著。采用新工艺去"火毒"的试验结果并没有如所预期的效果，分析原因可能有三，其一：新工艺去"火毒"经水洗过程可将油丹聚合过程中生成的小分子有机物较充分地洗脱而去除。但在药肉烊化去水过程中，经长期的受热，膏药聚合物又可能发生断链而形成小分子致敏原。其二：药肉烊化去水过程中，一部分小分子可随水分蒸发而夹带去除，但远不及残留在被熔化的药肉中和新生成的致敏物。其三：水分的去除可能远不及传统浸水法，药肉内水分含量的增加，可导致过敏发生的时间和程度更快、更明显、更严重。本次实验过程中却出现了老药肉老工艺的过敏率高于新药肉老工艺的现象，这似乎与传统中医相违背。实验研究表明使用新药肉新工艺接触皮肤的过敏性试验有致敏性，但与传统工艺相比过敏程度有所下降，这为探索取代老工艺去"火毒"提供了安全性的实验依据。由于参加实验人员数量的局限，此次试验结果仅有一定的参考价值，还需做进一步的试验来确定和验证。

11.3.5.8 三步综合法去"火毒"

三步综合法去"火毒"为近些年报道的，首先喷冷水可去掉其中挥发性"火毒"，同时微调膏药老嫩；浸渍可除去部分水溶性"火毒"；阴凉处贮存可缓和药性，再去除部分"火毒"。经过三步去"火毒"，大大减少了"火毒"对皮肤的不良反应。

11.3.5.9 总结

综上所述，传统的水浸法、喷水法、喷水浸渍法、炸水法都可以起到去"火毒"的作用，水浸法去"火毒"最为常用，效果也较为理想，缺点是耗时长；喷水法省时、省工，缺点是生产时会产生大量的有毒烟雾，造成空气污染，且溅出的油花容易烫伤皮肤；炸水法生产时也会产生大量的有毒烟雾，且生产工艺更为复杂，也较危险。使用乙醇或白蜡去"火毒"是近年来新研究出的方法，使用乙醇去"火毒"采用的是将"火毒"成分酮、醛、低级脂肪酸铅盐等溶解于其中，而膏药中的大分子非极性有效成分不溶于50%的乙醇的原理；白蜡法去"火毒"的原理为：将"火毒"物质中含量最高的丙烯醛及游离于膏药之外的醛、酮、低级脂肪酸铅盐等致敏性物质溶解并包裹在内，从而降低了对皮肤的刺激性；采用乙醇法与白蜡法去"火毒"，生产工艺更为安全、省时且对皮肤的刺激性大大降低，但乙醇对一些低分子有效成分也有溶解作用，而白蜡脂溶性强，除"火毒"成分外，还阻滞了很多其他成分的释放，在关注减少刺激性的同时，还应深入研究其对药物释放及疗效的影响。对于"火毒"的研究，不能只从醛、酮、低级脂肪酸铅盐等致敏原物质方面来研究，膏药"火毒"的实质及其形成原因，还应考虑膏药本身所含的某些药物也有可能是过敏原物质，对皮肤产生刺激性反应；此外，长时间将膏药贴敷于皮肤也可能对组织有刺激作用，这些都是研究膏药"火毒"的实质及其形成原因时应考虑的因素。对于黑膏药去"火毒"工艺，还有待于进一步深入研究，只有不断地改进生产工艺、不断地完善质量标准、不断地提高用药安全，才能让黑膏药这个祖国传统特色中药瑰宝得到更好的传承与发展。

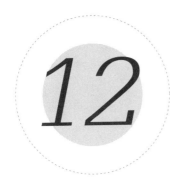

黑膏药的制备工艺：加细药、摊涂及包装

12.1 加细药

将方中的贵重细药或芳香类药，加入已熔化的膏药内搅拌即为加细药。操作时将已拔除"火毒"的膏药块，放在锅内用蒸气加热，或在热水浴上加热，或直接直火加热，使其熔化，搅拌均匀，然后掺入细料搅匀后，即可进行摊贴和收藏。

对于药料非油炸而用其他改进方式提取的，则是将其提取为流浸膏，或浸膏粉，或挥发油，或其他形式的提取物，以上述同样方式加入搅拌即可；对于为增加膏药吸收，在基质里面放入促渗剂，亦用相同方式加入。

12.1.1 加细药的注意事项

① 加细料药的顺序是：无挥发性的药料先掺入，具有挥发性的香窜药料后掺入，并且迅速搅拌，力求均匀和加速散热。但因后法掺料时温度太高，会使某些香料和易挥发性药物损耗，有影响膏药的成分和治疗效果的不足。

② 对于使用喷水法及炸水法去"火毒"制备的膏药，通常在"火毒"去尽之后，膏药未凝固之前兑入，由于此时膏药内部反应仍在进行，故搅拌时，其方向仍与前同，搅拌至膏药内部白烟排尽，等膏药冷却至半凝固状态时兑入细粉。需要说明的是，细粉不宜过早兑入，兑早易溢锅，影响膏药的外观。而用水浸法去"火毒"后的膏药团块，摊涂前先将膏药用武火加热，化开，黏度适宜时，离火稍冷（约70℃）再加入细料药粉，这与喷水法及炸水法去"火毒"制膏药稍有不同。

③ 去"火毒"的膏药微温熔化时，若有水分析出，则可用大号注射器抽去，待全部熔化后，再加入挥发性及贵重药物细粉并均匀混合。

④ 膏药温度稍降就可以加入细料药了，加入后迅速搅拌，使药粉分布均匀，同时加速散热，以免温度过高使某些易挥发药物损耗，影响疗效。

⑤ 热膏加凉药细粉，可引起溢锅，需一点点加入药粉，急速搅拌则可避免溢出。

12.1.2 关于加入促渗剂的问题

如在摊涂前加入合适的促渗剂，使药物呈分子或亚分子状态均匀地分布于基质中，以利迅速、均匀地透皮吸收进入血液循环。前文在"3.1.3.4 附加剂"中，重点讲述了西药促渗剂及中药促渗剂。

天然促渗剂（中药促渗剂）在膏药中应用广泛，主要有辣椒碱、胡椒碱等。其实在中药膏药处方中通常使用的药如川芎、当归、花椒、胡椒、辣椒、肉桂、甘草、豆蔻、丁香、动物胆汁、樟脑、冰片及薄荷脑等本身就是促渗剂。这些促渗剂的作用及机理见"3.1.3.4 附加剂"讲述。

12.2 摊涂

去"火毒"后，要先试摊试贴，合适后再大量摊涂。

12.2.1 摊涂的传统方法

12.2.1.1 摊涂前的准备

在"4.2.3 裱背材料"中讲到，传统黑膏药所用的摊涂材料通常有皮革被子、布纸被子及纸被子，诊所少量使用时亦可用医用胶布。膏药被子需要有一定的厚度、韧性和透气性。对于纸被子来说，其中小膏药所用背纸俗称油纸，是用生桐油及豆油熬炼后刷在白光连纸上，再涂以药膏即成，现在大多采用纸质较厚实的牛皮纸，市场上有各种规格上述摊膏药用的牛皮纸。

膏药被子的形状有方形和长方形两种。摊涂的形状，一般有圆形和椭圆形两种。圆形直径，一般在一寸到七寸之间；椭圆形一般横径为三寸，纵径为七寸。但摊贴也可临时按照需要，按疮的形状和贴敷部位，适当改换膏药的形状摊涂。

12.2.1.2 传统摊涂操作

熬制好的膏药，经过一段时间去"火毒"后，将膏药用水浴或直接文火缓缓加热熔化，注意不可用武火加热，否则膏药容易变老，将其加热到半液体状就可以了，为防熬老，亦可用蒸汽加热，温度保持在 70～90℃ 之间的膏药就可摊涂了。注意摊涂时重量应合乎要求，且摊涂形状圆整、厚薄均匀。

传统摊涂的方法有两种：

（1）京派的摊涂方法 将膏药被子放在左手上，用右手将膏药用竹筷挑起，固定于被子中央，在膏药旁擦净竹筷。右手持筷顺时针方向推动膏药，左手持膏药被子慢慢逆时针方向捻动，竹筷顶上挤出的膏药形成略厚于中央的"铜锣边"，筷下推成的膏药形成浑圆的"菊花心"。收筷时，筷顶部最后从膏面圆心提起，可留下"花蕊"状的圆点，提起时应不断转动竹筷，缠紧拉出的膏丝，以防其落在膏面上影响美观，摊涂膏药的精髓是筷尖用力。最后将摊涂好后的膏药再进行对折，如图12-1 及图 12-2 所示。

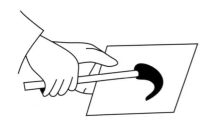 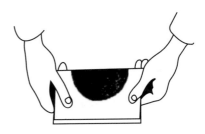

图 12-1 黑膏药的手工摊涂   图 12-2 摊涂后的黑膏药进行折合

（2）山东的摊涂方法 将膏药被子平放在桌子上，用右手将膏药用小木棍或筷子挑起，小木棍的顶端放在膏药被子中心，平放不动，左手转动膏药被子从而形成一个完整的圆形。

这两种方法虽然手法不同但摊涂效果无差别，但都需要摊涂者熟练的技术才能将膏药摊涂得均匀规整。

12.2.1.3 摊涂的标准

黑膏药的摊涂标准主要是外观与重量差异。

（1）外观 外观质量即要求"菊花心""铜锣边"。所谓"菊花心"，即指膏药在裱背材料上要呈圆形，其上可留下摊涂转动时竹签规律停顿而产生的辐射状印痕，看上去膏面好似一朵盛开的菊花；"铜锣边"则指圆形的膏面外部边缘略高出膏面，有如翘边的铜锣。

（2）重量差异 各级管理部门制定的医院制剂及市场药品质量管理规范，对膏药的重量差异都有要求，要求不超过其重量规定的±5%，对于手工摊涂者来说，控制重量差异是一项较难操作的工作，主要是熟练与否的问题，可在身边放一台天平，在摊涂中随时校正。如图12-3 及图 12-4 所示。

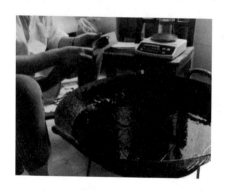
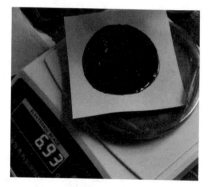

图 12-3　黑膏药手工摊涂操作　　　　图 12-4　黑膏药手工摊涂用电子天平校准

12.2.1.4　摊涂的相关注意事项

① 对于加入芳香细料药粉的膏药，最好一次性摊完，否则多次摊涂加热会使其挥发散失。

② 摊涂膏药时，涂的面积一般圆形的占膏药褙的 1/3，长方形的约占 2/5。用于治表的膏药，宜涂薄些；治里的膏药，宜涂厚些；勤换的膏药宜薄，久贴的膏药宜厚。

③ 按以上步骤做好的膏药，需密封 3～4 天，贴敷时可以减少留渣，古人称为"醒"膏药。

12.2.2　摊涂的改进方法

黑膏药摊涂工艺改进主要有两个方面，其一是改进其手工摊涂为机械摊涂，其二是摊涂材料的改进。

传统的摊涂方法不能适应批量生产，批量生产主要采用机械摊涂，即用膏药滴注机进行滴注摊涂，其设备见"4.2.2 现代制药装备"讲述。机械摊涂不要求像传统摊涂那样圆整，通过滴注、盖膜、压膜三步骤完成摊涂。通过盖膜、压膜的膏药，不需要折叠；而没有盖膜及压膜这个步骤的膏药，滴注完后还须对折。其操作方法见第 13 章"黑膏药的工业化生产"介绍。

批量生产的摊涂，所使用的裱背材料主要是布纸被子及纸被子，随着科技的进步，亦有使用透气性更好的带有小孔洞的无纺材料，该材料的打孔设备见"4.2.2 现代制药装备"讲述的"4.2.2.6 激光在线切孔系统"。

12.3　包装与贮藏

摊涂好的膏药宜密封包装，特别是含有挥发性成分药料的膏药，以免长期放置气味散失；宜在阴凉环境下贮存，以免所含挥发成分散失，影响药效。

去过火毒的膏药，不能放在潮湿处或太阳下暴晒，也不能久经风吹。否则，会使药物走失，使某些药物分解和挥发变质而失去膏药应有的效能，从而降低疗效。所以，应把膏药放在敷有滑石粉或石膏粉的瓷罐中，用盐泥密封罐口。这样，可贮藏相当长的时间也不会变质。如果是运往远方或即时就用的膏药，可用油布、油纸包装即可。因为膏药是经过高温处理过的，不易发霉，在短时间内也不会变质。但是这种方法，只便于远距离运送而不宜长期保存。

黑膏药的工业化生产

13.1 黑膏药工业化生产的方法

随着社会的发展，黑膏药的传统制作已不能满足现代生产的需要，为提高生产效率、改善劳动条件，保证产品质量，膏药的生产设备和工艺已有了改进。前面讲述的主要是传统手工生产，下面将对大批量工业化生产也作一简要介绍，机械化生产的工艺基本同传统工艺。

13.1.1 备料

按处方将药料称取好，细料药、挥发性药、矿物类及树脂类药应先粉碎成细粉备用。一般的粗料药可切成片、段或适当粉碎后备用。

13.1.2 粗料药材的提取

可用图 4-4 装置进行提取和炼油。其操作可参见"4.2.2.1 黑膏药提取与炼油器及黑膏药下丹锅（1）"内容，操作部分要注意用离心泵将植物油由进油管（图4-4 进油管 18）送入锅中，残余的烟气由鼓风机沿排气管排出室外。洗气用水可反复使用，如水表面有积聚的少量乳油可由阀门（图 4-4 阀门 4）放出。洗气用水使用一定时间后，可由阀门（图 4-4 阀门 17）排出。

13.1.3 炼油

① 炼油为熬制膏药过程中的关键之一。其操作可参见"4.2.2.1 黑膏药提取与炼油器及黑膏药下丹锅（2）"内容。

要说明的是，检查炼油程度时，可由取样管（图 4-4 取样管 21）蘸取油液少许，滴入冷水中，以能聚结成珠而不分散为度（即"滴水成珠"）。熬炼过"老"，则膏药硬度大，黏着力小，贴于皮肤时易脱落，可加入适量嫩油调节；如过"嫩"则膏药质软，贴于皮肤后容易移动，且黏性强，不易脱落，可在下丹后继续熬炼调节。

② 炼油炼好后，可由阀放油，经细筛滤过后输入贮油槽中备用。

③ 炼油时，亦有将提取与炼油结合进行的，即提取时，油的温度达到 220℃ 后停火，在提取器内继续热浸和炼油。由于油的温度自然降低缓慢，一般约 4～5 小时，炼油亦可达到"滴水成珠"程度。油炼好后，可由阀门放油，经细筛滤过，输入贮油槽中备用。

④ 炼油温度与时间，各地沿用方法均不同，炼油的温度高低、时间长短，油增稠的程度等都会影响膏药的黏度和硬度。通过膏药软化点的测定，如果炼油温度高、时间长，软化点则偏高，膏药则老化，实验表明，温度不超过 355℃，恒温时间在 1～2 小时内对软化点影响不大，但无节制地延长时间，就会出现明显影响，因此反应温度最好在 305～335℃ 之间则对软化点影响较小，亦不影响膏药黏度。

总的来说，工业炼油先武火控制在 305～335℃，观察油烟炼至"滴水成珠"和"挂丝"试验 45 分钟后即可。

⑤ 工业化炼油的判断依据。炼油是黑膏药制备技术中的一个关键性问题，目前，大量生产可以采用仪器测定油的温度和黏稠度加以判断。

13. 1. 4　下丹

① 油液炼好后，用离心泵将油液经过上阀门（图 4-5 阀门 8）输入下丹锅（图 4-5 下丹锅 1）中，下丹时先启动搅拌器（图 4-5 搅拌器 2），不断搅拌，将炒好过筛的黄丹由加料斗（图 4-5 加料斗 5）经送料杆（图 4-5 送料杆 4）徐徐加入锅中，下丹时的温度要高（320℃），在高温下丹与油才能充分反应，生成脂肪酸铅盐，铅盐又可进一步促进油脂氧化、聚合、增稠而呈膏状，勿使丹聚为颗粒，沉于锅底或浮于油面，以免影响膏药质量。

② 黄丹与植物油之间的比例，同传统比例，参见"6.5 油与丹、药的比例"。

③ 丹与油化合时的温度，因各地设备条件不同而有差异，一般温度高时（约320℃），化合反应迅速，温度低时，化合反应缓慢，可根据设备条件与生产工艺方法灵活掌握。

④ 油、丹化合过程中反应剧烈，有大量刺激性有害浓烟发生，应将排气管（图 4-4 排气管 7）与相接的连管接头（图 4-4 连管接头 8）的闸板打开，使烟气经水洗器处理后排出。

⑤ 为了检查膏药的老、嫩程度，可取少量样品滴于水中，数秒钟后取出，如

粘手，撕之带丝不易断时表示过嫩，如断之发脆表示过老。膏既不粘手，又稠度适当，即表示为合格。

⑥ 湿法低温下丹法是目前工业化生产常用的下丹方法，操作方法为待炸药与炼油后将温度控制在（300±10）℃去火，将黄丹经过筛后缓慢投入反应锅内，边加黄丹边加速搅拌，注意控制反应锅内因反应过快而使药油沸腾溢锅，一般锅内油液沸腾 3~4 次，丹油能皂化反应完全即可收膏。

13.1.5 去"火毒"

具体去"火毒"工艺参见"11.2去'火毒'的改进方法"，将炼好的膏药打开下阀门（图 4-5 阀门 10）分次流入小锅中，再缓缓以细流倾入冷水中，并用木棍搅拌，使成带状，以去"火毒"。待膏药冷凝后即可取出反复捏压，去净内部水分，制成团块，以供摊涂。

工业化生产大多数采用炸水法，其工艺见图 13-1。当然，也有人提出了速冻捣碎法去"火毒"工艺，认为其更合理，操作参见"11.2.2.4 速冻捣碎法去'火毒'"介绍。

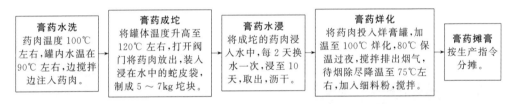

图 13-1 用炸水法去"火毒"的膏药加细料及摊涂工艺流程

13.1.6 加细料

取出用炸水法和水浸法去"火毒"的膏药团块，摊膏前先加热，将温度控制在 100℃ 左右，待膏药熔化后，80℃ 保温过夜，并用搅拌浆按下丹搅拌方向不断搅动，以助烟气散失。当锅内冒出气泡较少且膏药呈半稠状时（约 75℃），再加细料药粉，充分搅拌进行摊膏，这是当前工业化生产常使用的方法。

13.1.7 摊涂

工业化生产的摊涂与小生产相同，只是采用机械化或半机械化进行摊涂（如图 13-2 所示）。

摊涂常使用膏药滴注机，分滴注（如图 13-3 所示）、盖膜（如图 13-4 所示）及压膜（如图 13-5 所示）三个步骤。其半成品如图 13-6 所示。

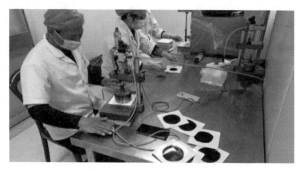

图 13-2　黑膏药机械摊涂流水线

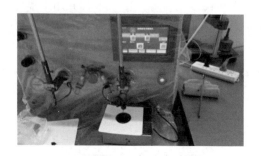

图 13-3　黑膏药机械滴注现场图

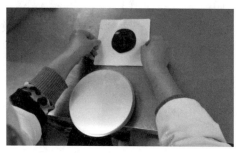

图 13-4　黑膏药覆盖薄膜操作图

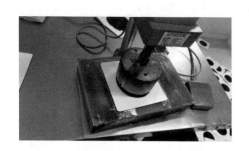

图 13-5　黑膏药压膜操作图

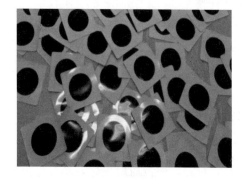

图 13-6　黑膏药机械摊涂半成品实物图

13.2 黑膏药工业化生产装备

为了提高生产效率和改进生产工艺，采用了生产联合装置，改进后的膏药生产流程如图 4-6 所示。

操作时将植物油置于炼油桶中，药材装于钢丝笼内吊入桶内；油熬炼后，将笼吊出去渣。

其他操作参见"4.2.2.2膏药生产联合装置"内容。

13.3 黑膏药的现代制备工艺改进

传统黑膏药制备的劳动强度大，黑膏药的自动化效率低，生产周期长，整个膏药制作从备料到摊涂成品均需人工操作，顺利的情况下需要半个月左右，这种生产模式在机械自动化生产的工业中显然是不符合现代化要求。

针对上述黑膏药制备问题，制剂工作者在多个环节进行了许多有效的改进和变革，包括根据药材成分采取适宜的药料提取方法、变换膏药无铅基质、添加制剂成分减少"火毒"产生、使用黑膏药自动摊涂机提高生产效率、细化检查项目有效评价膏药质量等措施。主要涵盖硬件改进及软件改进两个方面。

13.3.1 硬件改进

13.3.1.1 药材提取工艺改进

在"7.3.2药料的改进提取"进行了详细的介绍，即在传统油炸提取药料的基础上，采用极性成分水提法、芳香挥发性成分单提法、贵重药料打粉直接加入法等改进药材提取工艺。少数研究者没有采用高温油炸取药物有效成分，直接将生药粉兑入膏药基质，认为药物有效成分未被高温破坏，使药力增强。

13.3.1.2 膏药基质改良

基质改良多采用氧化锌代替黄丹，同时加入氮酮、过氧苯甲酰、聚氯乙烯树脂等高分子材料作为吸收促进剂或增稠剂。另有报道，采用松香和山羊油脂代替麻油、黄丹，既保留了黑膏药的特点，又无铅无毒。目前，新型医用载体胶膏研究较为热门，多采用热熔胶、医用树脂、软化剂、皮肤促渗剂、赋形剂等按照一定比例加热混匀成膏，具有药物释放度快、稳定性高、皮肤刺激性小、生产周期短、安全、环保的特点，可考虑作为传统黑膏药基质的替代品。具体参见"6.3其他基质"内容介绍。

13.3.1.3 去"火毒"工艺改进

工业化生产时，在实际工作中，常常使用数法结合的方式去"火毒"，例如，有报道将水浸法、乙醇法及冷藏法相结合的工艺操作去"火毒"，可将高温条件下熬炼时氧化分解的有害物质溶于水和乙醇，较传统单一喷水法、水炸法或水浸法，其去"火毒"效果更彻底。

13.3.2 软件改进

13.3.2.1 生产工艺自动化

黑膏药的制作工艺复杂，难以连续化生产，且多依靠手工，生产效率低下，故使用高效率的连续化、自动化生产设备加工黑膏药是市场的迫切要求。文献报道了一种黑膏药热熔机高效加热装置，使不易溶解的固体膏药在内外均匀受热的作用下快速达到能够涂布的温度，解决了固体膏药摊涂前加热熔化易产生局部老化的问题；也报道了一种黑膏药自动摊涂机，可完成膏药的覆膜、摊涂、剪装、废料回收等多道工序。摊涂过程中无须人工参与，避免了人与膏药的接触，且加工的药膏既可为固体，也可为流体；还报道了一种连续式黑药膏机，包括输送带、主动轮、进料阀、药物固化装置、贴胶辊、覆膜辊、切割装置以及出料口等，能够实现黑膏药的连续生产，提高生产效率。

13.3.2.2 质控和生产管理

"质量源于设计"，好的产品是生产出来的，不是检验出来的，通过质量检查发现产品存在的问题，回溯到生产环节进行调整、改进，才是提高产品质量的不二法门。为此，这里介绍两种有关黑膏药制剂生产质量管控的有效方法：即计划－实施－检查－处理（PDCA）循环法和危险分析与关键控制点（HACCP）法。

（1）PDCA 循环法　PDCA 循环法对黑膏药制剂生产质量管控具有明显的提升效果。通过应用 PDCA 循环管理模式，将制剂半成品不合格率作为评价指标，分别运用鱼骨图法、头脑风暴法、"5why"分析法等分析影响制剂质量的原因，并制订计划、实施执行、反馈效果，最后进行总结。将该法用于黑膏药制剂的生产全流程质量管理，降低了黑膏药制剂的不合格率，提高了制剂质量。

现介绍以黑膏药成品质量的半成品不合格率为评价指标，采用 PDCA 循环法对整个生产工艺流程进行循环管控。以河南洛阳正骨医院的资料来源为例，进行该管理操作程序的介绍。

① 资料来源。以黑膏药制剂半成品为研究对象，除检测黑膏药成品的标准外，主要从黑膏药基质软化点、未包装前的性状、装量差异等方面进行质量控制。统计2018 年 8 月至 10 月（实施 PDCA 循环前）和 2018 年 11 月至 2019 年 7 月（以 3个月为 1 个循环周期，分别实施 1、2、3 轮 PDCA 循环后）的数据。

② 方法与结果

a. 计划阶段。分析现状：某医院制剂科成立质量管理小组，组长为制剂科主任，副组长为药检室负责人，成员由各生产岗位负责人、药检室全体人员等组成。

该院中药制剂黑膏药半成品的质量要求：基质软化点为 51℃，乌黑发亮、无红斑、无飞边、无缺口、摊涂均匀，装量差异控制在±5.0%，鉴别项三七、冰片呈正反应。2018 年 8 月至 10 月，该院制剂科共生产黑膏药制剂 19 批，共 74038 贴。其中，基质软化点不符合要求的有 1 批，不合格率为 5.26%；不合格制剂半成品 240 贴，不合格率为 0.32%。不合格制剂半成品中，不合格项目具体情况见表 13-1。

表 13-1　2018 年 8 月至 10 月黑膏药不合格制剂半成品不合格项目分布（n＝240）

不合格项目	贴数	占比/%	不合格项目	贴数	占比/%
装量差异不合格	101	42.08	鉴别不清晰	45	18.75
性状不符合	85	35.42	其他	9	3.75

目标设定与原因查找：通过实施 PDCA 循环，使得基质软化点检测 100.00% 符合要求。采用 SPSS 19.0 统计学软件对实施 PDCA 循环前后的黑膏药半成品不合格率进行统计学处理，行 X^2 检验。$P < 0.05$ 为差异有统计学意义。以不合格半成品百分率为横向限，以改进的必要性为纵向限作四象限图，确定基质软化点、装量差异、性状、鉴别项为需要解决的主要问题，运用 PDCA 小循环法、头脑风暴法、"5why" 分析法和鱼骨图法查找原因。影响因素分析鱼骨图如图 13-7 所示。

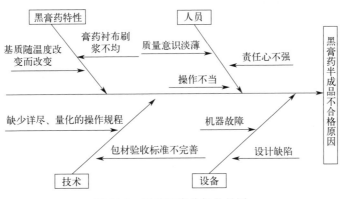

图 13-7　影响因素分析鱼骨图

措施和改进：根据影响因素，在实施 PDCA 循环前摸清黑膏药生产全过程量化标准，对膏药组成员进行全面培训，建立健全膏药机维护档案，完善包材验收标准。

b. 实施阶段。建立黑膏药生产全过程量化指标：经过反复实践总结出影响基质软化的影响因素，从"滴水成珠"等经验判断转变为量化炼油时间和下丹量（春秋季 5.5～6.0 小时，每 100kg 下丹量油 37～40kg；夏季 6.0～6.5 小时，每 100kg 下丹量油 40～42kg；冬季 5.0～5.5 小时，每 100kg 下丹量油 34～36kg）；基质按去"火毒"的顺序，以最先出锅和最后出锅按 1:1 比例混合使用。形成常规化培训和岗位技能强化相结合的模式：常规化培训在每月由质检员引导，以相关法律法规和标准生产操作规程等为主要内容，提高员工对制剂质量的认知和意识；岗位技能强化每周由 1 个科室成员选定 1 个主题讲述自身岗位技巧和遇到的问题，调动科室成员工作能动性，并及时解决工作中遇到的问题。

建立健全膏药机维护档案：每天在使用完膏药机后及时清空机器管道，增加易坏零部件的备份，定期对重要部件及备份进行保养维护，确保其在工作期间正常运转。

完善包材验收标准：质量监控人员对包材进行量化，包括膏药衬布及覆膜的厚度、质量、布幅等，并将包材存放于洁净、通风、温度低于 30℃、相对湿度不超过 55% 的环境中，防止包材吸湿霉变。

c. 检查阶段。在实施各种措施后，进行 3 轮 PDCA 循环，选取 2018 年 11 月至 2019 年 1 月、2019 年 2 月至 4 月、2019 年 5 月至 7 月生产的黑膏药制剂半成品按要求进行抽样，并比对实施前后的各项指标。

d. 总结阶段。实施 PDCA 循环后，黑膏药基质软化点全部合格，各类不合格数较实施前均显著下降，分别统计实施 1 轮循环后不合格数量及百分率（见表 13-2）。可见，实施 PDCA 循环可明显改进黑膏药制剂半成品的质量。

表 13-2   实验 PDCA 循环前后黑膏药制剂半成品不合格情况比较

时间	总数/贴	不合格数量/贴	不合格率/%	X^2	P
2018 年 8 月至 10 月	74038	240	0.32		
2018 年 11 月至 2019 年 1 月	78742	102	0.13	64.712	<0.01
2019 年 2 月至 4 月	80125	53	0.07	16.372	<0.01
2019 年 5 月至 7 月	83857	29	0.03	8.168	<0.01

目前的研究多针对技术的改良，局限于各个生产步骤，尚无运用管理工具对黑膏药生产全流程进行管控的研究。实施 PDCA 循环后，黑膏药制剂半成品不合格数量及百分率均显著下降。表明 PDCA 循环法用于工艺流程可持续改进制剂质量，保障制剂生产能达到动态改良状态，从而提高制剂疗效。但在实践中希望能将风险前移，以尽可能地降低损失，这也是今后在 PDCA 循环管理过程中修正和改进的方向。

（2）HACCP 法   通过对危害分析与关键控制点的概念、优点和应用原则的简单介绍，将其应用于中药黑膏药制剂的生产过程，以对黑膏药进行质量风险管理。对黑膏药的生产过程进行危害分析得到 11 个关键控制点，通过对关键控制点的控制、关键限值的建立、纠正措施的制定等对黑膏药实施质量风险管理。

随着 ICH-Q9 质量风险管理的发布，美国食品药品管理局（FDA）和欧盟都在着力推动药品风险管理系统化建设，以促进药品质量风险管理体系的优化和完善。我国 2010 年版《药品生产质量管理规范》（GMP）中规定：质量风险管理是在整个产品生命周期中采用前瞻或回顾的方式，对质量风险进行评估、控制、沟通、审核的系统过程。质量风险管理的常用方法有危害分析与关键控制点法、故障树分析法、失败模式和影响分析（FMEA）法、危害和可操作性分析（HAZOP）法、风险排序和过滤法等。其中 HACCP 法是目前质量风险管理中最常用的方法。本节旨在介绍 HACCP 质量控制模式，并对 HACCP 方法在黑膏药生产中的质量风险管理的具体应用进行介绍。

① HACCP 的概念。HACCP 是英文 hazard analysis and critical control point 的缩写，中文名称为"危害分析与关键控制点"，HACCP 是一种系统化的方法，可以用于药品食品及其他行业的生产、加工、运输和销售等所有阶段的管理；它是一种预防性体系，通过对关键控制点的控制将危害因素消除在生产过程中，使危害不发生或一发生立即纠正，从而有效地保证了生产的安全性和可靠性；该体系通过判定生产中的关键控制点，针对其采用相应的预防措施，只对重要因素进行重点控制，而对次要因素只花较少的精力，做到有主有次，有的放矢，大大节约了成本，保证产品的质量；制定和实施 HACCP 计划可随时与国际有关法规接轨。

② HACCP 的 7 个应用原则

a. 进行危害源分析。此为 HACCP 计划的基础，其目的是确定产品所有潜在的危害及其来源，以及危害发生的可能性。只有通过危害分析，找出可能发生的潜在危害，才能在随后的分析步骤中加以控制。

b. 确定关键控制点，是 HACCP 控制活动将要发生过程中的点。

c. 制定控制标准和关键限值，关键限值是保证生产质量合格产品的操作步骤的界限，要直观、易于检测和可连续监测。

d. 建立监测关键控制点的监控体系，对关键控制点的监测是 HACCP 管理体系运行成功的关键，只有有效地监控程序和记录数据，才能使 HACCP 体系正常运行。

e. 建立纠偏措施，每一个关键控制点都必须制定专门的纠正措施。当关键控制点指标的监测结果显示未能达标或加工过程失去控制时，能立即采取适当的纠正措施，降低成品的不合格率。

f. 建立确认 HACCP 体系有效运行的验证程序，采用除监测以外的其他方法、程序、试验和评价，确定 HACCP 系统实施的有效性，是 HACCP 计划成功实施的基础。

g. 建立有效记录 HACCP 体系的文件系统，文件和记录的保存是有效执行 HACCP 管理体系的基础。HACCP 管理应文件化，保存的文件应包括危害分析、关键控制点测定以及关键限值确定的相关文件，关键控制点监控记录，纠偏行动记录，验证程序记录等。

HACCP 体系是一个持续改进的体系，它通过对企业原有关键控制点的评价与控制，鼓励企业不断改进、完善自己的工艺和设备，并在技术、管理方面努力创新。

③ 中药黑膏药的质量风险管理

a. 一般而言，黑膏药的生产工艺包括 9 个环节，具体生产流程如图 13-8 所示。

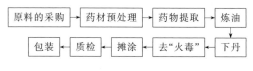

图 13-8 中药黑膏药的生产流程

b. 危害分析。根据中药黑膏药生产流程图结合 HACCP 的应用原则，对黑膏药生产过程中的每一操作步骤或程序进行相关危害分析，对每一个潜在危害发生的可能性及其严重程度进行评价，提出判断中药黑膏药安全危害显著性的依据，并提出危害的预防控制措施。

ⅰ. 原料的采购。原料的优劣直接影响黑膏药的质量。黑膏药的生产原料有中药材、植物油、黄丹等。中药材的影响因素众多，如品质、产地、环境、采收、加工、炮制等，中药材将直接影响黑膏药的疗效。植物油有很多种，但因油的种类不同，直接影响膏药的老嫩程度。

ⅱ. 药材的预处理。中药材含有的化学成分众多，在药材进行煎炸前需根据所含化学成分的性质进行预处理。如药材中含有较多的挥发性化学成分时，应采用适当的方法先提取挥发油，药渣再进行后续处理。

ⅲ. 药材提取。炸药时将粗料与植物油同置锅内，用文武火加热至 200～220℃ 提取炸药，炸药及炼油是黑膏药工艺过程中较为关键的步骤。

ⅳ. 炼油。在炼油过程中要掌握火候，温度不宜太高，以 280℃ 为宜；若温度过高，油液老化，察看"滴水成珠"时易出现呆滞不活泼，聚合力不强的现象。

ⅴ. 下丹。下丹工序是黑膏药制药过程中的重要技术。确定下丹方式、下丹的用量，还要注意丹中水分的含量多少。

ⅵ. 去"火毒"。应选择最佳去"火毒"方式。

ⅶ. 摊涂。摊涂时的温度及裱背材料均有可能影响黑膏药的质量。

ⅷ. 质检。黑膏药质量的鉴定多以经验方法判断，缺少能反映黑膏药质量的客观指标和检测方法。应对其进行软化点、黏度、针入度与传统经验鉴别相结合的系列摸索与研究。

ⅸ. 包装。包装品的材质、密封性等可能对黑膏药的质量产生影响。

c. 应用 HACCP 进行质量风险管理。根据黑膏药生产工艺，按照国际食品法典委员会（CAC）推荐的关键控制点判定树的逻辑推理方法鉴别中药黑膏药生产工艺中的关键控制点（CCP）。通过分析最终得到中药黑膏药生产中的 11 个关键控制点，制定 HACCP 工作表（表 13-3）。依据表 13-3 对中药黑膏药的生产实施质量风险管理。

表 13-3　HACCP 工作表

关键控制点(CCP)	潜在危害	关键限值	监控体系	纠正措施	文件或记录
中药材采购	直接影响黑膏药的质量	GAP 认证的基地购进,并固定其基原、药用部位、采收期、加工方法和储存条件等	按照药典检测	检验不合格拒绝收货并退回厂家	中药材检验 SOP、记录;中药材检验报告
植物油	直接影响黑膏药的质量	选择麻油	按照药典检测	检验不合格拒绝收货并退回厂家	植物油检验 SOP、记录;植物油检验报告
黄丹	直接影响黑膏药的质量	纯度要求在 95% 以上	按照药典检测	检验不合格拒绝收货并退回厂家	黄丹检验 SOP、记录、报告
药材预处理	有效成分的破坏,影响疗效	提取方法、次数、时间、溶剂用量	确定的工艺参数	禁止继续后续操作,重新处理药材	药材预处理 SOP、记录工艺验证报告
药物提取	影响色泽	药料炸枯,外焦内黄	确定的工艺参数	禁止继续后续操作,重新处理药材	药物提取工艺规程、记录工艺验证报告
炼油	影响黏稠度	滴水成珠、白色浓烟、油花中央聚集	确定的工艺参数	稠度不够继续炼制,过稠加少许麻油	工艺验证报告,炼油 SOP 和记录
下丹	影响膏药老嫩程度	软硬适中,不粘手	确定的工艺参数	太老,补加炼油;太嫩,继续炼制	工艺验证报告,下丹 SOP 和记录
去"火毒"	产生刺激性	时间和方式	确定的工艺参数	在水中加入适量的乙醇	工艺验证报告,去"火毒"SOP 和记录
摊涂	影响外观和均一性	大小和无纺布	规定的大小和厚薄	发现不合格品及时剔除	摊涂 SOP 和记录
质检	质量不合格	软化点、黏度、鉴别和含量	黑膏药质量标准	报告生产部门	膏药检验 SOP 和记录;黑膏药检验报告
包装	影响保质期	标准材料与方法	规定的包装	发现不合格品及时剔除	包装 SOP 和记录

　　以上通过对中药黑膏药生产工艺的分析,查找出其潜在的风险因素,确定了中药材的采购、植物油、黄丹、药材预处理、药物提取、炼油、下丹、去"火毒"、摊涂、质检和包装等 11 个关键控制点。通过对关键控制点的控制、关键限值的建立、纠正措施的制定等,可以有效降低中药黑膏药不合格品的数量,提高黑膏药的质量,提高疗效,增强产品的市场竞争力。

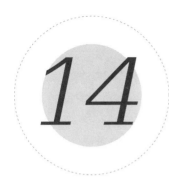

黑膏药制备过程中
有关问题讨论

14.1 黑膏药传统制备工艺存在的问题

黑膏药是我国医药古老剂型之一，迄今一般仍沿用传统方法制造，但随着科学技术及制药工艺的不断发展，膏药在显示其优点的同时，也存在着一些缺点，现就其突出的问题及改进方式进行介绍。

14.1.1 过程复杂

制备过程中技术要求较高，难以有效掌握。

14.1.2 油耗较大

用植物油浸泡中药，耗时长，且有些药物材质疏松，浸泡需要消耗大量的植物油；高温煎炸取汁，过滤药物残渣会浪费药油。

14.1.3 高温煎炸问题

药物经过高温煎炸，很多有效成分失效，药油中含药量少。

黑膏药制备工艺中目前争议较大的是基于药物提取的温度及方式。有文献认为传统提取工艺有一定的科学道理，但同时表明，有人用薄层色谱、气相色谱、红外光谱等方式对某传统黑膏药作了分析，表明药材与油经高温加热后，有效成分破坏很多，建议对药膏炼制工艺进行改进。

14.1.4 可控客观指标的明确问题

关于温度、时间等相关客观、可控制的指标并未明确；熬制过程中多数凭借经验。

14.1.5　"火毒"问题

高温煎炸做出的膏药有"火毒",即患者使用后,皮肤易干燥、发痒、发红。

14.1.6　使用不方便

黑膏药使用过程中需要烘软贴用,较为不便,容易对皮肤与衣服造成污染。

14.1.7　铅毒性

有人采用 Franz 扩散池,对狗皮膏中铅的体外透皮吸收进行研究发现,在用药过程中,铅透过皮肤的量随时间增长而增多。小剂量的黄丹有镇静,治癫痫、精神分裂症的作用,但长期久服含铅制剂或者接触含铅化合物可发生中毒,研究表明黑膏药可使患者特别是阴虚体质有便秘病史者产生便秘的毒副作用。基质中包含有毒的铅元素,同样对于皮肤具有致敏的可能。

14.1.8　质量标准难以明确化

对于药物成分定性定量相关标准难以明确。2020 年版《中国药典》中对黑膏药的质量控制检查项目仅有外观性状检查、重量差异检查、软化点的测定及气相色谱鉴别。

目前为止,黑膏药的质量控制研究工作仍然集中在针对个别产品的试验,未能全面开展与实际结合的产品检验工作,因此黑膏药的质量控制工作还需要进一步的验证研究。

14.1.9　透皮吸收问题

有人指出,为了加快药效被完全吸收,应在基质中适当填入透皮吸收促进剂,以此来进一步强化临床效果。透皮吸收制剂,特别是适合中药复方的外用膏贴剂型在中药研究领域还是大有作为的。目前我国已有许多研究部门都在中药透皮吸收剂型和制剂方面做出了一定的成绩,有的产品已经上市,尽管有些研究还不是很成熟,但是我们已经看到了曙光。而中药透皮吸收、中药穴位贴敷疗法方面的基础研究与针刺疗法的基础研究几乎还是一个空白。

14.1.10　黑膏药制备中药微粉问题

中药微粉化后,比表面积增大,有利于药物的溶出,能提高药物的疗效,有学者提出将部分中药微粉化后加入膏药基质中。但是在黑膏药的制备中，将中药微粉化后加入膏药中，与传统的炸药工艺比，疗效不仅未提高，反而显著降低。可能是即使微粉化有利于药物的溶出，但在黑膏药基质中，中药材微粉中有效成分的溶出也有限，其机制有待进一步研究。

14.1.11　传统黑膏药的合理之处

但也不能据此就否定传统黑膏药的工艺，黑膏药是祖国传统医药外用药的一种，虽然制作中高温会破坏化合物稳定性。但是，高温油炸也会使药物有效成分以分子形式溶解，而利于透皮吸收。试验也证明有的黑膏药确实有很好的镇痛效果。

有人观察不同方法制备的东方活血膏对小鼠疼痛模型的作用，以提供传统中药黑膏药临床镇痛疗效的基础。通过小鼠尾光照测痛试验和小鼠醋酸扭体试验。结果表明传统工艺制备东方活血膏可明显延长小鼠光照时间，减少小鼠醋酸扭体次数，呈现明显的镇痛作用。而改进微粉工艺组也有一定改善作用，但作用不显著。这表明东方活血膏宜沿用传统制备工艺。

14.2 传统黑膏药制备工艺的关键点、改进及进一步发展探讨

相关内容在前面章节中进行了穿插讲述。这里主要谈以下几个方面。

14.2.1　药料的提取

药料用油高温提取时，存在前述不溶极性成分，同时高温亦可破坏某些成分。为了克服这个缺点，有的单位通过将"粗料药"的一次水提物浓缩成稠膏，再与膏坨混合均匀，最后混入挥发性药物与细料药；或非主要药材则采用常法熬炼处理；或将主要药材研粉兑入。经初步应用，认为疗效尚好。这些都是在减少有效成分浪费方面进行的有益探索。

14.2.2　炼油

炼油是熬炼膏药的关键，油液经高温熬炼，其组成及理化性质均发生复杂的变化，如油脂的增稠现象及分解反应等。增稠是指油脂在300℃以上长时间加热时黏度逐渐增大，可变成凝胶状，继续加热则能变为脆性固体，这主要是由油脂的氧化聚合等作用所

致。分解反应也很复杂，其分解产物多为低分子的醛、酮及脂肪酸等。

14.2.3 熬炼温度

炼油时的温度与时间，各地沿用方法不同，一般武火高温（300℃左右）熬炼工时较短，文武火（200℃左右）熬炼工时较长。大量生产中为了便于操作和控制，一般是利用220℃左右的热油浸取有效成分和炼油。由于提取器衬有石棉绝热材料，温度自然降低缓慢，约经4～5小时，可达"滴水成珠"程度。如利用排风设备将油液表面上的蒸汽或烟气吹走，还可缩短提炼时间。

14.2.4 油与丹的化合

前文介绍过，仅植物油在加热时，就会产生一系列化学性质的改变，油温在300℃以上时，将发生聚合，使黏度增高。而熬枯去渣的药油，其黏度在同温下，要比无药的油大。

丹油反应最高升温经实测可达360℃左右，此时油脂聚合，黏度逐渐增大。但没有熬炼到标准的植物油与黄丹混合，即使反复加热及搅拌，也难以成膏，此时熬炼过度易使膏药老化，这种铅皂反应的机制还有待于进一步的研究。

14.2.5 去"火毒"问题

"火毒"是何物，至今尚未确切阐明，曾解释为膏药经高温熬炼后的"燥性"，在水中浸泡或置阴凉处可除去。

不能认为"火毒"单纯是油类等的分解产物，在膏药熬成及摊涂后添加的部分药物对皮肤亦有刺激性。此外膏药贴敷于皮肤较久亦能对组织有激惹作用。所以，膏药的"火毒"及其形成的原因，尚需深入研究解决。

14.2.6 质量检查

以前对膏药的质量检查，基本上凭传统经验来判断，到目前为止，尚缺乏能全面反映膏药客观实际质量的科学指标及检查方法。

14.2.7 黑膏药基质的改进

14.2.7.1 传统黑膏药基质的优缺点

黑膏药是祖国医药古老药物剂型之一，迄今多数仍沿用传统方法制造。黑膏药具有一定的优点，例如与橡皮膏比较，通过实验表明：碘化钠在黑膏药基质中释放和被人体吸收的量较橡胶基质均为多，作用更持久；且可根据病情需要随时加入所需的药物，能容纳的含药量也比橡胶基质高。但也有不少缺点，如使用不便、需烘软后贴用、颜色深黑而易污染衣服、制作过程烦琐且不易掌握等。

黑膏药基质实际上是由油脂类和氧化铅等在一定条件下结合而成的一种铅硬膏。软化后虽具有一定弹性和黏性，但弹性不足，黏性过高。这都要求进行基质改良。

黑膏药临用时需加热烘软后才能贴用，使用不太方便，在黏度失宜时，易污染衣物及皮肤，且弹性不好，所以近年来，有人试用植物沥青代替植物油作为膏药基质；也有人吸收了橡胶膏剂基质的组成特点，将聚氯乙烯中加入增塑剂，再加入黏性体、松香、软化剂、填料等制成新基质，其性能稳定，不易老化变脆，直接贴用不需加热软化且不污染衣物。但此种基质能否保持黑膏药基质的优点，基质中药物释放与吸收利用情况，基质对皮肤的刺激性等尚待进一步实验与临床验证。

14.2.7.2　药典收载的各种硬膏剂属性情况

2020年版《中国药典》一部收载了9种外用硬膏剂剂型，分别是阿魏化痞膏、麝香镇痛膏、拔毒膏、暖脐膏、关节止痛膏、狗皮膏、万灵五香膏、伤湿止痛膏及麝香跌打风湿膏。除了传统的黑膏药剂型外，最后2种是从国外传进来的。黑膏药虽被2020年版《中国药典》一部收载，但黑膏药还存在诸多不足之处。这些不足之处很大程度上限制了用黑膏药剂型开发中药外用新药制剂。橡胶膏剂也存在着载药量小，对皮肤有致敏性的不足。虽然国外研究的贴剂和巴布膏剂很有特色，但是对于开发中药复方外用膏剂来说。它们也存在着相对不足之处。

14.3　黑膏药制备工艺改进中存在的问题

针对黑膏药制备工艺中出现的药料提取不完全、污染环境、"火毒"问题、老嫩不易控制、铅离子中毒、生产效率低、质量控制不严格等问题，研究者们改进了药料提取工艺、创新了膏药基质、优化了去"火毒"工艺、设计了自动化生产设备、细化了质量控制指标，从而在多个方面对黑膏药的制备工艺进行了有效的改良和提升，但部分改进工艺仍存在一定的问题。

14.3.1　生药粉有效成分的溶出问题

将药材直接打粉入药，这样虽可使药材有效成分不被高温油炸破坏或流失，但大部分药物的有效成分仍存在于木质纤维细胞中，无疑会阻隔有效成分的释放，从而降低了药物的吸收和疗效。

14.3.2　新型医用载体载药性及相容性问题

《理瀹骈文》中所述黑膏药"一是拔、二是截，凡病所结聚之处，拔之则病自出，而无深入内陷之患；病所经之处，截之则邪自断，无妄行传变之虞"，可见"拔"是膏药最主要的功能，而新型医用载体胶膏基质虽规避了黑膏药基质含铅离子、有"火毒"等缺陷，但对膏药药料的载药性及相容性是否良好，以及以此为基质制备的膏药成品对临床疾病的治疗效果如何等有待于进一步考证。

14.3.3　黑膏药机械制备的药效学验证

膏药自动化生产设备虽然解放了劳动力，但机械制备的膏药与手工制备的膏药在产品性状、临床疗效方面需进行比较研究，以便为自动化生产工艺的推广提供数据支撑。

14.3.4　质量检查项目

目前，黑膏药的质量检查项目大多停留在个别产品的试验研究阶段，并未全面、具体地应用到实际的产品检验工作当中，亦未获得业内的普遍采纳及官方的标准认可，故还需进一步的广泛验证。

14.4　黑膏药制备工艺的发展展望

近些年制药工作者们对黑膏药进行了多方面的改进和尝试，例如研制无铅无丹膏，及新特膏药，新特膏药改变药料"油炸熬枯"的做法，实现药料的分类处理，提高了膏药中药物的有效成分的含量，并运用透皮吸收剂，加强药物渗透，无铅无丹膏无须高温处理，避免烟熏异味，减少对环境的污染，同时使用方便。

14.4.1　药料的提取

药料的提取是黑膏药改进的主要方向，无非就是针对植物油高温提取时的某些成分破坏、挥发及分解问题，为了克服这个缺点，众多文献介绍了很多改进的提取方法，例如"粗料药"水提成膏，与膏坨混合，最后混入挥发性药物与细料药。经过文献临床验证，疗效尚好。这在前面作了大量篇幅介绍，不再详述。

14.4.2　铅的吸收

　　黑膏药属于含铅制剂，里面含有油丹反应生成的脂肪酸铅盐和部分未完全反应的四氧化三铅。铅吸收一直是人们较为担心的问题。文献报道有人采用尿中铅含量和尿中粪卟啉作为判断铅吸收和铅中毒的指标，结果表明用药两周以后开始出现尿铅的变化，但一般不会引起铅中毒。另一篇文献所做的临床试验中，给药3周后血铅、尿铅水平也有一定程度增高，但未达铅中毒标准。针对铅吸收问题，也有采用无铅基质制备膏药的报道，如采用氧化锌替代黄丹下丹。

14.4.3　黑膏药的发展与展望

　　近年来，随着新技术、新辅料的应用，经皮给药系统（TDDS）日益成为国内外药剂学的研究热点，因具有用药方便、患者顺应性好、能避免肝脏首过效应、血药浓度波动小、能降低毒副反应等优点，成为继口服、注射之后的第三大给药系统。作为中国传统的透皮吸收制剂，应加强黑膏药制备工艺的现代科学研究、采用量化指标控制其质量，使这一古老剂型重新焕发新的光彩。特别是新型医用高分子材料在药物制剂领域的广泛应用，用现代研究手段对黑膏药进行改革势在必行。在借鉴现代膜剂、橡皮膏剂、巴布膏剂等透皮吸收技术对基质、提取工艺改进的同时，应结合现代药物分析技术和临床药效评价学等研究手段对黑膏药的改良工艺进行科学的验证、分析和评价。只有将传统医药工艺与高科技手段相结合，不断挖掘、开发、创新，才能为中国传统剂型注入新的活力，最大限度地发挥其应有疗效。

　　高度重视黑膏药制备工艺的现代化发展与研究，提高其生产质量标准，促使生产标准化、质量控制客观规范化，是现阶段医药工作人员重点思考的课题。第一是在坚持中医药理论的基础上，积极改进传统膏体基质成分，创新出更多无铅基质膏药，或进一步开发天然无害的产品，如采用松香和山羊油脂等作为膏药基质，使得膏药既能够保留黑膏药的特点，又能够避免毒性。第二是制备工艺的进一步改进，可以运用现代化手段对黑膏药的制备工艺进行改革，例如可借鉴或结合应用现代膜剂、脂质体技术及微囊技术等。第三是注重膏药生产质量的控制，从多方面对膏药进行质量评价，如药效成分含量，膏药基质的黏度、硬度、延展性能，"火毒"物质含量，以及进行软化点监测、黏附力考察、皮肤安全性评价等。在黑膏药的生产制备过程中，应严格执行质量监测，从生产源头进行调整改进，从而确保膏药的质量，以此来确保这个历史悠久的剂型能够继续发展，广泛运用于临床，造福百姓。

15

质量检测与控制

15.1 质量检测与控制的传统方法

15.1.1 黑膏药的药典质量控制标准

1953 年版药典是我国第一个版本药典，无中药，未收载膏药；1963 年版药典中，内服膏和外贴膏、外敷膏合并在一起统称为膏；其中外贴膏为一种摊涂于布、纸或者兽皮上的黏性外用制剂，即指的目前所说的膏药，此版药典的制剂通则只是有制法和贮藏的相关描述；1977 年版药典开始，膏药作为一个独立的剂型被收载于药典中，此版药典共收载了阳和解凝膏、阿魏化痞膏、狗皮膏、追风膏、暖脐膏五种膏药；1985 年版药典对膏药的原材料的前处理、加工顺序、膏体外观有相关描述，并增加了重量差异项目的检查；1990 年版、1995 年版、2000 年版三版药典中膏药的质量标准与 1985 年版相比，无太大改动；2005 年版对膏药进行了分类，分为黑膏药和白膏药，并增加了膏药软化点的测试项目；《中国药典》2010 年版与上版相比无变化；2015 年版《中国药典》收录的黑膏药有拔毒膏和狗皮膏等，其检查项目包括性状和检查项（软化点），拔毒膏另有鉴别项（气相色谱法）；2020 年版《中国药典》与 2015 年版相比，基本一样。

现行版药典规定了膏药的重量差异限度，增加了软化点测定项目，但却无具体定量，且对含膏量、含药量、耐热性、粘贴性、微生物限度、贴用面积及铅离子含量等缺乏定量的客观指标。对黑膏药的贴用时间也未作定量规定，对各个品种膏药都均未有有效成分的定量指标。这与制剂现代化的要求相差甚远。有学者已采用薄层色谱（TLC）法、高效液相色谱（HPLC）法、气相色谱（GC）法对黑膏药进行质量控制。

15.1.2 黑膏药的传统质量要求

（1）外观要求　膏药应乌黑光亮、油润细腻、老嫩适度、摊涂均匀，无红斑、无飞边缺口。

（2）无刺激性　对皮肤无刺激性。

（3）黏度要求　膏药加温后能粘贴于皮肤上，且不脱落也不移动。多凭经验掌握，若用软化点测定仪测定时，软化点应为 46～55℃。

（4）贮藏期　在常温下保存，两年内不变质，不失去黏性。

（5）重量差异　取供试品 5 张，分别称定总重量，剪取单位面积（cm²）的裱背称定，折算出裱背重量。膏药总重量减去裱背重量，与标示重量相比较，不得超出规定（表 15-1）。

表 15-1　黑膏药重量差异限度要求

标示重量	重量差异限度
3g 或 3g 以下	10%
3g 以上至 12g	7%
12g 以上至 30g	6%
30g 以上	5%

15.1.3　黑膏药软化点的测定

直到 1962 年才出现用软化点测定法检查膏药"老嫩"规格的报道，从而使膏药质量检查进入用仪器以客观物理指标作依据的新阶段。现代研究一般认为合格的黑膏药软化点在 46～55℃范围之内。

15.1.3.1　影响膏药软化点测定的因素

影响膏药软化点测定的因素有防粘剂、熔化时间、冷却时间、恒温温度及升温速度。经测算，用软化点测定法检查膏药老嫩规格，可把若干因素确定在以下范围内：

（1）防粘剂　用凡士林与黄蜡的混合物熔化后在玻璃板上涂一薄层。

（2）熔化时间　取约 6.5～7.0g 样品，放入 10mL 小烧杯内，浸入（115±2）℃油浴中加热 10～15min，搅至全熔。

（3）冷却时间　样品熔化完全，室温放置 10min，转放自来水中约 10 分钟，即可冷透。

（4）恒温温度　可随室温而定。

（5）升温速度　以 3℃/min 较方便。

15.1.3.2　软化点测定使用的仪器

早期主要采用环球式沥青软化点测定仪（如 SYD4202 型沥青软化点测定仪）进行测定。现在主要采用滴点·软化点测定仪，具体型号为 VQD-I 型滴点·软化点测定仪及 WQD-I 型滴点·软化点测定仪两种型号。

（1）沥青软化点测定仪的测定方法（以 SYD4202 型沥青软化点测定仪为例）

① 仪器组成：该仪器组成包括远红外线加热器、烧杯、金属架、金属环、金属球、温度计等。

② 测定方法：见"4.3.1.1 沥青软化点测定仪的测定方法"下内容。

（2）滴点·软化点测定仪的使用特点　见"4.3.1.2 滴点·软化点测定仪的使用特点"下内容。

15.1.4　现有文献报道的黑膏药质量控制标准

有人对黑膏药的软化点、黏度和针入度进行测定并对其软硬度进行相关性研究，以评价软化点等指标的指导作用。结果显示黑膏药的软化点、黏度与软硬度呈正相关，针入度与软硬度呈负相关。在此基础上建立了黑膏药中间体的质量控制标准，即采用软化点、针入度、黏度作为膏药的质量控制指标。有人通过比较膏药半成品、成品软化点数据，研究说明膏药半成品、成品软化点的标准，从而为稳定膏药质量提供依据。有生产单位针对黑膏药上述工艺控制条件熬制黑膏药基质，对其进行软化点、黏度、针入度与传统经验鉴别相结合的系列摸索与研究，取其 10 个连续生产的狗皮膏样品，以同仁堂市售狗皮膏样品为标准品，样品编号为 0 号，市场反馈嫩的退货狗皮膏为 11、12 号，按上述 4 项测定指标，通过测定结果表明，软硬档次与软化点有明显的正相关，与针入度有明显的负相关，这与之前的文献研究结论相一致；与黏度有明显的正相关，且老、嫩相关结果显著，即采用黑膏药的软化点、针入度、黏度作为膏药的质量控制指标，可以提供膏药软硬度的客观指标，同时为稳定膏药熬制工艺控制条件提供依据。在此基础上，建立了黑膏药中间体的质量控制标准。做到了从传统的用手感经验判断向用仪器进行量化控制转变，实现了质的飞跃。

15.1.5　黑膏药质量控制标准的发展方向

对黑膏药的质量控制，除了药典规定的检测项目外，还应从含膏量、含药量、贴用面积、铅离子含量、贴用时间等方面入手。应该全面地控制黑膏药的内在质量，保证患者的用药安全。

15.2　近些年更新的检测技术

15.2.1　黑膏药透皮吸收测定方法的更新

15.2.1.1　采用放射性同位素示踪法

该方法可作为透皮吸收的质控标准，是一种有效而可行的方法。其方法为选用复方黑膏药中一个已知化学结构的有效成分作标志物,采用放射性同位素示踪法,研究药物在体内的吸收、分布代谢和排泄,例如"如意金黄散"黑膏药中虽然只有黄柏含小檗碱,且非君药,但由于小檗碱药理作用强,具有明显的抗菌和抗炎作用,是外科治疗疮疡肿毒的最常见有效成分之一,且其结构稳定,各方面研究都较成熟,因此选用小檗碱作标志物,实验结果不仅准确,而且灵敏度高、简便、易行。

将放射性同位素示踪技术引入中药制剂药代动力学研究,是一种可行的方法,它不仅可以揭示中药有效成分的体内过程和治疗机理,而且在指导中药制剂剂型筛选、工艺改进、质量控制和合理用药等方面均有现实意义。

15.2.1.2 测定膏药中有效成分残留量

黑膏药透皮吸收作用,与皮肤种类和黑膏药贴用时间、基质、有效成分含量及性质等有关。黑膏药使用一段时间后,以测定膏药中有效成分残留量来确定药物透皮吸收速率,是一种不太精确的可行方法。例如,有文献报道某黑膏药的残留量为82.0%,经计算大鼠透皮速率为 $75ng/(cm^2 \cdot h)$,而用体内体外相关性计算,大鼠透皮速率应为 $69ng/(cm^2 \cdot h)$,相差约 10%。由此可知,通过测定残留量来估计药物透皮吸收速率是可行的。

15.2.2 黑膏药有效成分含量测定方法的更新

文献分别报道了应用显微鉴别法、薄层色谱(TLC)法、高效液相色谱(HPLC)法及气相色谱(GC)法等分别用于黑膏药有效成分的定性及定量测定。例如收载于 2015 年版《中国药典》的拔毒膏、狗皮膏,原质量标准中缺乏含量测定项。文献采用显微鉴别法、薄层色谱法和化学反应对拔毒膏进行鉴别,容量法测定氯化汞含量,对制剂中的白降丹进行控制。也有人建立了 HPLC 法测定狗皮膏丁香酚和桂皮醛含量的方法,可用于狗皮膏中丁香酚和桂皮醛的含量测定。还有人采用气相色谱法,测定了特制狗皮膏中薄荷脑、冰片、水杨酸甲酯的含量,并用薄层色谱法对狗皮膏中当归进行定性鉴别,为更有效控制狗皮膏的质量提供了参考。这些都是以后黑膏药质控探索发展的方向。

15.2.3 络合滴定法测定铅含量

文献报道了有人将黑膏药经两种不同方法处理后,以络合滴定法测定铅含量,利用两法测定同一样品的铅含量差异是否显著来判断黑膏药质量,较经验鉴别更为准确精密。应用本方法可以测定成品或半成品黑膏药的铅含量,可以作为考察黑膏药黄丹用量的质量控制方法之一。其具体检测方法参见"15.3.2 黑膏药中铅含量的测定"内容。

15.3 全面质量控制

黑膏药的质量控制一直是这些年在探索改进的内容之一，下面将这方面的较成熟的检测案例信息介绍如下。

15.3.1 黑膏药的软化点、针入度及黏度测定

具体操作参见"15.1.2 黑膏药的传统质量要求"内容介绍。这里只是作一些补充介绍。

15.3.1.1 半软化点、软化点测定

传统黑膏药的黏性要求为"热则软，凉则硬，贴之即黏，拔之即起"，即要求皂化时膏药的老嫩要适中。软化点是检测膏药黏性的一个重要指标。现代研究一般认为合格的黑膏药软化点在 46～55℃范围之内。文献报道为了进一步稳定膏药质量，增加了膏药半成品软化点的测定，取皂化工序后样品作为半成品，通过比较膏药半成品、成品软化点数据，制定了半成品软化点的标准值为 38～48℃，成品为48～56℃。有人采用 SYD4202 型沥青软化点测定仪对独角膏进行软化点测定时，发现升温速度和膏药注入金属环后放置时间对软化点有影响，根据实验以每分钟升温 2℃，放置 16～24 小时为宜，将软化点定为（54±0.5）℃作为检验指标。

以洛阳正骨医院自制的活血接骨止痛膏来分析黑膏药基质软化点和生产工艺参数的相关性，建立以软化点来确定黑膏药生产工艺参数的模式，通过测定黑膏药基质不同炼油时间、下丹量和出锅顺序条件下的基质软化点，结果表明黑膏药软化点与炼油时间、下丹量及基质出锅顺序有关。从而提示黑膏药生产中可根据基质软化点来确定生产工艺参数，软化点是控制黑膏药软硬程度和质量的一个非常重要的因素。根据其实验数据，得出该院的黑膏药生产中夏季炼油时间控制在 6～6.5 小时、下丹量控制在每 100kg 油下 40～42kg；冬季炼油时间控制在 5～5.5 小时、下丹量控制在每 100kg 油下 34～36kg；春秋季炼油时间控制在 5.5～6 小时、下丹量控制在每 100kg 油下 37～40kg；基质去"火毒"的顺序，中间锅的最合适。先出锅的会略软，后出锅的会略硬，因此，先出锅和后出锅的应按 50%配比使用，才可保证成品软硬程度与中间锅相近。

因此，在黑膏药的生产中，可根据处方、季节和黏着力要求，以软化点为黑膏药的检验指标，科学地确定黑膏药的炼油时间、下丹量和不同去"火毒"顺序基质的合理配比，有效保证黑膏药的质量稳定性。

下面以骨刺止痛膏为对象，拟定相关项目进行质检。该膏药是根据福建省名老中医林如高先生治疗骨刺的经验方开发研制的传统膏药。

(1) 仪器与药品　普通光学显微镜；SYP4202 型沥青软化点测定仪；药材，所用试剂均为分析纯。

(2) 方法与结果　处方中所含药材在制备时分为两部分，一部分为粗料药，由当归、独活、川乌等组成，另一部分为细料药，由沉香、穿山甲、花椒、白芥子、磁石等组成。由于细料药均为主要药物，药量也较小，故必须对其进行检查。因为膏药基质易溶于氯仿，故先用氯仿把膏药基质洗去，剩余的残渣即为兑入的细料药药粉，再进行定性鉴别。

① 沉香、花椒及穿山甲鉴别：取本品 12g，置索氏提取器中，加氯仿适量，回流提取至氯仿液无色，取出残渣，置显微镜下观察。沉香韧形纤维常单个散离，无色或淡黄色，边缘平整或微波状，末端细尖，长短不一，长 380～1270μm，直径 20～35μm，壁厚 3～6μm；纤维管胞成束，呈长梭形，末端狭细，直径 23～29μm，壁稍厚，木化，径向壁有具缘纹孔口相交成十字形或人字形。花椒种皮表皮细胞红棕色，表面观呈多角形，垂周壁薄或略呈链珠状增厚；果皮表皮细胞胞腔内含类圆形橙皮苷结晶；内果皮细胞呈短纤维状，作镶嵌排列，直径 13～24μm，壁厚 3～7μm。穿山甲无色或淡黄色无定形碎块，多有大小不等的圆孔。

② 白芥子的薄层定性鉴别：取本品 36g，置索氏提取器中，加氯仿适量，加热回流至氯仿液无色，取出残渣，晾干后加甲醇 20mL，加热回流 2 小时，滤过，滤液浓缩至约 2mL，作为供试品溶液。另取没有兑入白芥子粉末的本品同上操作，作为阴性对照溶液。再取白芥子对照药材粉末 0.5g，同上操作，作为阳性对照溶液，照薄层色谱法试验。吸取上述三种溶液各 5μL，分别点于同一硅胶 G 薄层板上，以乙酸乙酯：丙酮：甲酸：水(5：3：1：0.5)为展开剂，展开，取出，晾干，置紫外灯(365mm)下检视，供试品溶液在与阳性对照溶液相应的位置上，应显相同颜色(天蓝色)的荧光斑点，阴性对照溶液在该位置无荧光斑点。

③ 磁石的定性鉴别：取本品 2g，置坩埚中，在电炉上加热至无烟后，于 500℃炽灼 1 小时，放冷，加盐酸 5mL 溶解残渣，滤过，取滤液 10 滴，加水 20mL 稀释，取稀释液 2 滴于白色点滴板上，加亚铁氰化钾试液 2 滴，即显淡蓝色。

④ 软化点测定：取本品 24g，在水浴中熔化，倾入环球式沥青软化点测定仪的环内（注意熔化膏药的温度与环的温度不能相差过大），室温放冷，用热药刀切平，放在测定仪器架上，浸入烧杯水中，20℃放置 15 分钟，使膏药温度与水的温度相近，然后，按照每分钟上升 2℃的速度加热，读取球落至底板时的温度即为本品的软化点（二环落球温度之差在 0.5℃以内），本品软化点应在 55～60℃范围内。

⑤ 其他检查：应符合《中国药典》2020 年版膏药项下有关的各项规定。

15.3.1.2　针入度测定

操作比较简单，按仪器操作即可。

15.3.1.3 黏度测点

黑膏药膏质黏稠且色泽深重，使用时易粘连皮肤、污染衣服，因此有必要对膏质的黏附性能作以评价。黏附力反映了贴膏剂贴敷的持黏力及剥离强度，2020 年版《中国药典》对贴膏剂的黏附力作了检查规定，建议橡胶膏剂的黏着力应在 3000～6000mN，凝胶膏剂的黏着力应在 1000～2000mN。黑膏药的黏附力虽未作规定，根据贴敷原理可对上述规定予以借鉴。文献报道小儿咳喘贴黑膏药的持黏力大于 48 小时，位移距离小于 0.2cm，剥离强度力值小于 1N。锥入度用以控制软膏剂、眼膏剂及其常用基质材料（如凡士林、羊毛脂、蜂蜡）等半固体物质的软硬度和黏稠度等性质，避免影响药物的涂布延展性。为此有人测得小儿咳喘贴黑膏药的锥入度在 45～47 之间（即锥入度测定仪圆锥体在标准条件下刺入深度为 4.5～4.7mm）。

15.3.2 黑膏药中铅含量的测定

15.3.2.1 原料黄丹铅含量测定

黑膏药中的铅以无机铅及有机铅盐两种形式存在。无机铅即黑膏药的基质黄丹 Pb_3O_4，黄丹的含量会直接影响黑膏药的质量。文献报道利用 Pb_3O_4 的氧化性，采用硫代硫酸钠标准溶液滴定来测定其纯度。

下面介绍用化学滴定法来测定黄丹中 Pb_3O_4 的含量。操作规程如下。

① 试剂。乙酸与饱和乙酸钠的混合溶液：取 5mL 分析纯冰乙酸加入 95mL 的饱和乙醇钠溶液中。0.1mol/L 的硫代硫酸钠水溶液（标准液）。分析纯碘化钾。淀粉指示剂：新鲜配制的 0.5% 水溶液。

② 测定方法。称取试样 1g（准确至 0.0002g）置于 500mL 的磨口锥形瓶中，加数十粒玻璃球，用少许蒸馏水湿润，然后加入 60mL 乙酸与乙酸钠混合溶液，充分振摇后，再加入 1.5g 碘化钾盖好瓶塞，摇动至全溶，当溶液呈深棕色透明后，用蒸馏水冲洗瓶塞后壁，立刻快速滴定（每秒约滴 1mL）至淡黄色，加淀粉指示剂约 2mL，再缓慢滴定至颜色消失。

Pb_3O_4 的含量 X 按下式计算：

$$Pb_3O_4 \longleftrightarrow I_2 \longleftrightarrow 2Na_2S_2O_3$$

$$X = (MV \times 10^{-3} \times 342.8)/G \times 100\%$$

式中 M——硫代硫酸钠标准液的摩尔浓度；

V——硫代硫酸钠溶液的体积，mL；

G——称取的样品质量，g；

342.8——反应中 $1/2Pb_3O_4$ 式量值。

此反应宜在 20℃ 左右进行，测定允许误差为 0.2%。

③ 总结。黄丹作为黑膏药的基质原料，要求 Pb_3O_4 含量在 95％ 以上，使用不合格的黄丹会使黑膏药质量的不合格，造成浪费。上面所介绍的滴定方法主要是根据 Pb_3O_4 的氧化性，运用分析化学中的氧化还原反应滴定法来测定其浓度的。

15.3.2.2 黑膏药成品中铅含量测定

有机铅盐即黑膏药在炼制过程中黄丹与植物油在高温下发生聚合反应生成的铅皂，铅皂临床应用时易从皮损处吸收进人体蓄积造成铅中毒。前述有文献报道将黑膏药通过络合滴定法测定铅含量，再利用两法测定同一样品的铅含量来半定量黑膏药的质量，较经验鉴别有所进步。

文献报道有人采用炽灼法和溶解法两种方法对狗皮膏进行前处理，以二甲酚橙为指示剂，采用 EDTA 络合滴定法测定铅含量，需要说明的是炽灼法处理后测得的铅含量除了包含脂肪酸铅盐及未与植物油化合完全的黄丹中的铅含量，溶解法处理后所测得铅含量仅是脂肪酸铅盐的铅含量。同时建立了微波消解-石墨炉原子吸收光谱（GFAAS）法测定狗皮膏中铅的体外透皮吸收，考察不同接收液和温度对铅单位面积累积渗透量的影响，并建立了 GM（1，1）模型对体外透皮吸收数据进行拟合预测，探索狗皮膏中铅的透皮吸收规律。

15.3.3 黑膏药质量标准中有效成分分析

膏药多为数十味中药组成，在制剂过程中大部分药味经高温油炸，其成分多被破坏，难以分析。某些贵重或易挥发的药味则以原药材粉末方式加入，对这部分药品的成分进行定性定量分析意义较大。膏药基质量大，黏性大，吸附性强，难溶于水、乙醇等极性较大的溶剂，在低极性有机溶剂如乙醚、石油醚中的溶解度较大，因此膏药中有效成分分析难度较大。

15.3.3.1 挥发性成分的分析

挥发性成分易溶于乙醚、乙醇等有机溶剂，而膏药基质溶于乙醚等低极性溶剂，难溶于乙醇等极性较大的溶剂，因此可用乙醇、甲醇等作溶剂进行提取。但多数情况下，此法所得提取液含杂质较多，不利于进一步的分析测定，可利用被测成分易挥发的特点，采用水蒸气蒸馏法进行提取。如分析东方活血膏、糖尿病贴膏中的冰片：取膏药一定量，置回流瓶中，加适量水，连接挥发油提取器，自提取器上端加水约 10mL 和醋酸乙酯 2mL，回流提取 2～3 小时，分取醋酸乙酯层作为供试品溶液，进一步进行薄层分析，所得薄层色谱非常清晰，鉴别效果很好。冰片等挥发性成分随水蒸气一起蒸发，再冷凝落入醋酸乙酯接收层，此法所得供试品溶液含杂质少，提取完全。定性鉴别冰片等成分也可采用升华法，操作如下：取膏药适量，加乙醚使溶解，拌上适量硅藻土，挥尽乙醚，研细，再置蒸发皿中于水浴上升华，然后于升华物上滴加香草醛-浓硫酸试液进行理化鉴别。

用气相色谱法测定镇江膏药中冰片和薄荷脑，色谱固定液为15%PEG，两者回收率分别为98.80%和101.30%，样品直接溶于石油醚中，经过滤后进行分析，对13个批号样品的测定结果说明该方法适于镇江膏药中冰片和薄荷脑的质量控制。

15.3.3.2　易溶于水的成分分析

有些中药有效成分如皂苷、黄酮苷、有机酸等，易溶于水，因此可用氯化钠溶液作溶剂回流提取。如含三七的膏药杏林春救心膏，分析其中的三七皂苷。取膏药适量，用10%氯化钠溶液回流提取，提取液用正丁醇萃取常法处理后，可进行薄层定性、定量分析。

15.3.3.3　一些常见成分的分析

一些常见加入膏药的中药有效成分，如胆酸（人工牛黄）、血竭素（血竭）等不具挥发性，但易溶于甲醇、乙醇中，而膏药基质难溶于甲醇、乙醇，因此可用甲醇或乙醇作溶剂进行回流提取或浸渍提取。如以胆酸为对照品鉴别杏林春救心膏中的牛黄。取膏药加适量硅藻土作分散剂，加乙醇适量，回流提取，提取液浓缩作为供试品溶液，再进行薄层分析。再如分析东方活血膏中的血竭，取膏药加适量乙醚研磨溶解再拌上适量氧化铝或硅胶作为分散剂及吸附剂，挥尽乙醚，再研细，加乙醇或乙醇-氯仿混合液浸渍，浸渍液浓缩作为供试品溶液，然后再进行薄层鉴别，所得薄层色谱比较清晰。

15.3.3.4　矿物药成分的分析

分析膏药中的矿物药成分，可取膏药高温处理成灰分，再分析其中的元素。如分析东方活血膏中的自然铜，取膏药高温处理，取其灰分加稀盐酸溶解滤过，滤液可进行铁离子的鉴别。

15.3.3.5　黑膏药中麝香成分的检测

在黑膏药中麝香常和其他香料药一起掺和于基质中，已无法用感官分辨其特有的香味，也无法进行显微鉴别。可用薄层色谱法，以正品麝香及麝香酮对照品和膏药中提取的麝香酮进行对照，完成膏药中麝香的定性鉴别方法，现将实验方法、结果介绍如下。

（1）实验用材料

① 麝香伤膏药：将麝香、冰片、肉桂、乳香、没药、血竭等药物，研磨成细

粉，掺入烊化的黑膏药基质中，即为麝香伤膏药。

②1号样品：将黑膏药基质加热熔化后涂于布上，面积、厚度同2号样品，稍冷后掺入麝香200mg，适当混合。

③2号样品：自制麝香伤膏药。

④3号样品：正品麝香10mg。

⑤4号样品：麝香酮标准品3μL（购自中国食品药品检定研究院）。

⑥展开剂：苯（CP级）。

⑦显色剂：5％香草醛-浓硫酸试剂。

(2)实验用器材　自制10cm×20cm硅胶G薄层板，厚度300nm。12cm×12cm×20cm带磨口盖标本缸。10μL微量点样器。

(3) 实验方法

①膏药中麝香酮的提取：取1号及2号样品膏药肉（中心部分）各10g，分别置索氏提取器中，以100mL无水乙醚，70℃恒温水浴，回流提取1小时，低温挥去乙醚，加1mL甲醇后密塞，作点样用。

②对照品制备：将3号样品麝香10mg，置称量瓶中，加甲醇2mL，加盖70℃温浸1小时，取上清液，挥发至1mL，加盖密塞，作点样用。4号样品麝香酮标准品3μL，加甲醇1mL，加盖密塞，作点样用。

③点样、展开、显色：将上述1~4号样品和对照品甲醇液分别点样于硅胶G薄层板上，点样量分别为10μL，点样后挥尽甲醇，置标本缸中，用苯以上行法展开，行至12.5cm处取出，挥尽苯，喷5％香草醛-浓硫酸，置烘箱中105℃烘30min，结果见图15-1。在R_f0.65处，1、3、4号样品均能见到蓝色斑点，而2号样品无斑点（见色谱图Ⅰ，经与配制人核对确未加入麝香）。继续用加有麝香的麝香伤膏药核对（5号样品），方法同上却能显出蓝色斑点（见色谱图Ⅱ）。

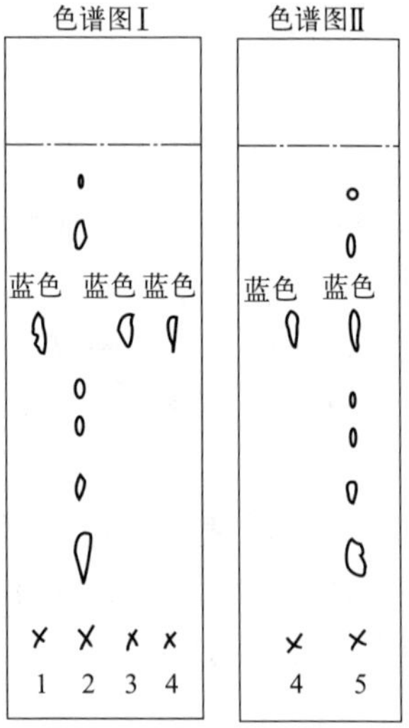

1—黑膏药基质中加麝香；
2—麝香伤膏药中未加麝香；
3—正品麝香；
4—麝香酮标准品；
5—麝香伤膏药加中有麝香
（2、5展开后的其他色点系其他药物的色点）

图15-1　点样结果

(4) 总结

①用薄层色谱法作麝香的定性鉴别，在其他中成药的检查中有报道，但用于黑膏药为基层的麝香定性实验，还未报道过。

②此法微量快速，在无麝香酮标准品的情况下，用正品麝香作对照，亦能得出同样的结果，重现性好。对基层自制麝香伤膏药，在无其他较好的方法进行鉴别的情况下，可及时鉴别真伪。

15.3.3.6 有机溶剂甲苯的残留检测

在药品硬膏剂的生产过程中，常用甲苯作溶剂，再在后工序中通过加热蒸发将甲苯去除。而甲苯是有毒化合物，在医药卫生行业需要严格控制。建立一套完善、可行的甲苯残留检测方法，对生产过程工艺的完善、产品质量的控制都有实际意义。

对有机溶剂残留的检测现有静态顶空分析法，但灵敏度低，定量操作难度大。现介绍一种"吹扫-捕集进样法与气相色谱-质谱"联用的方法，采用选择离子监测方式，具有自动化程度高、快捷、简便、干扰少、回收率好等优点，但国内至今未见有关报道。本法适用于医药卫生、食品包装等行业甲苯残留的测定。现介绍如下。

（1）实验部分

① 吹扫-捕集进样法的原理。吹扫-捕集进样法是将氦气或氮气吹入样品中（其中样品可根据需要加热至一定的温度），将样品中挥发性有机组分驱出，由捕集管富集，富集完毕后通过加热解吸，将这些化合物导入 GC-MS 分析的方法，见图 15-2。

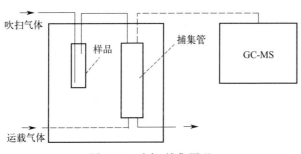

图 15-2 吹扫-捕集原理

② 仪器和试剂

a. 仪器：Tekmar3000 吹扫-捕集进样器（美国 Tekmar 公司）、QP-5000 气相色谱-质谱仪（日本岛津公司）。

b. 试剂：甲苯（分析纯，上海化学试剂厂）、硬膏剂（风湿止痛膏，广东同德药业有限公司）。

③ 实验方法

a. 吹扫-捕集条件。样品预热时间 3 分钟，预热温度 80℃，吹扫时间 15 分钟，解吸温度 180℃，富集柱烘烤温度 210℃，烘烤时间 10 分钟，传输线温度 100℃。

b. 气相色谱条件。进样器温度 150℃；分流比 1∶10；柱温 70℃，恒温 3 分钟后以 15℃/min 升温到 150℃，恒温 5 分钟；线速度 24.3cm/s。

c. 质谱条件。EI 电离，SIM 方式定量，m/z91 检测离子峰，数据采集时间 3.2～5.1 分钟，检测器电压 1.4kV，离子源温度 230℃。

d. 标准液配制。吸取 $100\mu L$ 甲苯于 $100\mu L$ 容量瓶中用丙酮稀释至刻度，摇匀备用。

（2）结果和讨论

① 制作标准曲线。分别配制 $87\mu g/L$、$0.87mg/L$、$8.7mg/L$、$87mg/L$、$870mg/L$ 5 种标准溶液。

在吹扫-捕集样品瓶内，加入一小块脱脂棉，按样品分析法操作，从分析结果中确认脱脂棉无污染后，分别按顺序加注以上标准液 $1\mu L$，按样品分析方法测试，求得回归方程为 $y=0.0493x-0.0839$，相关系数为 0.9996，检测下限为 1.0×10^{-12}（pg/g）。

② 重现性试验。用同一批号的产品在相同操作条件下，连续测定 5 次，结果见表 15-2，相对标准偏差 3.75%，重复性较好。

表 15-2　重现性试验结果（$w/10^{-6}$）

编号	1	2	3	4	5	$x\pm s$	RSD/%
结果	1.85	1.82	1.88	1.90	1.73	1.82±0.01	3.75

③ 回收率试验。在同一批号的样品内加入 3 个不同量的甲苯标准，结果见表 15-3。平均回收率为 95.7%。

表 15-3　回收率试验结果

项目	1	2	3
含量/ng	372	372	372
添加量/ng	8.7	17.4	87
测定值/ng	379.7	389.8	455.5
回收率/%	89	102	96
平均回收率/%		95.7	

④ 样品的测试。称取试样 0.2g，剪成 2mm×2mm 碎片，放入 Tekmar 样品瓶中，按色谱条件测试，3 个批次样品测定的结果见表 15-4。

表 15-4　批样品测定结果（$w/10^{-8}$）

批次	9707A	9707B	9707C
测定值	1.86	2.73	2.16

⑤ 讨论。图 15-3 是甲苯的质谱碎片图。由图可见 $m/z91$ 是甲苯的基峰，是特征离子峰，选用该离子作为检测离子，可得到较高的检测灵敏度。

由实验结果可见，用吹扫-捕集进样法与气相色谱-质谱联用，采用选择离子监测方法，整个实验操作简单、快捷、灵敏度高，与静态顶空法相比，吹扫-捕集进样法在加热样品的同时，通过惰性气体吹扫样品，由富集柱浓缩后经加热解吸直接进入气相色谱系统，因而具有更高的灵敏度和更低的检测下限。Tekmar 进样器配有多种规格样品瓶，适用于液、固等状态的样品。此外，还可多次更换样品吹扫，经富集后一次解吸进样，因而对于极微量的挥发组分分析，是一个很好的手段。

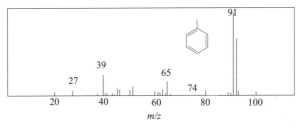

图 15-3 甲苯质谱图

在吹扫-捕集进样操作过程中，由于热脱附解吸的问题，容易出现记忆效应现象。根据分析样品的特性，选择适当的解吸温度和烘烤柱子温度可消除记忆效应。

15.3.4 药物透皮率及释放度测定

透皮率及释放度是评价透皮给药制剂生物利用度高低的重要方法。有文献报道测定了黑膏药咳喘膏的离体小鼠透皮率及释放度，以处方中主药麻黄和黄芩中的主要有效成分盐酸麻黄碱和黄芩苷为检测指标，结果显示黄芩苷和盐酸麻黄碱的离体透皮率为零，释放度也为零。原因是咳喘膏制备时直接将药材粉碎为细粉混合于事先熬炼好的膏药基质中，没有经过适当的溶剂提取以致有效成分仍然存在于药材细胞中，加上其基质为食用油经过高温加热后的油性基质和黄丹的混合物，药材被包裹后有效成分难以释放出来，导致溶解性能和释放性能都不理想。

中药硬膏剂体外释放装置，市场上还没有成熟的开发装置，下面介绍一款自制的类似装置。

15.3.4.1 试验装置

本装置由控速电路、控温电路和加热电路三部分组成，具体参见"4.3.2.1 试验装置"内容。

15.3.4.2 工作过程

其工作过程在反馈电压一定时，电动机的转速随负荷电压的大小而变化，当负荷电压一定时，主回路输出电压随之一定，此时电动机转速就与其匹配。所以可用调节电位器来达到调节电动机转速的目的。

15.3.4.3 试验条件

仪器：CS-9301PC 双波长薄层扫描仪（日本岛津公司）、LINOMAT5 型半自动点样仪（瑞士卡玛公司）。试剂均为分析纯。硅胶 G 板，青岛海洋化工厂生产。

麝香止痛贴膏：湖北津奉药业股份有限公司生产。

15.3.4.4 测定操作

取麝香止痛贴膏 1 片，置于上述装置的溶出缸中，用网卡固定，按附表的试验条件进行试验。分别取各组分溶液 10mL；加浓氨试液调节 pH 至 10，用氯仿萃取 2 次，每次 10mL，分取氯仿层蒸干，残渣用甲醇 1mL 使溶解，作为供试品液（1~16）。取川乌对照药材粉末 1g，加水 10mL，照以上方法操作，作为对照药材溶液。吸取供试品溶液（1~16）各 10mL，对照药材溶液（17）5mL，分别点于硅胶 G 板上，正丁醇-乙酸乙酯-95％乙醇（65：35：10）为展开剂展开，喷以稀碘化铋钾试液显色，进行薄层扫描，单波长锯齿扫描，吸收波长为 $\lambda_s = 550nm$。结果见表 15-5。

表 15-5   麝香止痛贴膏体外释放试验设计及结果

序号	麝香止痛贴膏量/片	溶剂	加溶剂量/mL	时间/h	搅拌器转速(±5)/(r/min)	溶剂温度/℃	乌头碱峰面积
1	1	水	100	6	70	25	97.659
2	1	水	100	6	70	37	134.133
3	1	水	100	12	70	25	167.116
4	1	水	100	12	70	37	320.013
5	1	水	100	18	70	25	183.899
6	1	水	100	18	70	37	298.719
7	1	水	100	24	70	25	235.367
8	1	水	100	24	70	37	230.600
9	1	水	100	30	70	25	224.144
10	1	水	100	30	70	37	269.272
11	1	水	100	36	70	25	221.021
12	1	水	100	36	70	37	174.459
13	1	水	100	42	70	25	180.682
14	1	水	100	42	70	37	85.134
15	1	水	100	48	70	25	132.958
16	1	水	100	48	70	37	78.585
17	对照药材						101.258

15.3.4.5 结论

通过试验，该装置能按试验要求，控制温度和控制搅拌速度，可用于进行中药硬膏剂的剂型研究过程中的一种控制质量的检测手段。以水为溶剂，选择室温（25℃）和接近皮肤表面温度（37℃）的两种温度条件，结合薄层扫描，可从峰面积直观地判断成分释放情况。麝香止痛贴膏中限量成分乌头碱的薄层扫描峰面积在 24 小时时累积达到 65％以上。

15.3.5　黑膏药的显微鉴别及 TLC 法、 HPLC 法及 GC 法检测

近年来有部分研究者为完善膏药的质量控制开展了相关研究，现介绍如下。

15.3.5.1　显微鉴别

小儿咳喘贴黑膏药由白芥子、檀香、麻黄三味药组成，有人取檀香为药材鉴别对象，采用显微镜鉴别，根据草酸钙结晶确定了膏药中主药檀香的存在。

15.3.5.2　薄层色谱法检测

为增加制剂的安全性，降低处方的用药量，在保持传统制备工艺的前提下，有必要对黑膏药中有毒药材、生品药材进行鉴别。有人采用薄层色谱法对骨病活血膏中血竭药材进行鉴别，以氯仿-甲醇（25∶1）为展开剂，将对照药材、标准对照品、供试品和阴性对照品经高效硅胶 GF254 薄层板展开，显示在与对照药材和标准对照品色谱相应的位置上，供试品色谱显相同的橙色斑点，在 254nm 紫外光下颜色相同，阴性对照在此位置无斑点。有人采用 TLC 法对醇提法、油炸法两种制法所得的追风活血膏中川乌、草乌、当归、没药等药材进行定性考察，证明药材提取方式的不同造成图谱差异显著。

也有人采用薄层色谱法对黑膏药咳喘膏中细辛所含的毒性成分马兜铃酸 A 进行限量检查，以甲苯-乙酸乙酯-水-甲酸(10∶3∶0.5∶0.1)的上层溶液为展开剂展开后置 365nm 紫外光灯下检视，测得马兜铃酸 A 的最小检测限为 $0.031\mu g$，计算得麻芩急支膏贴和细辛药材中马兜铃酸 A 的含量分别小于 $0.608\mu g/g$ 和 $1.02\mu g/g$。

同样采用薄层色谱法对祛风活络膏贴中的续断、葛根、大黄、皂角刺、樟脑、青风藤等药材进行薄层鉴别。用薄层鉴别对 2010 年版《中国药典》收载狗皮膏中的冰片进行鉴别，也取得较好的效果。

15.3.5.3　高效液相色谱法检测

以狗皮膏处方中的大毒之品生川乌为研究对象，采用高效液相色谱法建立了乌头碱、次乌头碱和新乌头碱等乌头类双酯型生物碱成分的测定方法，并比较分析了投料前的饮片、炼制后的药油及药渣中毒性成分的含量变化动态，表明这种方法的可行性。

黑膏药追风活血膏中君药马钱子活性成分士的宁和马钱子碱经油炸后采用薄层色谱的方法无法检测出，而代替以 HPLC 法则能较好进行检测，追风活血膏中士的宁和马钱子碱的 HPLC 含量测定的色谱条件为：KROMASIL C18 色谱柱（$4.6mm\times250mm, 5\mu m$），流动相为乙腈-0.01mol/L 的庚烷磺酸钠与 0.02mol/L 的

磷酸二氢钾等量混合溶液(用10％磷酸调节 pH 值2.8)(21∶79),柱温为30℃,检测波长260nm,流速1.0mL/min。

15.3.5.4　气相色谱法检测

2015年版《中国药典》收录的拔毒膏和狗皮膏开始采用气相色谱法。

15.3.6　皮肤安全性评价

在黑膏药的皮肤安全性评价方面已经有了初步研究,例如对风湿骨痛贴、筋伤贴、小儿咳喘贴、骨伤贴等黑膏药制剂的皮肤安全性进行了考察:以家兔为试验对象,通过完整皮肤急性刺激试验、破损皮肤急性刺激试验、多次皮肤刺激试验,对黑膏药敷贴部位皮肤有无红斑和水肿等情况进行皮肤刺激反应级数评分;同时以白色豚鼠为试验对象,通过致敏接触和激发接触,对皮肤过敏反应程度进行评分。结果均显示上述黑膏药对家兔皮肤无刺激性,对豚鼠皮肤无过敏性反应,提示这些制剂较安全可靠,这也是黑膏药质控的一个内容。

15.3.7　其他

2020年版《中国药典》对凝胶贴膏和橡胶贴膏等贴膏剂还作了"微生物限度""含膏量"及"含量均匀度"的规定,如橡胶贴膏每10cm^2 不得检出金黄色葡萄球菌和铜绿假单胞菌。黑膏药剂型不同于现代贴膏剂,但为保证产品安全性和质量均一性,可对上述检查要求予以借鉴,结合黑膏药自身特性制定检验标准。

16

黑膏药的使用

16.1 黑膏药的临床应用

16.1.1 历代黑膏药的临床应用

膏药的临床应用较广，宋代以前，主要用于治疗痈疽、疮疖等外科疾病。李时珍的《本草纲目》中记载膏药可用于风湿、腰腿疼痛，跌打损伤等疾病，清代《理瀹骈文》则认为膏药可治百病，对各种急、慢性疾病，内科、外科、妇科、儿科疾病均有很好的治疗效果。当今我们对现有质量标准的 76 个膏药品种的"功能主治"进行统计，临床治疗主要分布于祛风活络、活血止痛（59.21%），消肿拔毒（17.11%），温里散寒、行气止痛（6.58%），化痞消积（5.25%），止咳定喘（2.63%），温经散寒、补气养血（2.63%），醒脑散热、祛风止痛（2.63%），镇痛抗炎、消胀利水（1.32%），活血化瘀、益气养阴（1.32%）及生津止渴（1.32%）。

16.1.2 要选对膏药剂型

每种膏药都有其独特的药理作用，不可随意"通用"。例如，因受风寒引起的慢性腰痛和跌打损伤等，可用狗皮膏或追风膏；因热毒郁结引起的痈疽初起时，硬结不消、红肿疼痛、脓成不溃或久溃不愈者，可用拔毒膏；风湿痛、腰痛、肌肉痛、扭伤及挫伤可用橡皮膏；一旦出现心绞痛症状，可立即取一片救心膏贴于心前区，一般五六分钟后心绞痛即可缓解。

16.1.3 贴敷位置要正确

注意正确的贴敷部位，膏药的贴敷部位可分为经穴、患处和解剖部位三种，具体见"16.2.2.1 膏药贴敷的部位"内容。

16.1.4　膏药的药性要适合

膏药的疗效，一般认为热性膏药见效快，寒凉性膏药见效慢；攻邪快，补益慢。除"热者寒之，寒者热之"以外，热病也可以用热性膏药，以引邪外出；虚证也可以用攻邪性的膏药，以取其"邪去则正安"；也可以在同一膏药中寒热并用，消补兼行，以扶正祛邪。

16.1.5　膏药的贴敷时间要正确

根据病情在不同时间用药，肌肉或关节韧带扭伤、挫伤时，不可用伤湿止痛膏贴于受伤部位，一般在伤后 12～24 小时使用为宜。穴位安神膏治疗失眠症时，晚睡前结合穴位按摩将膏药贴于足心涌泉穴上。骨折患者在使用跌打伤痛贴前，须复位后才能使用。

16.1.6　膏药的使用疗程要足够

膏药使用也讲疗程，例如静脉炎贴治疗浅静脉炎的膏药时，每 24 小时更换一次，连用 20 天为一疗程；用穴位安神膏治疗失眠症时，每天换药一次，5 天为一疗程；用洋金花伤膏治疗急性闭合性软组织损伤时，是将膏药外贴于肿痛部位，视范围大小可贴 1～2 张，24 小时更换一次，6 天为一个疗程；将治疗乳腺增生的外敷膏药贴于乳房肿块部位，1 周更换一次，4 次为一疗程。

16.1.7　根据病情内外结合治疗

很多内科疾病，单纯靠外贴疗法，效果并不理想，必须采用内外结合进行治疗。例如采用内服中药，配合点穴，外敷膏药治疗乳腺增生病。

16.1.8　根据病情多种方法联合运用

很多骨伤疾病，须在外贴疗法的同时结合其他治疗联合进行，例如用手法加膏药敷贴治疗第三腰椎横突综合征时，先通过手法解除病变组肌肉痉挛，松解筋膜粘连，改善局部的血液循环，再将膏药贴于患处，使药物渗透皮肤吸收，达到活血化瘀、祛风散寒、益肝肾，对第三腰椎横突综合征的治疗起到了缩短疗程、提高疗效的作用。

16.1.9　根据病变范围增减膏药用量

根据病变范围增减膏药用量，一般要求将病变范围覆盖。根据病情决定换药的次数，例如运用传统膏药的透热效应和提脓拔毒的特性将自制膏药用以治疗慢性骨髓炎时，就是根据拔出分泌物的多少决定换药次数。

16.1.10　膏药的新使用

在软组织损伤方面使用膏药的方式为常用的外治法。在临床实践中可以打破传统膏药单纯外贴的应用方式，即采用加厚、加热使之兼具热疗的双重作用，这要视具体病情而定，从而获得较理想的疗效。

16.1.10.1　黑膏药加厚热熨法使用

对于软组织损伤治疗常采用黑膏药加厚热熨法，具有比单敷膏药更好的效果。其具体使用为将熬制备用的膏药加热软化，根据病灶范围大小取适量摊敷于桐油布上，在石板上进行降温并塑型至厚约 2~3cm。待温度降至 43~45℃ 时置患处加压固定，询问患者耐受情况以免烫伤。每次更换 2~3 张，时间需 40 分钟，每天 1 次，7 天为 1 疗程，治疗结束后嘱患者注意保暖。

（1）加厚膏药特点　传统膏药均较薄，一般 $100cm^2$ 涂 1.2~1.5g 薄层，每张所施面积局限（常选用特定穴位或阿是穴），而本法不拘于一点一片，可依病灶、痛区、痛点部位大小而调整。现在公认软组织损伤性疾病可多发于肌肉起点、肌腱与骨骼交结处、筋膜在骨突的附着处，而骨骼大小形态各异，肌肉肌腱丰厚不一，人体具有凹凸不平的各种生理外形，而且本病又好发于肩关节、膝关节、髋关节、腰骶尾部等体表外形不规则处。由于本膏药具有良好的黏稠性及可塑性。能使之与病变部位更充分紧密接触；另外由于增厚膏药本身的重力及在逐渐降温的过程中体积缩小，对肿胀、增厚、僵硬病灶产生一种柔和的机械压迫作用，能防止组织内的血液渗出，促进渗出液的吸收，同时还能减缓热膏的热量散失。

（2）热膏的作用

① 局部升温利于水肿消散：传统黑膏药加热是为了粘贴，热力持续时间短，而本膏药在治疗过程中可持续保持温热舒适感。温度在 43~45℃（人体能耐受的较高温度为 35~60℃）。热熨后局部温度可很快升高 8~12℃，皮肤多呈桃红色，这是由皮肤毛细血管扩张所致，热作用可深达皮下 0.2~1cm。所谓气血得热则行，从现代医学角度讲植物神经对体温的调节起着更直接的作用，它对温热的反应首先是血管扩张，循环加快，代谢增快，从而利于水肿的消散，同时使组胺、缓激肽、5-HT 等致痛致炎物迅速清除，酸中毒得以改善，吞噬细胞的吞噬功能加强，达到

抗炎作用。温热力对粘连的软组织有软化及松解作用。

② 热熨法对膏药的吸收作用：药物的透皮吸收有两条渗透途径，即表皮途径及通过皮肤附属器吸收。药物通过第一种途径吸收的主要阻力来自角质层。而热膏药外敷后可见局部大量出汗，使局部汗液存积，湿度增加，皮肤角质层膨胀变软，弹性增加，加快了分子运动和细胞内外的物质交换，有利于药物吸收。膏药对第二种途径亦有促进作用，因膏药对皮肤有密封作用，在皮肤上形成一种不透水、不透气的凝胶样脂溶性物质，与毛发的亲和力较强，膏药中的有效成分主要经毛孔和皮脂腺吸收。当药物经皮吸收达稳态时通过表皮吸收是主要途径。

16.1.10.2　膏药加用磁性物质

在贴敷膏药的同时，也可加用磁片，获得比单用膏药效果更好的病例，如抗氟痛膏药加磁片，即在抗氟痛膏药中心加一片锶铁氧体磁片（圆形直径 8mm、厚 2mm、磁场强度 500 高斯，获得更好的疗效。

16.1.11　膏药亦可辨证加减

膏药虽为外用成药，临床上亦可进行辨证加减，例如"万应膏"用于治疗痄腮（腮腺炎）、痈疽肿毒及痰核流注等坚硬疼痛未溃者，当治疗痄腮时，患者使用前在化开的膏药上撒布少许青黛进行加减贴敷，通过临床观察，加入青黛的膏药较未加青黛的膏药治疗痄腮使患者病程缩短 2～3 天。现代制药技术的发展，以及中药单味颗粒（免煎中药）的推广应用，使膏药的辨证加减应用更加方便，即针对患者病情，将加的药味通过免煎中药形式撒布于化开的膏药上。

16.2　膏药的使用方法及使用注意事项

16.2.1　掌握膏药的适应证

由于膏药的种类繁多，功效各不相同，使用前，须掌握该膏药的适应证，千万不能随意贴。每种膏药都有其独特的药理作用。例如，腰痛颇为常见，但是腰痛原因很多，有些适合贴膏药，有些则不宜，如急性腰扭伤、慢性腰肌劳损、腰椎骨关节病等，可以贴膏药，肿瘤、结核引起的腰痛，一般膏药治疗效果不好。

有些患者认为膏药不是内服药，可以随便用，于是对一些常见的皮肤病、疼痛、炎症、出血等，自己找所谓的良方、验方膏药来使用，结果不但久治不愈，还错失治疗良机，使病情恶化。

　　虽然膏药的确可以单独使用治疗腰痛，但一般情况下多为辅助治疗措施，或综合治疗的一方面，配合其他措施如卧硬床休息、腰背肌锻炼、佩戴护腰、牵引、理疗、封闭，服药等方法一起治疗，效果更好。如以上各种方法效果不佳，适合手术的，尚需选择手术治疗。

　　其中多数膏药含有铅化合物及其他有毒药物，绝对不能内服；内服会引起中毒甚至生命危险，要特别注意。

16.2.2　膏药的用法

16.2.2.1　膏药贴敷的部位

　　关于膏药贴敷部位，大体上可分下列三种。

　　（1）按经穴部位贴敷　穴位贴敷疗法可发挥药物、腧穴的双重治疗作用而使疗效倍增。

　　膏药常贴敷的穴位有：偏头痛，贴太阳穴。气管炎，正面，贴璇玑穴、华盖穴；背面，贴风门、肺俞、膏肓等穴。胃痛，贴中脘穴。小腹痛，贴气海穴。肝区痛，贴右侧期门、章门等穴。脾区痛，贴左侧期门、章门等穴。肾区痛，贴肾俞穴、命门穴。肩关节痛，贴肩井穴。肘关节痛，贴曲池穴。腕关节痛，正面贴内关穴；背面贴外关等穴。膝关节痛，贴阴陵泉、足三里等穴。坐骨神经痛，贴环跳、合阳、承筋、昆仑等穴。筋骨疼痛，腰腿软弱，背面贴命门穴、肾俞穴；正面贴足三里等穴（图 16-1、图 16-2）。

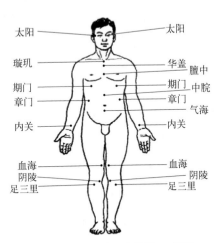

图 16-1　经穴部位贴敷图（正面）

　　（2）按患处部位贴敷　如跌打损伤、金创、肌肉游走疼痛、冻疮、各种皮肤病、烧伤、烫伤等症，患在何处即贴何处。眼、耳、鼻诸疾病可用软膏涂抹患处。在贴膏药前一定要找准位置，摸准疼痛点，使膏药的中心能贴在最痛处，粘贴时可顺着痛点方向将膏药外的衬垫边撕边贴，这样既能准确地将膏药中央置于痛点上，

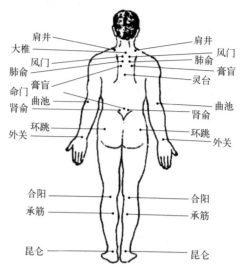

图 16-2 经穴部位贴敷图（背面）

还能使膏药粘贴无褶皱。

黑膏药通常用于比较大部位的贴敷，如颈、腰、膝、腕等大关节。

（3）按解剖部位贴敷 如偏头痛，贴颞颥部区；慢性气管炎，贴支气管区；胃痛，贴胃部区；下腹痛，贴脐区；肝痛，贴肝区；肾病，贴背面左右肾区；经血不调，贴小腹区。肩关节痛，贴肩关节区；肘关节痛，贴肘关节区；腕关节痛，贴腕关节区；髋关节痛，贴髋关节区；膝关节痛，贴膝关节区；踝关节痛，贴踝关节区；颈项痛，贴颈项区；腰部痛，贴腰部区（图 16-3、图 16-4）。

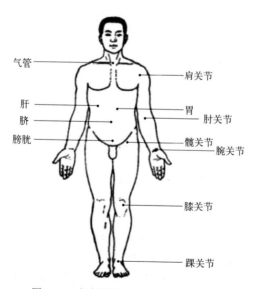

图 16-3 解剖部位体表贴敷图（正面）

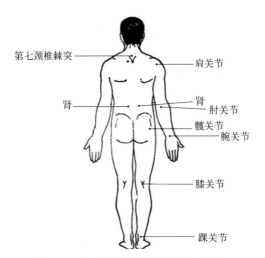

图 16-4 解剖部位体表贴敷图（背面）

16.2.2.2 膏药使用前的准备

（1）皮肤处理

① 膏药应尽可能避开毛发较多的地方，如病情需要确实无法避开，最好先用湿热毛巾热敷一下，然后用剃须刀刮去与膏药面积相当的毛发后再贴，以免撕揭时带起毛发引起疼痛。

② 若患处有较长的毛发，需先剃去，以免影响膏药的粘贴牢度，或在更换膏药时，毛发被牵拉而疼痛。选准粘贴部位后，按部位大小选择或剪裁膏药。

③ 在贴膏药之前，应先用湿热毛巾、生姜片将患处或穴位处的皮肤擦净，拭干后再贴。贴膏药要避开毛发较多的地方，否则一是粘不住，二是撕揭时带起毛发引起疼痛。做过理疗或浴后贴用效果更好。

④ 有的所贴患部要严格消毒，破口处可先用碘伏洗净脓血，拭干后再贴膏药。红肿痛部位及按经穴位置、解剖部位、患处部位贴膏药时，先用 75％乙醇将贴膏部位消毒后再贴膏药。

⑤ 如果是贴敷脓量很大的脓疡，可在膏药表面加一叠纱布，或在膏药被子中央剪一小孔。贴敷时，孔与疮口对应以便排脓。

⑥ 贴橡皮膏药，如伤湿止痛膏、消炎止痛膏等，皮肤发生糜烂及外伤合并感染者，不宜贴用。

（2）膏药的前处理

① 粘贴时注意膏药平整无皱褶。

② 冬天气候寒冷时，橡皮类膏药往往不易粘贴住，这时可将膏药贴好后再用热水袋热敷一下，以便粘贴牢靠，增加治疗效果。

③ 在贴黑膏药这类硬膏剂时。要先将膏药加热软化。一般将膏药放在微火（蜡烛、酒精灯等）上烘烤，或将其漂浮在开水上面使其软化，软化后待膏药温度适宜（过热易烫伤皮肤，过冷不易敷贴）即可贴敷。有的人喜欢直接将黑膏药放在煤炉上烘烤，这种方法是不可取的，因为煤炉燃烧时产生的苯并芘等致癌物质及一氧化碳、二氧化碳、二氧化硫等有害气体，会被膏药吸收，经皮肤渗入人体，损害人体健康。

④ 凡含丁香、肉桂、麝香、冰片、樟脑等的膏药，不宜烘烤过久，以免药效丧失。

⑤ 胶布膏药如伤湿止痛膏、麝香追风膏等，只要从薄膜上撕下，直接贴患处即可，贴的范围应略微超过疼痛区域。固态膏药，如狗皮膏、万应膏、风湿膏等，应用微火或置于热锅上加温，先行烘烤，化开，然后再贴患处，再用手按压几分钟以帮助贴牢，注意温度不可太高，以免烫伤皮肤，有些膏药如温经通络膏、舒适活络膏等是糊状物，用时将它直接涂布在皮肤上，厚薄以看不见皮肤为度，外加敷料并包扎。

⑥ 对骨科镇痛膏药，先用生姜擦涂患处，然后贴患处即可。

⑦ 用膏药时，可将折合的膏药放在小火上烘软，如因病情临时需要加入药物时，可将药物研细，均匀地撒在表面，再折合使药粉混入膏药内，贴于患处。

⑧ 在接受按摩或熏洗治疗过程中，最好不贴膏药，炎热季节，应考虑到皮肤容易出汗潮湿，膏药会脱落。

（3）膏药禁忌及慎用

① 局部皮肤有破损者，不可将膏药直接贴在破损的地方，以免发生化脓性感染。可根据病情贴拔毒膏。

对于皮肤外敷膏药，其吸收量非常小，吸收的速度也很慢，不会像口服药和注射药那样快速地在整个人体内起作用。尤其是治疗肌肉扭伤的膏药，一般都把其药量和性质调节成只对粘贴的部位和周围一小部分起作用。但是，如果皮肤有湿疹或受了伤，对药物的吸收就会变快。另外，如果把大量的药物大范围地涂在体表，整体吸收的药物量就会增多，千万要谨慎。

② 在运动、劳动、行走时因不慎造成肌肉或关节韧带扭伤、挫伤时，不可立即用伤湿止痛膏、麝香追风膏等贴于受伤部位。原因是这类膏药具有活血散瘀的作用，伤后即贴非但不能达到消肿止痛的目的，反而会使局部软组织充血、肿胀、疼痛更加严重。人体组织受到损伤后，组织液自血管内渗出到扭伤处，局部慢慢出现肿胀，继而压迫神经引起疼痛。这种反应在 24 小时内可以达到顶峰。如果在此期间贴上止痛膏，其活血作用会使局部血液循环加速，自血管内渗出的液体也会增多，反而会加重局部肿胀疼痛。跌打损伤后，在皮肤无破损的情况下，应先将患处皮肤擦净，也可冷敷或用冷水冲洗患处，以使血管收缩，减轻肿胀疼痛现象，24 小时后再贴膏药。

③ 膏药中常含有芳香走窜的成分，因此孕妇要慎用；凡是含有麝香、乳香、红花、没药、桃仁等活血化瘀成分的膏药，孕妇均应禁用。尤其孕妇的腰、腹部（特别是下腹部气海、关元穴处）、肚脐以及下肢三阴交等穴位处，不能贴敷，以防发生流产等意外。

④ 女性患者在月经来潮期间暂停使用（尤其是腰骶椎停用膏药3～5天），创伤性骨折前期、严重皮肤病等不宜贴膏药。

⑤ 皮肤过敏者也不宜贴用。

⑥ 膏药可影响 X 线穿透，在作 X 线透视或摄片前应揭掉，以免影响透视或照片质量。

⑦ 贴用黑膏药期间，有些疾病须遵医嘱禁食生冷及辛辣刺激性食物。

16.2.2.3　膏药使用中出现问题的处理

（1）敷贴中发生瘙痒的处理　贴膏药后可能引起患部发生瘙痒，若发生这种现象，可在膏药外面按摩，若还不能生效，将膏药取下，用乙醇涂擦瘙痒患处，再将膏药加温贴上。

（2）敷贴中发生过敏的处理　有些人贴膏药后，患部会发生过敏反应，这时如果患者出现了贴敷膏药过敏的情况，有明显的皮肤瘙痒、皮疹，甚至水疱出现以后，一是要及时地揭除膏药，并用温热毛巾将残存的膏药清除掉，以避免残存的膏药持续性地刺激皮肤，导致过敏情况的加重。二是如果患者过敏的情况相对较重，出现了明显的瘙痒、皮肤红肿，甚至水疱的情况，可以口服维生素 C、钙片配合抗过敏的药物，比如马来酸氯苯那敏、西替利嗪、氯雷他定之类的药物，来缓解过敏的症状，并及时撕下贴的膏药，以后避免再贴此类的膏药，防止再次过敏。也可以擦一些缓解过敏的药物，例如地塞米松软膏等缓解症状。此外，当膏药涂抹鼻、耳24 小时后，若黏膜出现充血、肿胀、分泌物增多等不适感，应立即擦洗干净。改用其他方法治疗。

（3）敷贴中发生水疱的处理　患部因贴膏药发生水疱、溃烂，应立即将膏药取下，用乙醇消毒，以汞溴红等涂抹纱布包扎，待伤愈后才可再贴膏药。如出现患处脓液时，可在膏药表面加些纱布，或在膏药被纸中剪一小孔，使孔与伤口对应贴敷，以便排脓。对已糜烂、疼痛不止，或出现水疱者，可贴拔毒膏治疗，或将膏药揭下，用乙醇消毒，再涂汞溴红，用纱布包扎。

（4）定期换药　膏药贴的时间长了，药物逐渐吸收、挥发，自然失效，各种膏药更换的时间不一，注意阅读说明书，按要求操作，一般橡皮膏的药效能维持1～2天。黑膏药的药效较长，一般可连续贴用三日、1周或2周再揭下。

（5）特殊部位应该包扎　如果在关节部位贴膏药，为了防止膏药脱落，可用绷带或布带包扎固定。

（6）其他注意　贴膏药期间注意休息，特别是穴贴膏药期间，活动量不宜过大，严禁房事，不要使用电热毯、热水袋，避免膏药移位、药膏流出污染衣物而影响疗效。最好停止理疗、按摩、针灸、牵引等治疗。

16.2.2.4　膏药使用后出现问题的处理

（1）如何去除黑膏药污渍　每次取下膏药应清洗皮肤，膏药由于其黏性给患者使用带来不便，为了方便患者的使用，生产单位在膏药的包装上最好随药附上一瓶膏药擦洗剂（常用松节油等有机溶剂）以方便患者清洗。

有些膏药粘得很牢，粘住汗毛，揭去时汗毛被一并拔起，会感到疼痛，正确方法是先揭开一角，然后以最快动作撕下来，这样汗毛被拉断，不致疼痛，对皮肤也不会造成损害，黑膏药粘贴后留下的污迹，可用棉花蘸松节油或汽油擦拭干净；如果没有松节油或汽油，亦可用食用碱、乙醇或家中炒菜用的植物油均可清洗。用揭下的膏药油面或透明胶带反复粘贴遗留在皮肤上的膏药痕迹，也可清除。或用硬纸把皮肤上多余的膏药粘下来，然后把留在皮肤上的膏药用药棉蘸正红花油、风油精等擦拭，也可基本清洗干净。

为了避免上述情况，通常在使用膏药前，将膏药除去保护层，用纸或塑料膜剪成 4mm 的长条，沿膏药的外沿粘上一圈后，再将膏药贴在患处。一天过后，换药时患处四周没有或很少留有上述黑色斑渍。

（2）适当贮存

① 要注意膏药的保存，南北方温差较大，北方一般可放置在一个干燥的地方即可。南方一般潮湿较热，可放在比较阴凉干燥的地方，避免熔化和虫蛀。

② 膏药的保存应视不同的种类和外界条件而定，传统的膏药应存放在阳光不能直射的地方，以避免因过热而使膏体熔化，现代工艺制成的巴布膏剂等，存放比较方便，只需放在干燥处即可。软膏是由植物油等油脂配制而成，所以在遇到空气、光、湿度不适等情况下特别容易败坏，故可将其置于棕色广口玻璃瓶或瓷罐内密封，放在阴凉干燥处保存，但保存时间不宜过长。这些装软膏的瓶或罐，用前一定要洗净，最好用蒸汽消毒后再使用。

③ 未用完的膏药一定要密封好置于阴凉干燥处，例如未用的橡皮膏，应装入原袋内，放干燥凉爽处保存，以防失去药效。如天气炎热，可置于冰箱中。膏药有效期为两年，不宜和茶叶、食品存放在一起。

16.2.3　软膏的用法

① 中药软膏多用于皮肤疾病涂抹，也可用于涂眼、耳、鼻等特殊部位。软膏涂抹皮肤 24 小时后观察有无水疱、发疹、发红等现象，若有发现应及时除去。涂抹眼、鼻、耳 24 小时后观察黏膜有无充血、肿胀、分泌物增多、流泪、羞明等不

适感，若发现这些现象，应及时擦洗。

② 用植物油或猪脂配制的软膏，贮存时易于酸霉，用时要谨慎。

③ 软膏在遇空气、光、温度不适等情况下特别容易败坏。不用的膏药可贮放在阴凉干燥处，以防夏季熔化或被虫蛀。

④ 软膏要存于棕色广口玻璃瓶、瓷罐内密封，放在阴凉干燥处，一般保存时间不宜过长，以防腐败。软膏瓶、罐，用前要洗净，消毒后使用。

16.2.4 中医外治法

中医外治法包括：黑膏药外贴法、穴位贴敷疗法、熏洗疗法及渍渍疗法。

16.2.4.1 黑膏药外贴法

参见"16.2.2.1（2）、（3）"内容，包括按患处部位贴敷及按解剖部位贴敷。

黑膏药贴于局部，在局部形成较高药物浓度，通过透皮吸收，持续发挥药效，故疗效显著。而血中浓度甚微，从而避免药物对肝脏及其他器官的毒副作用，因此安全可靠。本法主要用于比较大的部位，如颈、腰、膝、腕等大关节。

16.2.4.2 穴位贴敷疗法

参见"16.2.2.1（1）"内容，即按经穴部位贴敷。

穴位贴敷疗法可发挥药物、腧穴的双重治疗作用而使疗效倍增。现代医学研究认为，穴位给药的生物利用度明显高于一般给药，因腧穴对药物具有敏感性和放大效应。通过药物对皮肤的刺激引起皮肤和患部的血管扩张，促进局部和周身的血液循环，增强新陈代谢，改善局部组织营养，提高细胞免疫和体液免疫功能，增强机体抗病能力。

16.2.4.3 熏洗疗法

熏洗疗法是利用药物煎汤趁热在皮肤或患处进行熏蒸、淋洗的治疗方法（一般先用药汤蒸气熏，待药液温时再洗）。此疗法是借助药力和热力，通过皮肤作用于肌体，促使腠理疏通、脉络调和、气血流畅，从而达到治疗疾病的目的。

16.2.4.4 渍渍疗法

渍渍疗法能宣通行表，发散邪气，通调血脉，使无凝滞，是临床常用的外治法之一。

黑膏药的国际化问题

黑膏药的市场化问题

黑膏药基质的原料组成及制备工艺决定了其质量的难控制性。一是难以得到质量均一的基质；二是其本身色泽黑暗、黏度较大、揭扯性差、易污染衣服的特点及铅离子的存在，形成了黑膏药走向世界的一个难以克服的障碍。

17.1.1 黑膏药市场化情况

笔者初步统计，从中成药数据库中能查到的膏药品种共有 76 个，其中 65 个在国家药品监督管理局（NMPA）注册。通过对各个数据库及 NMPA 网站的调查发现，NMPA 注册的生产企业膏药的企业有 47 家，其中生产企业较多的膏药品种是：追风膏、狗皮膏、暖脐膏、拔毒膏、小儿暖脐膏、独角膏、附桂紫金膏。生产规模较大的企业是：哈药集团制药六厂、北京同仁堂股份有限公司同仁堂制药厂、黑龙江全鸡药业有限公司、津药达仁堂京万红（天津）药业有限公司、济南爱民制药有限责任公司、黑龙江诺捷制药有限责任公司、哈尔滨力强药业有限责任公司、河南羚锐制药股份有限公司。生产企业的地域性分布较广：内蒙古、吉林、黑龙江、辽宁、北京、天津、河北、河南、甘肃、陕西、山东、山西、贵州、云南、安徽、浙江、江苏、上海、江西、福建、广东、广西等地。但从生产规模看，大的生产企业主要还是分布在我国的北方。经过笔者不完全统计，能在网上药店查询的膏药品种有：阿魏化痞膏、拔毒膏、千山活血膏、独角膏、杜记独角膏、罗浮山风湿膏药、附桂紫金膏、狗皮膏、麝香狗皮膏、海马万应膏、活血解痛膏、金不换膏、筋骨止痛膏，金药膏、小儿暖脐膏、十香暖脐膏、祛风湿膏、散风活血膏、天麻追风膏、活血止痛膏、外用无敌膏、万灵筋骨膏、万灵五香膏、威灵骨刺膏、余良卿膏药、镇江膏药、祖师麻膏药等 27 个膏药产品的销售信息，生产这些产品的企业只有 20 多家。但从笔者在所在城市的 19 个实体药店的调查信息看，只有 5 家药店有销售黑膏药，而且只有北京同仁堂生产的狗皮膏一个品种。

从以上统计信息来看，部分已有药品标准的品种如阿魏化痞膏、甘露膏、绿荫膏、麝香三妙膏、水蓬膏、损伤止痛膏等品种未有注册信息，而已经在 NMPA 注册的部分品种实际上也没有市场流通信息，究其原因，有统计样本量不够、地域差异等因素，但也不排除这些品种实际并未生产这个因素。传统膏药的生产流通在逐渐减少，市场处在不断萎缩当中。

17.1.2　黑膏药市场存在的问题

黑膏药距今已有 1600 多年的应用历史，在治疗肌肤红肿、痈疽、疮疡和跌打损伤、风湿痹痛等方面具有独特的疗效，曾在明清时期得到广泛的应用。黑膏药是祖国医药古老的剂型之一，上千年的发展历史证明其在为人类治疗疾病方面发挥过重要作用，是我国宝贵的文化遗产中重要的一部分，需加以保护和发扬。

由于该剂型自身的缺点，加上制备、使用更方便的贴膏剂、贴剂等的广泛使用，黑膏药的市场日益萎缩。由于膏药的特殊生产工艺和组成成分，对膏药外观及使用，患者安全，操作工人，环境的影响，极大地限制了膏药的发展；目前国际国内透皮吸收制剂市场不断扩大，橡胶膏剂、贴剂、巴布膏剂等新剂型的出现，极大地抢占了黑膏药的市场，这些剂型以其生物利用度高，载药量大，对皮肤无过敏、刺激，药物有效成分损失较少，制备工艺安全，制备周期短等优点，明显改善黑膏药出现的问题；同时口服制剂、注射剂等其他给药途径的剂型的出现也使膏药发展之路举步维艰。加强对黑膏药制备工艺的现代科学研究，提升其质量标准，使其生产标准化、质量控制客观规范化，是当前医药工作者急需完成的一项任务。在黑膏药的研究开发中，我们仍要以中医药理论为指导，针对传统膏药自身的限制因素对其提取工艺、基质进行改进，并加强质量控制，使这个千年古老的剂型更好地发挥其临床作用。

17.1.3　黑膏药剂型的发展展望

当前国内外药学专家对皮肤给药系统和透皮吸收动力学广为重视，研究较深，世界销售透皮吸收制剂的市场不断扩大，年销售额增长速度远远超过口服液与注射剂，达到 20.6%。美国药学界认为在今后 10~15 年，现有药物的 1/3 将可以采用透皮吸收，销售额将达数百亿美元。1992 年在美国尼古丁贴剂的销售额就超过 10 亿美元，远远超过国内所有的黑膏药品种的销售额总和。药物经皮吸收系统（TTS）制剂的研究已经成为第三代药物制剂开发研究中心之一。

17.1.3.1　制备工艺的改进

传统黑膏药制法用高温油炸药料提取有效成分，高温炼油时间较长，对有效成分的破坏较严重，影响临床疗效。故应用现代研究方法和手段，结合临床和药效学等实验对传统黑膏药的制备工艺进行改进，避免有效成分经高温受到破坏，最大限度发挥其应有的疗效，使传统剂型注入新的活力。再者，传统黑膏药的基质为铅皂基质，含铅的黑膏药不易被外国人接受，因此，研究探讨应用性能良好、安全可靠的基质代替铅皂基质是非常必要的。

17.1.3.2　质量控制的提升

目前，黑膏药的质量评定只停留在外观性状和重量差异上，在中国已经加入WTO的今天，显然是不合时宜的，因此，应结合临床实践，对黑膏药的软硬度、含膏量、含药量，贴用面积、铅离子含量、贴用时间等进行定量规定，用现代手段对传统黑膏药进行质量控制，使这一古老的剂型走出国门，走向世界，造福于世界人民。

17.1.3.3　适应中成药制剂现代化及国际接轨的需求

黑膏药由于自身的一些缺陷，尚不能适应中成药制剂现代化及国际接轨的需求。目前，国际国内透皮吸收制剂市场不断扩大，加强对黑膏药制剂工艺与质控方法的现代科学研究，使其生产、质控客观标准化和规范化，也是当前药剂工作者的一项任务。在黑膏药的研究开发中，我们要借鉴现代透皮吸收的技术，结合中西药临床实践，使这个千年古老的剂型不断发扬光大，用现代化的研究手段对黑膏药进行改革已是当务之急。

（1）借鉴橡皮膏基质技术　从祖国医学外治法来看，黑膏药从基质到使用上均存在一定的弱点，用药改进势在必行；从使用经验来看，朝向中药橡皮膏及巴布膏剂方向发展，有必然趋势。随着科学技术的发展，尤其是高分子工业的飞跃发展，一场由高分子基质代替天然基质的变革已经到来。21世纪中国的中药橡皮膏必将采用高分子基质，并结合中国医学的优势，引进透皮促进技术和发热膏药、磁疗膏药的特技将传统工艺与高科技相结合，创造出具有中国医学特色的新型膏药是走向国际的捷径。

随着科学技术的发展，黑膏药借鉴于橡皮膏基质发展成中药橡皮膏，并被逐步代替，在治疗疾病方面尤其对风湿关节炎、肌肉痛、扭伤等疗效显著；在使用上有方便、不污染衣服的优点，深受人们的欢迎。

由于我们情报闭塞，技术开发力量薄弱等原因。中药橡皮膏的发展较慢，在产品结构和质量上与国外相比，存在一定的差距。甚至有些研究工作至今还是空白，特别是高分子工业的飞跃发展和渗透促进剂的应用。正如黑膏药基质的改变获得了新的发展一样，中药橡皮膏基质的改变、引进新技术，必将使祖国传统医学的宝库发挥更大的优势。

（2）借鉴巴布膏剂基质技术 随着时间的推移、科学技术的发展，巴布膏剂的定义从将药物粉末和挥发油制成泥状，用时将它摊在湿布上贴于患处的一种外用制剂，到以水溶性高分子材料为基质制成的硬膏，由此可见，巴布膏剂有了飞跃的发展。随着高分子工业的发展，巴布膏剂的制剂技术也有了很大的提升。例如日本帝国制药株式会社丸商孝雄等人开发的以高吸水、高保水的高分子材料聚丙烯酸钠为基质的巴布膏剂，其基质延展性优良，药物的释放度也较好。日本电气工业株式会社崎隆志等人采用 A-BA 型嵌段共聚物为弹性体，研制成了具黏性的乳胶型巴布膏剂。日本学者孝雄等对巴布膏剂配方作了改进，研制成了具伸缩性的巴布膏剂，新型巴布膏剂与橡皮膏相比具有载药量大、生物利用度高、敷贴舒服、剥离方便、自然透气、保温性好，对皮肤无过敏、刺激，设备占地面积小，劳动生产率高，挥发性药物在生产过程中损失小等优点。重庆陪都药业股份有限公司很早就密切关注国内外"经皮给药"剂型及其工艺发展的最新动态和发展前景，搜集资料，深入研究，反复试验，对中药橡皮膏不断改进并制出了新剂型，现已建成一条新的生产线。

（3）借鉴膜剂及透皮吸收技术 在黑膏药的研究中借鉴现代橡皮膏、膜剂及透皮吸收技术的开发是一个发展方向，在对提取工艺、基质改进的同时，结合透皮吸收促进剂、微囊技术及脂质体技术等，使这个古老的剂型重新焕发青春。黑膏药具有数千年发展的内涵精华，应该成为透皮吸收制剂的研究先驱。

（4）借鉴直流电促进中药经皮给药技术 经皮给药，指药物通过皮肤进入体内发挥它的药理作用，药物的给药方式分三大类：注射、口服和经皮给药。虽然在中医外治理论指导下，中药外用历史悠久，但古老的经皮给药，如贴膏药等只能局部作用，而近年来，学者们发现皮肤可作为药物全身治疗的一个给药入口。当药物通过皮肤首先被吸收到血液循环，然后转运到远离给药部位的靶组织，产生治疗作用。经皮给药主要受到皮肤的屏障阻碍，使很多药物，尤其是大分子量的中药，难以透过皮肤角质层，所以必须寻找理化方法，来促进药物透皮吸收。据国内、外学者研究表明，电流促进药物经皮给药较为理想。用直流电促进中药经皮给药，是开拓中药膏剂临床应用的一个方面，也是为发掘祖国医学遗产创造条件。但是研究中药经皮给药技术科学化、现代化，仍需作更多的艰苦工作，必须要有基础、临床、中西医结合等各方面人员共同协作，作出贡献。

17.2　黑膏药如何宣传与推广

由于黑膏药属于传统制剂，基本上为手工操作，容易制作，其基层推广度较高，这样在医疗市场上就难免会出现鱼目混珠的情形。所以当我们说到黑膏药时，在普通百姓心中就难免会想到"狗皮膏药"，并且很容易与江湖郎中当街叫卖等市场行为联系起来，再加上市场上曾出现过打着"狗皮膏药"的旗号进行不规范操作的医疗行为，这样就容易和江湖骗子等形象牵扯在一起，由于在市场上经常出现无批准文号黑膏药的游医卖药行为，使黑膏药在普通人脑中留下一种"低贱"的阴影。实际上，狗皮膏药只是外用的一种俗称。当前透皮缓释技术已经成为医学界研究的热门课题，在欧洲等发达国家，这种给药方式已经越来越成为主流的给药方式。相对于现代剂型来说，黑膏药还是缺乏高科技的形象，再加上普及的缺乏，给人的印象还是两张布中间夹一张"皮"，同时民间传统包装上常采用八卦易经元素，这些都给黑膏药的推广带来一定的难度。那么"狗皮膏药"应如何摆脱缺乏高科技感的形象，在先天不足的现实前提下实现市场突围呢？下面从基层开发角度提一些建议。

17.2.1　宣传产品研发故事和产品发明人

产品有发明专利，有发明人，要让研发人员或发明人成为产品最强有力的宣传员。研发产品的故事应该是真实的，生动的。因为消费者喜欢在听故事的过程中接受产品发明的原理、起因等。如果发明人在国内外有讲学经历，发明人这些权威形象会有助于增加产品的含金量。试想，如果产品发明人是国内权威专家，并游历各国，其经历必然引起消费者对产品的关注。如果能将发明人讲学经历拍摄成专题片或以大量的文字图片加以说明，就会无形地增强其说服力。如果发明人的经历很平凡，就应该想办法将其主动推向市场，参与到各种有利于产品推广的活动中去，并主动寻找启动市场的素材。例如，奇正"消痛贴膏"依靠《金色喜马拉雅》一书，深刻地挖掘了藏医药界的泰山北斗，为其产品写下了浓重的一笔。

17.2.2　应用强势的区域文化

如果产品没有发明专利，没有知名的发明人，那么，对最先接纳产品的地方也可以做适度包装。消费者大多有从众的心理。例如在为一个产品做推广时，可首先在市场行为活跃的地区试销并把被接纳作为卖点。试销的地域应该对后销售的地域形成一种强势的影响，所以应用强势的区域文化做推广可起到较好的效果。

17.2.3 让产品本身丰富起来

2001 年，有一个外用药策划成功的案例，原本产品只有药芯和药托两个简单的部分，缺乏科技感、价值感，与产品本身的定价相差很远。众所周知，消费者对产品的价值认知一旦不及价格，产品的推广必然会失败。所以，产品设计必须改进，他们为了提高疗效，在其药托的中心加上一块小磁铁，其实在一定程度上来说也是为了增加产品的卖点，这样药品敷贴前后对应，既增加了消费者单位用量，同时也为产品机理注入了新鲜的血液、科技感、价值感及神秘感。后来证明改进后的产品销量猛增。

对产品改进还可以跳出产品本身，站在消费者的立场思考问题，比如，有保险公司承保质量的产品肯定更值得信赖，这样会增强消费者的质量保证度，当然这些行为都必须建立在自身产品质量过硬的基础上，形式只是为内容服务。

17.2.4 提炼产品的核心

一个人的境界分三个层次：物质的、精神的、灵魂的。同样，产品也是有灵魂的。产品本身结构、使用材质是物质层面的，企业包装、产品外包装、发明人的经历以及权威机构推荐能赋予产品精神内涵，而核心产品的规划正是它的灵魂所在。

每一类外用药都有它的独特销售主张，但相对于内服药来说，因为黑膏药不需要经过肠胃等消化系统及血液循环系统，它的优势在于更小的毒副作用和依赖性。这也是透皮缓释技术越来越受到重视的根本原因。所以，充分引用国内外透皮缓释技术的最新研究成果，引导消费者科学理性地认识他们脑海里曾经的"狗皮膏药"，从更新的角度去审视产品药用价值及科技含量。从市场推广的角度完全可以提炼出类似"去屑不伤发"的卖点，例如，用于缓解癌症患者疼痛的黑膏药，可规避口服西药止痛剂的成瘾性，提炼该卖点就可以说"止痛不上瘾"。

17.2.5 正视缺陷，巧妙引导

外用药作用于皮肤，对皮肤会造成一定的伤害，如起疱、发红，甚至溃疡，但在与消费者沟通时一定要正视现实，说明外用药对皮肤可能会有一定的损伤，但更重要的是强调药物已经开始对机体发生有效作用了，药理实情也确是这样。

17.2.6　合适的市场推广模式

外用药的优势还在于作用迅速，这是因为其与内服药作用通道不同，最明显的是药物穿透皮肤，可以有一个很直观的感受。

所以，与之匹配的行销推广模式可以采用会务营销，尤其是中老年产品。一是他们有很多的时间来参加会议，二是老年人对产品的接受基本上靠效果。所以，将目标消费人群召集在一起，通过观看专题片、医学专业人员讲解，再加上对产品的现场体验，产品销售一般都会取得不错的效果。

[1] 仇法新，高福君．对黑膏药传统制作工艺的改进［J］．江苏中医药，2002，23（3）：36.

[2] 张金莲，陈宇帆．狗皮膏基质改进的初步研究［J］．江西中医学院学报，2002，14（3）：26-27.

[3] 唐良平，朱传先，张翼，等．21世纪中国传统膏药发展前景［J］．时珍国医国药，2001，12（2）：155-156.

[4] 韩建伟．《理瀹骈文》中关于中药透皮吸收的理论和认识［J］．湖北中医杂志，2006，28（10）：14-15.

[5] 黄建国．大豆色拉油在制备黑膏药中的应用［J］．中医药学报，2003，31（4）：18.

[6] 赵洪武，林宁，林新华，等．氮酮增强如意金黄散黑膏药透皮吸收的实验研究［J］．中草药，1992，23（10）：525-526.

[7] 赵洪武，林宁，林新华，等．黑膏药制备工艺的改进及有效成分测定［J］．中国药学杂志，1992，27（3）：167-169.

[8] 赵生第．黑膏药生产中下丹工艺技术的改进［J］．中成药研究，1983，（7）：5.

[9] 刘德军，汤金春．黑膏药火毒问题的实验研究［J］．中成药，1990，12（2）：17-18.

[10] 林万国，戴诗林，李建军．活络膏制备工艺研究［J］．黑龙江医药，1997，10（5）：287-288.

[11] 汪激．黑膏药制备原料黄丹的纯度检查［J］．基层中药杂志，1997，11（2）：27.

[12] 吴远玉．黑膏药制备应注意的几个问题［J］．江西中医药，1998，29（5）：45.

[13] 刘明乐，李克荣，贵襄平．黑膏药的药料提取与去"火毒"合理工艺浅探［J］．中国药业，2004，13（6）：50-51.

[14] 刘卫东，刘文启．浅谈黑膏药的制剂工艺与质量控制［J］．山东医药工业，2001，20（4）：39-40.

[15] 毛兆雄．浅谈中药黑膏药工艺的现代研究［J］．中医药学报，1993，21（4）：49-51.

[16] 陈喜玉，高树林．浅谈黑膏药的熬制［J］．黑龙江医药科学，1998，21（6）：94.

[17] 赵洪武，陈树和，林新华，等．如意金黄散黑膏药提取方法研究［J］．中草药，1993，24（9）：473-474.

[18] 何海珍．浅谈黑膏药工艺控制及质量标准研究［J］．中成药，2005，27（11）：附6-附7.

[19] 赵洪武，金枝，沈子龙．如意金黄散黑膏药制备工艺改进及临床疗效观察［J］．中成药，1995，17（8）：4-6.

[20] 谭学宽．邵子英熬制黑膏药的经验［J］．时珍国医国药，2002，13（10）：612-613.

[21] 张利华，李松涛．浅谈黑膏药制备工艺和质量标准［J］．基层中药杂志，2002，16（2）：44-45.

[22] 王光清．中国膏药学［M］．西安：陕西科学技术出版社，1981.

[23] 张月霞．制备黑膏药应注意的几个问题［J］．菏泽医专学报，2000，12（3）：105-106.

[24] Boner C J．润滑脂的制造和应用（下册）［M］．王世芳，陈绍澧，译．北京：中国工业出版社，1964.

[25] 陈丽云．外用黑膏药的临床研究概况［J］．上海中医药杂志，2002（6）：46-49.

[26] 孙聚庄，孙舜领．炸水去火毒法在熬制黑膏药中的应用［J］．时珍国药研究，1992，3（2）：79.

[27] 肖明书，曹国明．新法制作黑膏药［J］．河南中医，1996，16（6）：380.

[28] 袁劲松，汤翠娥．我省中药专家王奇成黑膏药制备经验［J］．湖南中医杂志，1992（6）：43-44.

[29] 费炳红．黑膏药熬炼工艺改进［J］．中国药业，2006，15（15）：61.

[30] 刘明乐，李玲，李克荣．黑膏药的传统制备工艺研究［J］．药学实践杂志，2004，22（6）：335-337.

[31] 邵家德，邵乾．对《中国药典》2005年版Ⅰ部中某些内容的商榷［J］．时珍国医国药，2006，17（10）：2103-2104.

[32] 曹春林. 中药药剂学 [M]. 上海：上海科学技术出版社，1986.

[33] 陈刚. 无铅树脂型中风偏瘫膏的制作工艺及临床应用 [J]. 中医外治杂志，2006，15 (1)：25.

[34] 张仲源，郭雪申，李言华. 寒痹膏剂型改革探改 [J]. 中医外治杂志，1995 (5)：42-44.

[35] 刘明乐，李克荣，陈爱军. 黑膏药熬"老"的处理方法 [J]. 现代中药研究与实践，2005，19 (4)：43.

[36] 刘强，周莉玲. 黑膏药的现代研究进展及发展趋势 [J]. 中成药，1997，19 (9)：38-40.

[37] 张元忠，陈桂芝. 黑膏药的制备方法 [J]. 湖南中医杂志，2004，20 (2)：55.

[38] 吴丽丽. 浅谈中医外治法 [J]. 湖南中医药导报，2003，9 (9)：6.

[39] 高建，杨秋生，李宇航. 透皮促进剂对祖师麻膏药透皮吸收的影响 [J]. 中国新药杂志，2004，13 (5)：416-418.

[40] 杨桦，陈馥馨. 制备膏药中不同温度对黄芩成分的影响 [J]. 中国中药杂志，1992，17 (6)：348-350.

[41] 姜兆俊. 外科膏药疗法的发展与成就 [J]. 山东中医学院学报，1993，17 (2)：65-67.

[42] 郭新苗. 中药黑膏药制剂生产中的质量风险管理 [J]. 中国药物警戒，2014，11 (8)：495-497.

[43] 陈馥馨，杨桦，张建宝，等. 膏药工艺质量的研究——膏药原料油质量的研究 [J]. 中成药，1989，1 (3)：2-4.

[44] 陈馥馨，杨桦，刘雪峰，等. 膏药工艺质量的研究——炸料对某些药材成分的影响 [J]. 中成药，1991，13 (9)：6-7.

[45] 管玉民. 膏药中化学成分分析方法探讨 [J]. 中国药事，1997，11 (37)：192-193.

[46] 汤为民，刘越. 膏药生产中铅污染的治理 [J]. 中成药，1998，20 (8)：42-43.

[47] 朱爱群. 黑膏药引起急性中毒致便秘 3 例报告 [J]. 时珍国医国药，1999，10 (3)：186.

[48] 汪致敬，潘晓鹃，吕建伟. 传统胶膏药基质及新工艺优选试验研究 [J]. 中成药，1997，19 (6)：3-4.

[49] 雷亚锋，张丽娟. 跌打膏的研制及透皮吸收研究 [J]. 中成药，1994，16 (11)：11.

[50] 刘雪峰，陈馥馨. 大黄膏药等制备中温度对大黄成分的影响 [J]. 中国中药杂志，1992，17 (5)：288-289.

[51] 刘菊妍，彭毓美，蔡建伟.《理瀹骈文》外治膏药方用药特点初探 [J]. 湖南中医学院学报，1991，11 (4)：5-6.

[52] 金丽.《理瀹骈文》应用膏药的理法 [J]. 福建中医学院学报，2001，11 (1)：55.

[53] 张立海，刘志军，周捷. 一种半自动膏药机的研制 [J]. 医疗卫生装备，2001 (3)：51.

[54] 林育华，陈馥馨. 影响膏药软化点测定若干因素的探讨 [J]. 中国中药杂志，1989，14 (8)：27-29.

[55] 陈馥馨，杨术华，欧阳东，等. 应用 WQR-Ⅰ型滴定软化点测定仪测定中药膏药软化点的研究 [J]. 中成药，1989，11 (5)：8-10.

[56] 陆洪斌. 自制麝香伤膏药中麝香的定性鉴别实验 [J]. 中国医院药学杂志，1990，10 (3)：129-130.

[57] 祝浩东. 中药传统黑膏药的发展历史及制法研究 [J]. 浙江中医药大学学报，2021，45 (5)：537-539.

[58] 魏盛瑛. 炼油对黑膏药质量影响的探讨 [J]. 基层中药杂志，1995，9 (3)：22.

[59] 林丽岗. 黑膏药的炼油对其质量影响探讨 [J]. 桂林医学院学报，华夏医学，1996 (S1)：25.

[60] 杨桦，詹贵成，易红，等. 黄连膏药透皮吸收的研究 [J]. 中草药，1995，26 (7)：366-367.

[61] 张金莲，陈小荣. 狗皮膏制备工艺控制指标的研究 [J]. 江西中医学院学报，2002，14 (4)：26-27.

[62] 许东升，李根林，张大伟. 巴布剂骨痹贴止痛效果的实验研究 [J]. 河南中医，1996，16 (5)：289-290.

[63] 刘明乐. 对黑膏药炼油"滴水成珠"的一点见解 [J]. 中国医院药学杂志，1999，19 (2)：124.

[64]　姜丽杰，张晓雪，何茨. 传统外用药物作用机理初探 [J]. 吉林中医药，1998 (3)：64.

[65]　刘国斌，杜少斌，朱业辉. 熬制黑膏药改进一法 [J]. 基层中药杂志，1998，12 (4)：23.

[66]　张亮，拉希德，张正行，等. 气相色谱法测定镇江膏药中冰片和薄荷脑的含量 [J]. 中国药科大学学报，1994，25 (1)：24-25.

[67]　刘滨汉. CO_2 激光在线切孔系统的使用与管理 [J]. 设备管理与维修，2006 (1)：16.

[68]　韩建伟，付敏，张莉. 关于黑膏药中有毒药材生用的探讨 [J]. 湖北中医杂志，2007，29 (9)：6.

[69]　鲍福森，褚强. 水分膏方的应用及注意事项 [J]. 中国医院药学杂志，2002，22 (3)：192.

[70]　林向前，何鸿钦. 试论硬膏剂制备的有关问题 [J]. 中国药业，1998，8 (7)：8.

[71]　蔡春，莫丽儿. 硬膏剂中甲苯残留的吹扫-捕集 GC－MS 测定方法 [J]. 分析测试学报，1998，17 (4)：63-65.

[72]　任宏峰，王兴海. 硬膏剂基质的改进 [J]. 陕西中医学院学报，1999，22 (3)：53-54.

[73]　沈烈行，赵雪梅，高秀芝，等. 金丹膏的研制 [J]. 中成药，1997，19 (4)：1-2.

[74]　马依林，张虹. PDCA 循环法用于黑膏药制剂生产质量管控效果分析 [J]. 中国药业，2021，30 (21)：18-20.

[75]　刘轶华，马阁. 熬制黑膏药的经验分析 [J]. 中国社区医师，2010，12 (26)：18.

[76]　陈爱华，王森，刘红宁，等. 传统黑膏药发展近况探讨 [J]. 中成药，2014，36 (2)：379-382.

[77]　王海燕，刁兴彬. 对《中华人民共和国药典》2010 年版收载狗皮膏的薄层鉴别探索 [J]. 中外健康文摘，2013 (52)：265.

[78]　严霞，曹雅军，黄德红，等. 蜂蜡在过嫩黑膏药中的应用 [J]. 中国药师，2012，15 (2)：276-277.

[79]　邢俊生，董晓娟，高亚雄，等. 高效液相色谱法测定风湿骨痛膏中桂皮醛的含量 [J]. 中国药物与临床，2008，8 (9)：740-741.

[80]　王佳婧，刘紫衡，张晴晴，等. 狗皮膏的研究进展 [J]. 中医药学报，2022，50 (4)：109-111.

[81]　付敏，张莉，韩建伟. 狗皮膏三种剂型中四种药材的薄层鉴别比较 [J]. 湖北中医杂志，2008，30 (2)：59-60.

[82]　吴尚先. 理瀹骈文 [M]. 北京：中国中医药出版社，1995. 11.

[83]　戴红先，黄水英. 黑膏药的工艺研究 [J]. 湖南中医杂志，2009，25 (2)：109-110.

[84]　张友政，张学毅. 黑膏药的临床疗效与铅中毒的控制 [J]. 实用中医药杂志，2008，24 (7)：463.

[85]　张莉莉，曹玉举，郭家巧，等. 黑膏药骨病活血膏中血竭的薄层色谱鉴别 [J]. 中医外治杂志，2015，24 (4)：61-62.

[86]　孙晓静，杨柳，王薇. 黑膏药骨伤贴的皮肤安全性评价实验研究 [J]. 湖北中医杂志，2013，35 (7)：78-79.

[87]　何海珍，唐建飞，刘秋敏，等. 黑膏药过敏性试验及去火毒工艺研究 [J]. 浙江中医药大学学报，2009，33 (1)：124-125.

[88]　朱婷，李英鹏，吕邵娃，等. 经典黑膏药剂型的"方药-效用"特征 [J]. 中成药，2019，41 (3)：650-653.

[89]　张莉，付敏，韩建伟. 三种复方元胡止痛外用剂型中延胡索、豆蔻的薄层比较 [J]. 湖北中医学院学报，2007，9 (4)：31-32.